PRO AGE YOGA

SELBSTBEWUSST ÄLTER WERDEN

ELENA LUSTIG

PRO AGE YOGA

SELBSTBEWUSST ÄLTER WERDEN

THESEUS

Haftungsausschluss:
Die im Buch enthaltenen Übungen wurden von der Verfasserin und vom Verlag sorgfältig erarbeitet und geprüft. Eine Garantie kann dennoch nicht übernommen werden. Weder die Autorin noch der Verlag übernehmen die Haftung für Schäden irgendeiner Art. Es handelt sich hierbei um Informationen, die nicht als Diagnose, Behandlung oder Ersatz für eine medizinische Betreuung gedacht sind. Bitte befragen Sie hierzu Ihren Arzt/Ihre Ärztin.

ISBN Printausgabe 978-3-95883-325-8
ISBN E-Book: 978-3-95883-326-5

Projektleitung & Lektorat: Susanne Klein, Hamburg, kleinebrise.net
Gestaltung: Stephen Paris, Berlin, stephen-paris.com
Foto der Autorin auf dem Cover © Maria Schiffer, Berlin, mariaschiffer.com
Foto der Autorin auf dem Back-Cover © Anne Smith, Berlin, annesmith.de
Druck & Verarbeitung: Westermann Druck Zwickau GmbH

www.kamphausen.media

1. Auflage 2019

Bibliografische Information der Deutschen Nationalbibliothek:
Die Deutsche Nationalbibliothek verzeichnet diese Publikation in der Deutschen Nationalbibliografie; detaillierte bibliografische Daten sind im Internet über http://dnb.d-nb.de abrufbar.

INHALT

MIND 114

INFO 208

VORWORT

Niemand weiß etwas über das Älterwerden – bis man älter wird.
Über das Kindsein wissen einige noch etwas – wir sind schließlich alle Kinder gewesen –,
aber bei den meisten ist diese Erinnerung verschüttet.

Über das Älterwerden hört man immer mal etwas, meistens Klagen.
Das Alter sei eine Plage!
Man könne weniger leisten!
Man falle nur zur Last!
Man gehöre zum alten Eisen!
Die Gebrechen nähmen zu ...

So hat sich eine recht lapidare Sicht aufs Älterwerden gebildet,
die sich etwas vereinfachend ungefähr so zusammenfassen lässt:
„Älter werden ist nicht schwer, älter sein dagegen sehr."

Man kann darauf reinfallen und das selber so sehen.
Dann geht man der landläufigen Idee auf den Leim, dass das Leben ein Berg sei,
auf dessen Gipfel man eines Tages „im besten Alter" ankommt,
um dann von da aus zwangsläufig nur noch abzusteigen.

Aber wenn man mehr erfahren will, lässt man diese Gipfeltheorie am besten hinter sich,
steigt stattdessen weiter bergauf und stellt fest:
Die Spitze des Berges liegt ohnehin irgendwo im Nebel, aber auf dem Weg dahin lernt man
immer mehr, was es mit dem Altwerden auf sich hat.

Gut, man begegnet auch dem schon angeführten Unbill, aber was ist das schon gegen
diese Ahnung, die immer mehr einer Gewissheit weicht: Älter zu werden ist ein Privileg!
Man muss es nur für sich ergreifen und annehmen – und dann eröffnet es sich immer mehr.

Die meisten behalten das für sich.
Sie wissen noch zu gut aus eigener Erinnerung,
dass sie diese Einsicht damals, als sie noch jünger waren,
den von ihrer Sicht aus Alten ohnehin nicht abgenommen haben.
(Und wie unfassbar alt erschienen einem die „Älteren",
als man ein Kind oder Heranwachsender war!
Man will es einfach nicht mehr wahrhaben,
wenn man dieses Alter selbst erreicht hat ...)
Was kann am Älterwerden auch schon dran sein,
wenn unsere ganze Welt die Jugend verherrlicht!?

Also hält man sich weise zurück (was ja ohnehin erwartet wird)
und behält still für sich, was einem so mit dem Älterwerden widerfährt.
Ich will kein weiteres Geheimnis daraus machen:

Das Privileg besteht darin, dass alles zum Geschenk wird.
Man lernt allmählich, in das Privileg einzutauchen,
es schließlich immer mehr zu schätzen und zu genießen.

Alles?
Ja, auch das Unbill.
Sogar Schmerzen, Trauer und Leid.
Was ist denn auch schon die Alternative zum Älterwerden?!
Der Tod?
Der kommt von selbst und kennt auch keine Alternative.
Das Leben ist alternativlos.

Im privilegierten Zustand des Älterwerdens,
geschweige denn des hohen Alters,
kommt eine neue Rezeptionsfähigkeit zustande.

Der Frühling zum Beispiel:
Über 70 habe ich schon gesehen, aber nie so richtig darauf aufgepasst.
Es würde ja noch so viele geben!
Aber gerade dieser Frühling, den lebe ich „wie zum ersten Mal".
Schauspieler lernen das: Dinge wie zum ersten Mal zu tun.
Eine andere Schulrichtung kehrt das um: alles „wie zum letzten Mal" zu tun.
Das Privileg des Alterns ist, beides vereinen zu können.

Ein Leben lang war Zeit kein Thema.
Es gab davon immer genug.
Jetzt ist Zeit kostbar, und das ist auch ein Privileg:
nichts mehr selbstverständlich zu nehmen.
Kindern geht das ähnlich, die können das von selbst.
Wenn man älter wird, lernt man das langsam wieder,
man lernt, zu verlernen.
Man lernt, das „Alles-verstanden-Haben" hinter sich zu lassen.
Man lernt wieder, zu staunen.
Man lernt wieder, sich zu wundern.
Man lernt wieder, sich Zeit zu nehmen.

Man darf den ganzen Schrott, den man gelernt hat, verlernen.
Man darf vor allem das Schindluder vergessen, das man mit der Zeit getrieben hat.
Vom Älterwerden kann man sich anstecken lassen.
Dann bereut man höchstens, dass man nicht schon früher auf den Trichter
gekommen ist, älter sein zu wollen.

Wim Wenders

ICH WIDME DIESES BUCH
ALLEN FRAUEN UND MÄNNERN,
DIE SELBSTBEWUSST UND
AUTHENTISCH ÄLTER UND
WEISER WERDEN WOLLEN, DIE
SICH INSPIRIEREN LASSEN
UND SO ZUR INSPIRATION FÜR
ANDERE WERDEN.

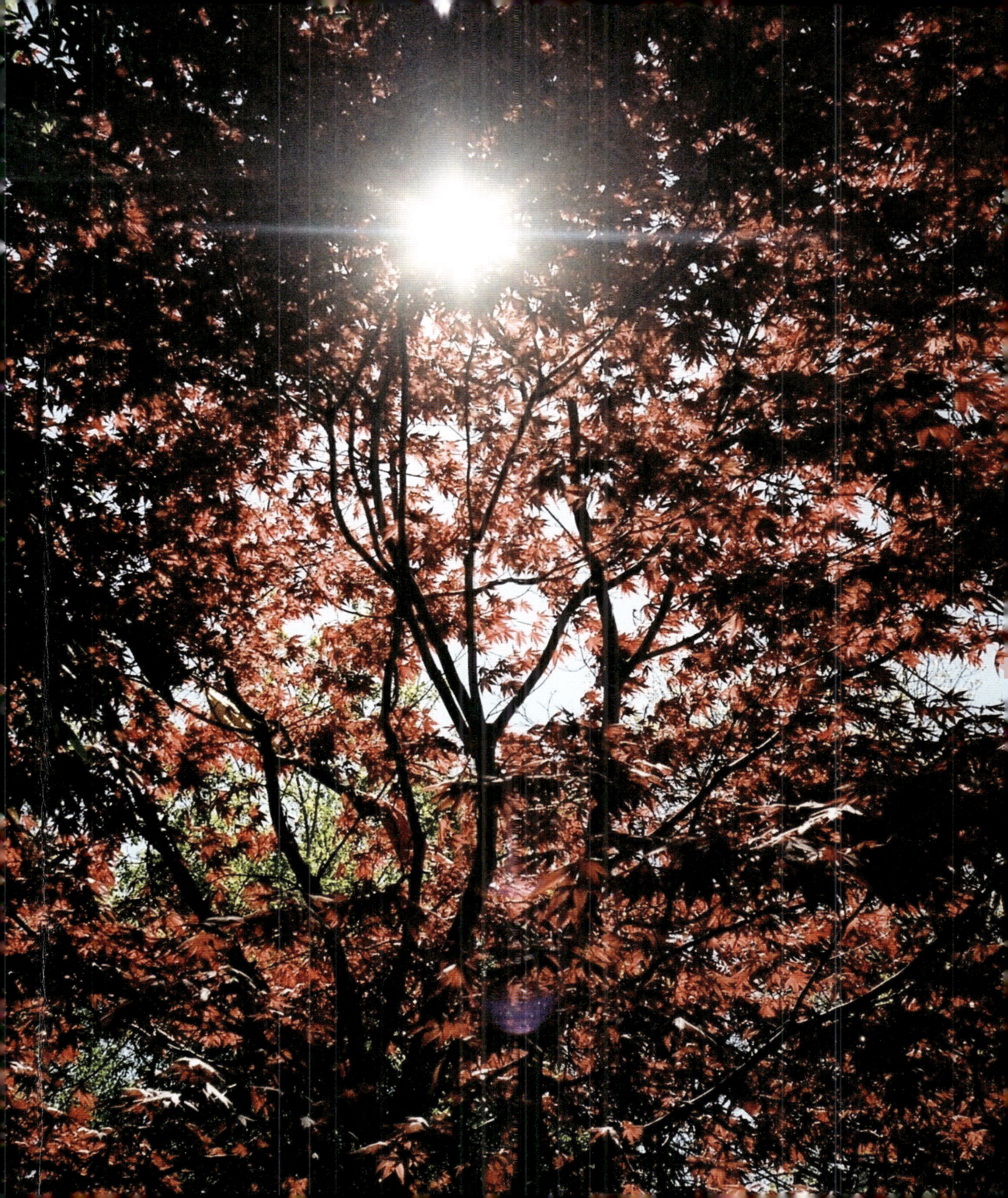

ÜBER DIESES BUCH

Am besten wäre es, wenn niemand dieses Buch bräuchte, wenn wir in einer Gesellschaft leben würden, in der wir uns selbst respektieren, uns gegenseitig Respekt entgegenbringen und in der Alter ein Ausdruck von Lebenserfahrung und Falten Zeugnis von Weisheit sein dürften.

Stattdessen setzen wir alles daran, so jung wie möglich auszusehen. Zwar wollen wir alle alt werden, aber wir wollen dabei nicht alt aussehen. Anti-Aging ist in aller Munde. Das macht das Älterwerden schwierig und stellt uns vor die Herausforderung, den Ist-Zustand dem Soll-Zustand anpassen zu wollen.

Dieses Buch hinterfragt beide Zustände: Was soll sein? Was ist? Und es zeigt neue Wege, mit den vermeintlichen Widersprüchen und Herausforderungen umzugehen.

Pro Age statt Anti Age bietet einen neuen Ansatz für das, was das Älterwerden für uns bereithält. Den Blick hin auf unsere Ressourcen zu wenden und uns mit dem zu verbinden, was uns stark, frei und authentisch sein lässt, ist die Botschaft dieses Buches.

Pro Age Yoga soll außerdem das Verständnis von Yoga erweitern: Hier im Westen wird Yoga meistens auf die körperlichen Übungen reduziert, was aber dem breiten Spektrum, das Yoga zu bieten hat, nicht gerecht wird. Yoga kann mehr, Yoga ist mehr, Yoga bewirkt mehr. Hauptsächlich geht es im Yoga darum, mit dem eigenen Geist zu arbeiten, ihn zu trainieren, zur Ruhe zu kommen, inneren und damit auch äußeren Frieden zu schaffen und so einen neuen Weg einzuschlagen.

Pro Age Yoga arbeitet mit Ansätzen aus dem systemischen Coaching und mit den Weisheiten des Yoga und Buddhismus, um unsere Haltung zu uns selbst zu revolutionieren und uns die Möglichkeit zu geben, uns neu aufzustellen für das, was auf uns zukommt.

Dieses Buch ist kein Quick-Fix. Es geht darum, zu erkennen, zu verstehen, Zusammenhänge neu zu entdecken und damit zu arbeiten.

Je früher wir damit anfangen, desto besser.

Viel Freude auf deinem Weg!
Deine Elena

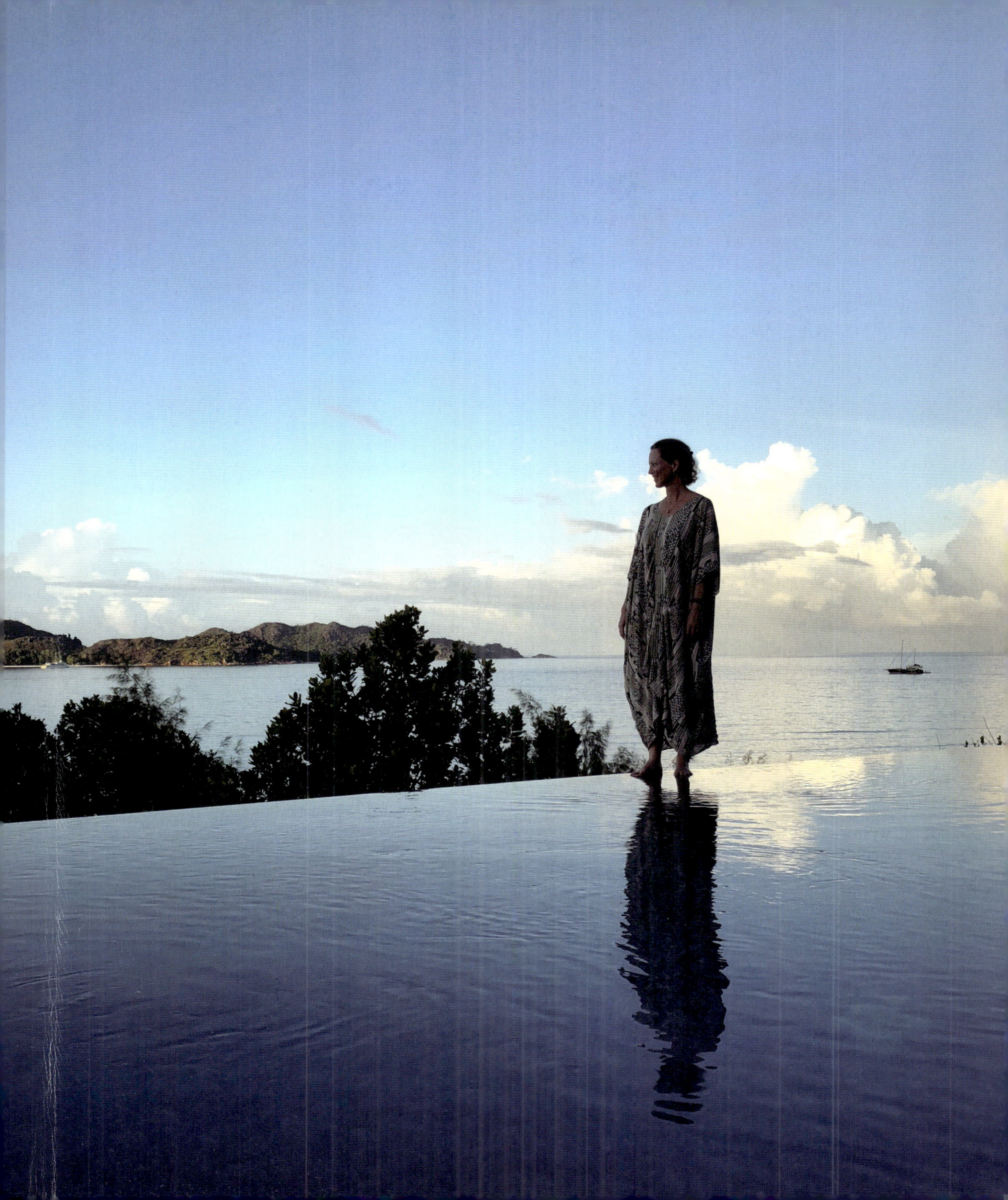

EINLEITUNG

Das Schöne am Älterwerden ist, dass wir uns dabei selbst immer besser kennenlernen. Wir haben mit uns schon einiges mitgemacht und haben unsere Schlüsse daraus gezogen. Unser Freundeskreis steht weitgehend, viele von uns haben eine Familie gegründet und wir sind sozial gut vernetzt. Wir haben Strategien entwickelt, um Probleme zu lösen, und haben uns irgendwie durchgekämpft. Wir können stolz sein auf alles, was wir geschafft haben. Trotzdem haben die meisten von uns ein Problem damit, älter zu werden.

Vermutlich liegt das daran, dass wir uns immer sichtbarer und fühlbarer auf unser Ende zubewegen. Das ist leider die Wahrheit, und deshalb ist es schwer, sich mit dem Älterwerden anzufreunden. Unser Körper verändert sich, wir werden in mancher Hinsicht irgendwie „weniger". Manche Dinge werden mühsamer, unser Energielevel sinkt, wir vergessen vielleicht eher etwas, die Haut wird schlaffer, die Muskulatur baut ab, die Augen sehen weniger gut, wir werden immer steifer. Vielleicht denken wir auch, dass wir irgendwann zu alt sein könnten, um in unserem Leben noch etwas zu verändern. Was wir dabei gerne vergessen, ist, dass das Leben nicht unbedingt leichter war, als wir jung waren. Auch da hatten wir Probleme, Sorgen und Nöte. Diese hatten aber nach unserem Verständnis meist nicht unbedingt etwas mit dem Jungsein zu tun.

Wenn wir in unsere zweite Lebenshälfte eintauchen, konfrontiert uns unser Körper mit der unbequemen Realität: Wir verändern uns in einer Art und Weise, die uns nicht gefällt. Am Ende unseres Lebens löst sich unser Körper sogar auf – eine Wahrheit, die wir leider annehmen müssen. Wir haben eventuell mit Krankheiten zu tun, entweder weil wir selbst krank werden oder weil unsere Freunde und Familien davon betroffen sind. Es ist schwer, diese Hinweise auf die eigene Verletzlichkeit und Endlichkeit zu ertragen, zu akzeptieren und dabei guten Mutes zu bleiben. Manchmal ist es einfach traurig, uns selbst dabei zuzuschauen, wie wir abbauen. Wir machen uns Sorgen und haben Probleme, die mit dem Älterwerden selbst zu tun haben. Auch gesellschaftlich gesehen ist die Phase ab 40 – oder spätestens ab 50 – manchmal herausfordernd. Uns stehen beruflich und privat nicht mehr alle Türen offen, wir befinden uns nicht mehr in der Aufbau- und Hoffnungsphase, sondern schon langsam in dem zeitlichen Abschnitt, in dem wir erste Bilanzen ziehen. Das konfrontiert uns womöglich mit „Fehlentscheidungen" oder „Scheitern" und zeigt uns ganz klar, dass schon einiges hinter uns liegt. Außerdem ist es nicht einfach, ab 40 noch irgendwie cool zu sein. Es liegt dabei an uns, wie selbstbewusst wir sind, wie wir uns selbst definieren, wo wir uns selbst sehen, wer wir sind, wer wir sein wollen und wie wir unseren Weg ab 40 gestalten.

Pro Age Yoga soll eine Begleitung für diese Lebensphase sein und dabei helfen, unsere innere Haltung und auch unseren Körper so zu behandeln und zu pflegen, dass wir nicht nur das Beste aus dieser Zeit machen, sondern uns auch dabei entwickeln und wachsen. Es geht nicht darum, sich etwas schönzureden, was vielleicht wirklich schwer ist. Aber es gibt Mittel und Wege, sich wertzuschätzen und das hervorzuheben und herauszuarbeiten, was im Älterwerden besser wird statt schlechter. Wir können für unseren Körper einiges tun, um uns fit und gesund zu halten. Und vor allem sollten wir unseren Körper deshalb lieben, ehren und gut behandeln, weil er das „Gefäß“ für unseren Geist, für unsere Seele ist. Der Körper ist unser Instrument, um uns auszudrücken und zu kommunizieren, um Teil einer Gemeinschaft zu sein und um Freude und Glück, aber auch Trauer und Leid zu empfinden und mitzuteilen.

Da unser Körper so oder so immer älter wird, sollten wir ihn pflegen und gut behandeln, uns aber auch auf unseren Geist konzentrieren, der sogar dann noch wach und klar sein kann, wenn unser Körper nicht mehr voll und ganz mitspielt. In der Arbeit mit unserem Geist, in unserer inneren Haltung liegt unser Potenzial. Hier können wir immer „mehr“ werden – größer, weiter, stärker und weiser. Das ist unsere Quelle, aus der wir schöpfen können.

Das Buch ist in drei Bereiche aufgeteilt: BODY, MIND und INFO. Es beleuchtet alle Aspekte unserer inneren und äußeren Haltung zum Thema Älterwerden und bietet am Ende eines jeden Kapitels Fragen, Denkanstöße oder praktische Tipps, die dabei helfen, das Thema zu vertiefen und für sich persönlich umzusetzen.

Mein Anliegen ist es, das Wissen und die Erfahrung, die ich über die letzten 30 Jahre hinweg als Buddhistin, Yogalehrerin und Coach gesammelt habe, zur Verfügung zu stellen, um den Blick auf das Älterwerden in der Gesellschaft zu verändern. Wir sind die Gesellschaft! Wenn wir bei uns selbst anfangen, beeinflussen wir andere und setzen eine Kettenreaktion in Gang. Indem wir uns vernetzen, austauschen und uns gegenseitig dabei unterstützen, die zu sein, die wir sein wollen, bringen wir Veränderung und positive Kraft in unser unmittelbares Umfeld und von da aus in die Welt.

Lasst uns daran arbeiten, dass wir uns selbst verändern und entwickeln, zu jedem Zeitpunkt in unserem Leben, und zu verstehen, dass es nie zu spät ist, einen neuen Kurs einzuschlagen, zu lernen und zu wachsen.

KAPITEL 1

BODY

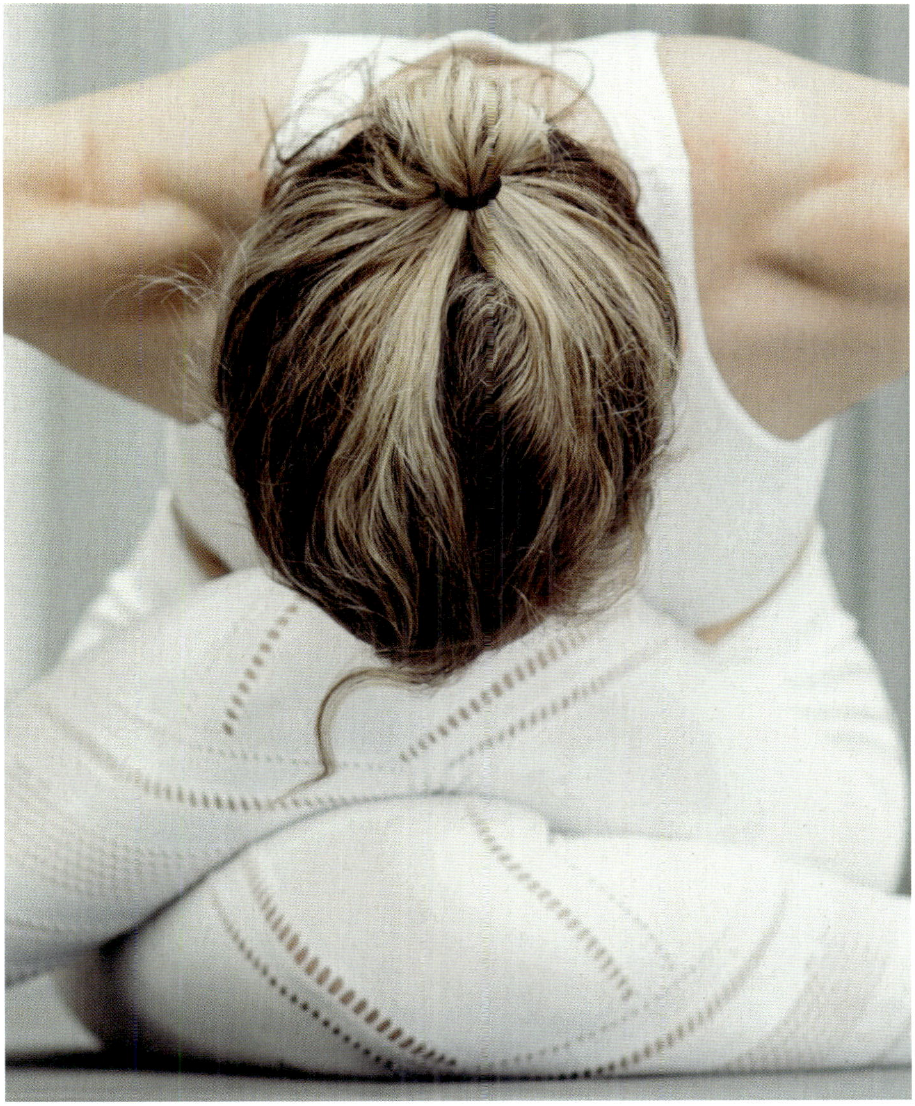

UNSER KÖRPER

Unser Körper ist ein perfekt aufeinander abgestimmtes System von Materie und Energie, die sich fortwährend in Bewegung und im Austausch befindet. Wir bestehen aus Billionen von Zellen, die alle eine bestimmte Funktion erfüllen. Es ist faszinierend, dass in dieser Komplexität relativ wenig schiefläuft. Dabei nehmen wir es als selbstverständlich hin, dass unser Körper funktioniert und uns dient. Wir vergessen dabei aber manchmal, dass wir unseren Körper pflegen und ihm auch dienen sollten, damit er uns noch lange erhalten bleibt und damit er seine unglaubliche und perfekte Arbeit aufrechterhalten kann. Unser Körper ist das Instrument, mit dem wir uns in dieser Welt bewegen, mit dem wir wahrnehmen und wahrgenommen werden. Unsere Energie und unser Geist bekommen mit dem Körper sozusagen ein Zuhause – ein vorübergehendes Zuhause, solange wir auf dieser Erde sind.

ANNEHMEN, WAS IST

Unser Körper macht uns unmissverständlich darauf aufmerksam, dass Altern nicht nur etwas Subjektives ist: Wir sind zwar so alt, wie wir uns fühlen, aber unsere Haut wird faltiger, unsere Haare grauer und unsere Augen schlechter, um nur einige Punkte zu nennen. Wir sehen und fühlen, dass sich etwas verändert, und manchmal machen uns diese Veränderungen Angst. Wir können versuchen, die Zeichen der Alterung zu ignorieren oder zu bekämpfen. Beides wird vermutlich nicht sehr weit führen. Ein dritter Weg ist, dass wir lernen, damit umzugehen. Auch im Alter ist unser Körper ein wertvolles Instrument, das es zu pflegen und zu schützen gilt. Je zugewandter wir uns verhalten, je mehr Gutes wir unserem Körper tun, desto eher können wir auch unseren älter werdenden Körper genießen. Ein gesunder Körper hilft uns dabei, eine gute Haltung im Geist[1] zu kultivieren – und umgekehrt.
Es gibt keinen idealen Zeitpunkt, um mit „Self-Care" auf der körperlichen Ebene anzufangen. Genau genommen können wir das immer tun. Aber spätestens mit Mitte 40 sollten wir damit anfangen, uns unserem Körper liebevoller und weniger fordernd zuzuwenden.

Als ich mein erstes graues Haar entdeckte, war ich 30. Ich sah es im Rückspiegel meines Autos und riss es sofort aus. Ich dachte: Jetzt ist es so weit, ich werde alt. Darüber kann ich heute lachen. Alle Krisen, die ich bisher mit dem Thema hatte, kommen mir heute fast albern vor. Immerhin bin ich jetzt 50, und vermutlich werde ich mich auf meinen Fotos von heute jung finden, wenn ich sie in 20 Jahren anschaue. Ich spüre fast so etwas wie Stolz, dass ich es so gut geschafft habe, bis hierher zu kommen. Ich sehe meine Falten, ich sehe mein gelebtes Leben und ich muss sagen: Ich mag das! Und ich frage mich: Was kommt noch? Wie kann ich mich und andere inspirieren, mit einem guten und klaren Blick in die Zukunft zu schauen, die manchmal nicht mehr viel bereit zu halten scheint? Es kommt darauf an, was wir daraus machen!

Doch gehen wir zunächst einmal ein paar Schritte zurück: Im Moment der Empfängnis entsteht die äußere Hülle für unseren Geist. (Je nach Religionszugehörigkeit variieren hier die Vorstellungen.) Schritt für Schritt entwickelt sich aus einem Zellhaufen ein kleines menschliches Wesen mit bestimmten Merkmalen wie Geschlecht, Haut-, Haar- und Augenfarbe. Wir nehmen Gestalt an. Unsere Kultur bestimmt darüber, welche Erwartungen wir dann erfüllen müssen: Ein gesundes Baby wird überall geschätzt. Das ist der größte gemeinsame Nenner.
Was genau ist Gesundheit? Die Abwesenheit von Krankheit, von Schmerz, von Leid? Wie sieht es aus mit geistigen Behinderungen oder Trisomie 21, dem Down-Syndrom? Was empfinden wir als normal, als gut und als erstrebenswert? In vielen Kulturen sind Mädchen zum Beispiel weniger wert als Jungs; sie werden oft sogar abgetrieben. Es gibt also kaum eine Form der Körperlichkeit, die nicht mit Herausforderungen und Erwartungen einhergeht. Sobald wir uns selbst als ein körperliches Wesen ausdrücken, beginnen wir nachzuahmen, was unsere Umwelt uns vormacht. Wir kommunizieren

und sorgen so für unser Überleben. Unsere Sozialisierung beginnt also zunächst völlig unbewusst; wir entwickeln Strategien und passen uns an. Später beginnen wir damit, uns zu vergleichen. Erst stellen wir vielleicht fest, dass unsere Freunde andere oder tollere Spielsachen besitzen als wir selbst. Dann merken wir, dass andere stärker oder schwächer, schöner oder hässlicher als wir selbst sind. Aus diesen Vergleichen heraus entsteht automatisch Bewertung. Stärker als ..., schwächer als ... etc. Wir entwickeln also einen Kontext für unseren Körper, der kulturell geprägt ist. Darin gibt es bestimmte Merkmale, die wir erstrebenswert finden. In unserer westlichen Gesellschaft gehört zum Beispiel Jungsein unbedingt dazu.

Am liebsten wären wir alles auf einmal: jung, schön, stark, klug, beliebt, reich, gesund etc. Sollten wir also mit einem Körper beschenkt worden sein, der unserer Vorstellung von Schönheit entspricht, ist es für uns vielleicht doppelt schwer zu akzeptieren, dass dieser Körper sich verändert, älter wird und dabei wahrscheinlich immer weniger dem entspricht, was uns gefällt.

Die meisten Menschen haben allerdings zu jedem Zeitpunkt im Leben ihre ganz eigene Auseinandersetzung mit dem, wie sie aussehen wollen, und dem, wie sie tatsächlich aussehen. Bei den meisten von uns sieht das ungefähr so aus: „Erst wenn meine Haare glatt sind statt lockig, meine Nase klein statt groß, mein Po fest statt weich ist etc., bin ich zufrieden und somit glücklich." Wenigstens im Alter sollten wir lernen, uns von diesen Bedingungen unabhängig zu machen. Das ist nicht leicht, aber wenn wir lernen, unseren Körper als Verbündeten zu betrachten, der uns sinnliche Erfahrungen möglich macht und uns mit der Welt in Kontakt treten lässt, entschärfen wir den wertenden Blick auf uns selbst und können lernen, uns so anzunehmen, wie wir sind. Wir haben nur diesen einen Körper, wir sollten Frieden mit ihm schließen!

[1] Da dieses Buch ein Yogabuch ist, benutze ich das Wort „Geist" für das, was uns jenseits unseres Körpers ausmacht. Der englische Begriff „Mind" trifft es eigentlich noch besser: Er umfasst Herz und Geist und integriert somit Verstand und Gefühl. Wer die christliche Version „Seele" besser findet, ist herzlich dazu eingeladen, Geist durch Seele zu ersetzen. Mehr dazu im zweiten Teil des Buches mit dem Titel „MIND".

Dein Körper und deine menschliche Existenz sind ein Sechser im Lotto. Etwas krass ausgedrückt, hättest du auch als Ratte oder Bakterie in diese Welt kommen können. Du kannst aus deinem freien Willen heraus handeln. Du bist intelligent und gebildet, sonst könntest du das hier nicht lesen. Was für ein Geschenk!

Erkenne an, dass allein die Tatsache, dass du lebst, schon ein riesen Erfolg ist. Du bist gut genug, so wie du bist!

Mache dir immer wieder bewusst, welches Wunderwerk dein Körper ist und wie stark seine Selbstheilungskräfte sind. Vertraue darauf!

JEDER KÖRPER IST ANDERS

Wer reist, kennt das Gefühl, plötzlich ein Fremder zu sein. Wir kommen an einem uns noch unbekannten Ort an und machen die Erfahrung, anders zu sprechen, anders auszusehen, anders zu denken – einfach einer anderen Kultur anzugehören. Haare, Hautfarbe, Denkweise sind zum Beispiel Dinge, die uns unterscheiden. Aber auch in unserem eigenen Kulturkreis gibt es eine große Vielfalt und starke Unterschiede. Wer einen Ostfriesen und einen Bayern an einen Tisch setzt, kann beobachten, dass auch zwei Deutsche nicht unbedingt dieselbe Sprache sprechen. Was uns über alle Grenzen hinweg verbindet, ist die Tatsache, dass wir alle einen menschlichen Körper haben, der über bestimmte Funktionen verfügt. Doch hat jeder Mensch seine individuelle Form, Größe, Haut- und Haarfarbe usw. Unser eigener Kulturkreis definiert dabei, was wir als schön empfinden und was nicht. Das zeigt eindeutig, wie relativ Schönheit ist und welche Rolle die eigene Definition dabei spielt.

Wir haben keinen Einfluss darauf, mit welchen Genen wir ausgestattet werden. Wir müssen mit dem leben, was uns mitgegeben ist, aber wir können entscheiden, wie wir damit umgehen und wie wir unseren Körper, das Zuhause unseres Geistes, behandeln. Je weniger wir unseren Körper pflegen, desto schwieriger wird es für uns, uns darin wohlzufühlen.

Ich kenne Leute, die ihr Auto regelmäßig in die Inspektion bringen, es innen und außen reinigen (lassen), eine Garage dafür besitzen oder mieten und sich extrem ärgern, wenn der Lack einen Kratzer bekommt.
Gleichzeitig kommen sie nicht auf die Idee, sich selbst zu pflegen, Sport zu machen, sich gut zu ernähren, sich fernzuhalten von Giften wie Alkohol, Drogen und Stress. Natürlich können wir auch mit Sport unseren Körper ruinieren, aber grundsätzlich sollten wir uns fragen: Wie soll der Körper uns ein Leben lang dienen, wenn wir uns nicht liebevoll um ihn kümmern?

Solange wir jung sind, kompensiert unser Körper so einiges. Aber wir legen in unserer Jugend auch den Grundstein dafür, wie gut wir älter werden. Oft bezahlen wir unsere Jugendsünden später im Leben. Das bedeutet nicht, dass wir nie Spaß haben sollen. Wer in seiner Jugend nicht unvernünftig war, war nicht wirklich jung. Aber: Wir sollten immer einen liebevollen Blick auf uns selbst kultivieren und uns darüber klar sein, dass unsere körperlichen Ressourcen nicht unendlich sind.

Wenn wir uns regelmäßig bewegen, spüren wir unseren Körper, füllen unsere Lungen mit frischer Luft, sind gut durchblutet, haben in der Regel einen guten Appetit und schlafen besser. Dies fördert ein Gefühl der Verbundenheit, lässt uns in unserem Körper zu Hause sein und hilft uns zu erkennen, was wir auf der körperlichen Ebene brauchen.

Feiere ausgelassen und wild. Schlage über die Stränge und ertrage deinen Kater am nächsten Morgen mit Fassung. Das bedeutet, du lebst nicht mit angezogener Handbremse.

Gönn deinem Körper Ruhepausen, Regeneration und Erholung. Nimm ihn nicht als selbstverständlich und erwarte auch nicht von ihm, dass er funktioniert, egal was du mit ihm anstellst.

Entscheide dich für das, was deinem Körper guttut, dann kannst du das Nein zu dem, was ihm schadet, leichter formulieren und umsetzen.

VERGÄNGLICHKEIT

Veränderung ist das einzig Stetige im Leben. Nichts bleibt, wie es ist. Diese Erkenntnis ist beruhigend und beunruhigend zugleich: Bei allem, was wir nicht mögen, können wir uns damit trösten, dass es vorbeigeht. Aber leider gilt das auch für alles, was wir mögen und behalten wollen. Es gibt nichts, aber auch gar nichts, was sich nicht verändert. Manches verändert sich so schnell, dass wir es wahrnehmen: Eis schmilzt in der Sonne zu Wasser. Manches dauert länger: Aus einem Keimling wird ein Baum. Manches kommt uns ewig vor: Die Zeit selbst zum Beispiel. Aber wo war die Zeit vor dem Urknall?

Egal wo wir hinschauen: Wir müssen erkennen und akzeptieren, dass nichts bleibt, wie es ist. Die Zeit vergeht, alles verändert sich und ist daher vergänglich. Wir können die Zeit nicht anhalten, sie nicht kontrollieren. Wir müssen uns ihr aussetzen und uns letztendlich ergeben.

Aus der Sicht der Yogis[2] und der Buddhisten gibt es eine Konstante, die sich nicht verändert und somit auch der Vergänglichkeit nicht unterliegt: unser vollkommener Geist, unsere innerste Essenz.

Für die Zeit, in der wir einen Körper haben, bewohnt unser Geist diesen Körper und wir erhalten ein Instrument der Kommunikation, durch das wir die Welt beeinflussen und verändern können. Aber sobald dieser Körper sich auflöst, verschmilzt unser Geist wieder mit dem großen, universellen Bewusstsein, das man auch „das göttliche Bewusstsein“ nennen könnte. Ob wir an Reinkarnation glauben, also daran, dass wir immer wieder in neue Körper hineingeboren werden, das bleibt jedem selbst überlassen. Für einige ist es vielleicht eine schöne Vorstellung, wiedergeboren zu werden in einen neuen und jungen Körper. Andere sind vielleicht froh darüber, dass es irgendwann vorbei ist und sie nicht noch eine Runde drehen müssen. In jedem Fall ist unser Glaubenssystem die Grundlage dafür, wie wir uns in der Welt bewegen und verhalten. An etwas zu glauben kann so stark sein, dass es uns sprichwörtlich Berge versetzen lässt. Stellen wir uns vor, wir würden an Wiedergeburt glauben: Wie würden wir unseren Planeten dann behandeln und hinterlassen? Und wie würden wir mit unserer eigenen Vergänglichkeit umgehen?

[2] Ich benutze der Einfachheit halber die männliche Form „Yogi“, statt Yogi und Yogini auszuformulieren. Das Gleiche gilt für weitere männliche Standardformulierungen. Ich weiß, dass es korrekter wäre, beides zu benutzen oder sogar die weibliche Form als Standard einzuführen. Ich befinde mich hier aber nicht auf der Gender-Mission, sondern auf der Pro-Age-Mission und bitte daher um Nachsicht.

Versuche etwas zu finden, das sich nicht verändert.

Wo warst du, bevor du geboren wurdest?
Hast du darauf Antworten? Oder Fragen?

Was ist das, was du meinst, wenn du „ich“ sagst?

Wo gehst du hin, wenn du stirbst?
Was bleibt, wenn dein Körper sich auflöst?

Was würdest du im Leben anders machen,
wenn du wüsstest, dass du wieder auf diese Erde
zurückkommen würdest?

JUGEND UND SCHÖNHEIT

In unserem westlichen Kulturkreis sind wir geprägt davon, dass Schönheit und Jugend zusammenhängen. Dabei gehen wir von einem äußerlichen Bild aus. Schönheit ist außen, Schönheit macht sich an bestimmten sichtbaren Attributen fest. Innere Schönheit lässt sich schwer darstellen oder kommunizieren. Jeder von uns kann relativ genau beschreiben, was wir schön finden und was nicht. Natürlich denke ich auch, dass die jungen Söhne und Töchter meiner Freunde und mein eigener junger Sohn unglaublich schön sind. Die glatte Haut, die glänzenden Haare, die Zuversicht, die Träume und Pläne. Alles das macht junge Menschen einfach attraktiv.

Aber wie entstehen unsere Schönheitsideale? Welchen Anteil haben wir selbst daran? Wie gestalten wir die Wahrnehmung von Schönheit? Heutzutage haben Internet und Social Media einen starken Einfluss auf unser Kommunikationsverhalten. Wir können dabei weitgehend selbst bestimmen, was wir von uns zeigen. Werbung wird auf uns zugeschnitten. Algorithmen übernehmen die Regie und zeigen uns das, was sie als unsere Vorlieben auswerten. So werden wir in unserer Wahrnehmung immer wieder bestätigt und das bedeutet: mehr vom Gleichen. Anstatt unsere Wahrnehmung von der Welt vielfältiger zu machen, bekommen wir den Eindruck, dass alle, die uns interessieren, das Gleiche machen, gleich aussehen, die gleichen Dinge wichtig finden. Indem wir uns mit diesem Blick auf unseresgleichen einrichten, bekommen wir den Eindruck, die Welt sei so, wie wir sie sehen.

Auch wenn wir nichts mit Social Media am Hut haben, selektieren wir, was wir sehen wollen und was nicht. Unsere Bildung, unser soziales Umfeld, unser Wohnort und vieles andere mehr beeinflussen unsere Wahrnehmung. Wir suchen nach dem, was uns entspricht, vergleichen uns und versuchen mitzuhalten. Das führt uns oft unbewusst in die Falle der Selbstoptimierung. Die Kosmetikindustrie und auch die Schönheitschirurgie bieten heute ungeahnte Möglichkeiten, den Prozess des Alterns weniger sichtbar zu machen. Aus unserer Unsicherheit entsteht ein Milliardengeschäft. Manche Menschen sind bereit, ihre Gesundheit zu riskieren, um weniger Falten zu haben. Die Fragen lauten hier nur: Warum denken wir, dass weniger Falten und ein jüngeres Aussehen uns glücklicher machen? Wo ist hier die Verbindung? Versprechen wir uns mehr Anerkennung und Liebe durch ein möglichst optimales bis makelloses Äußeres? Und auch wenn wir makellos aussehen: Unser Körper wird trotzdem älter und unsere Kräfte lassen nach. Am Ende unseres Lebens steht immer der Tod. Warum wollen wir das so gut es geht verdrängen? Glauben wir wirklich, dass wir den Kampf gegen das Älterwerden irgendwie gewinnen könnten?

Alter ist kein Gegner, wir müssen es nicht bekämpfen. Wenn wir das Älterwerden als einen natürlichen Prozess begreifen, können wir es annehmen, damit arbeiten und daran wachsen.

Finde mindestens ein körperliches
Merkmal an dir, das du wirklich liebst.

Erinnere dich daran, was du in deiner Jugend an dir nicht mochtest, und schau dir an, was du jetzt darüber denkst.

Wühle in alten Fotokisten oder Alben, falls du so etwas Altmodisches besitzt. Schau dich an, wie du als junger Mensch ausgesehen hast, und erinnere dich daran, wie du dich damals gefühlt hast. Warst du glücklich, selbstbewusst, sicher, stark, frei? Stimmte damals dein äußere Erscheinung mit deinem Selbstbild überein?

Mache dir bewusst, dass die Ebene der Bilder keine inneren Prozesse abbilden kann, oder nur sehr eingeschränkt. Versuche dich diesem Einfluss immer wieder bewusst zu entziehen, um mehr Wahrhaftigkeit im Inneren zu erfahren.

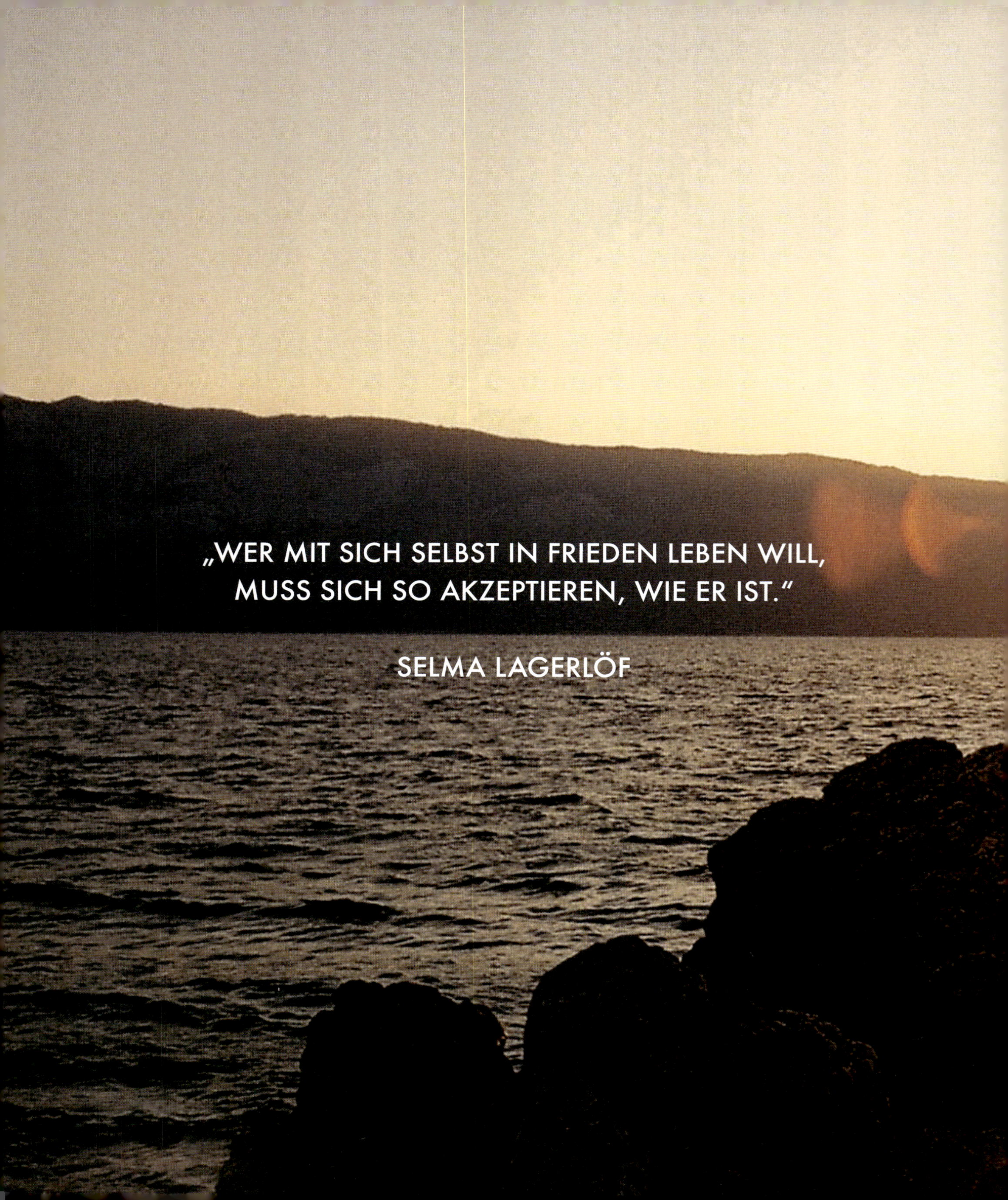

„WER MIT SICH SELBST IN FRIEDEN LEBEN WILL,
MUSS SICH SO AKZEPTIEREN, WIE ER IST.“

SELMA LAGERLÖF

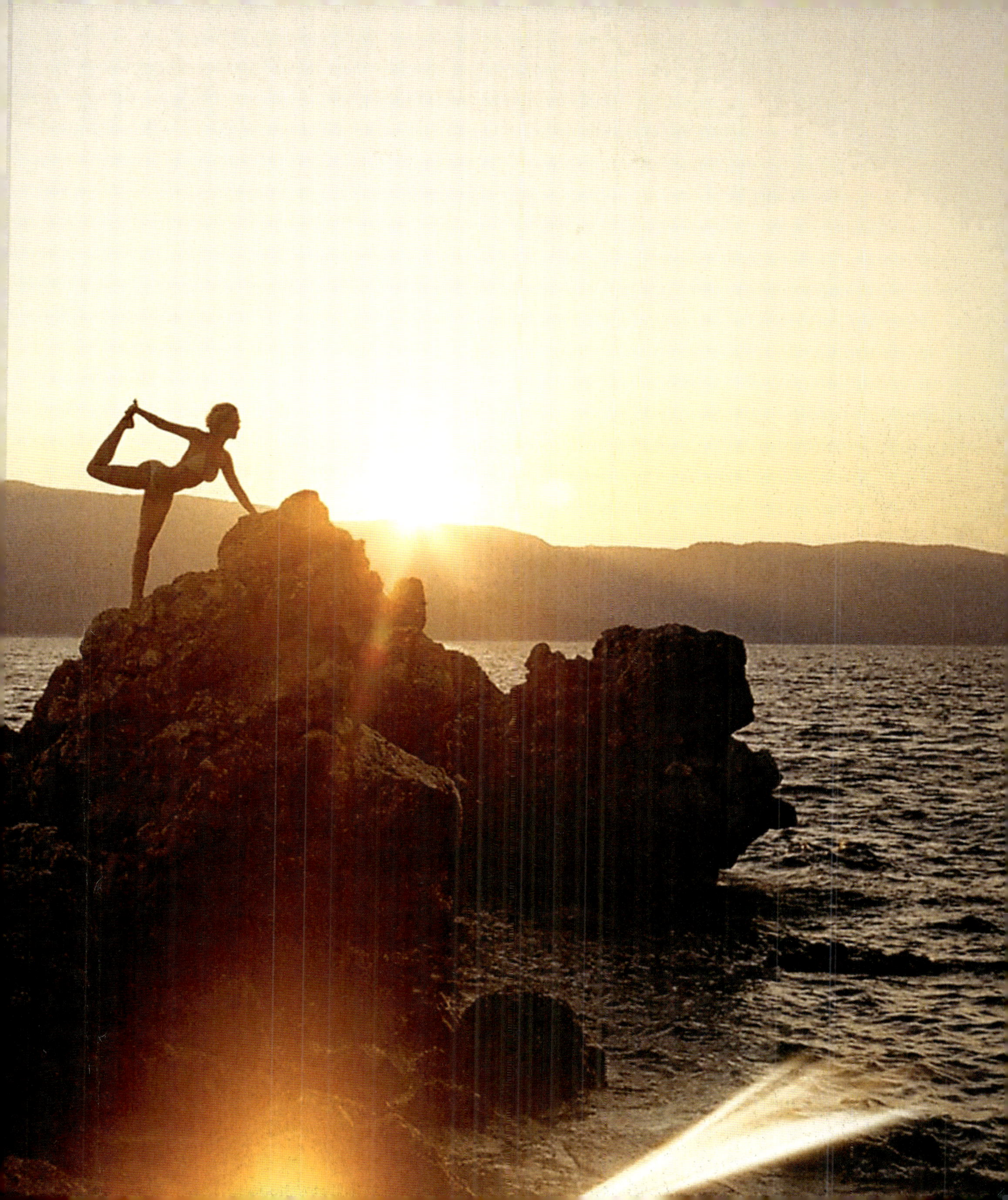

SELBSTBILD VERSUS WAHRNEHMUNG VON AUSSEN

Sich schön zu fühlen hat oft nichts mit den „objektiven" Schönheitsmerkmalen zu tun. Manchmal reicht ein anerkennender Blick unseres Partners oder unserer Partnerin, ein liebevolles Wort eines Freundes oder einer Freundin oder ein Kompliment unserer Kinder. Schöne Momente sind meistens friedvolle Momente. Wir befinden uns im „Flow", fühlen uns eins mit uns selbst, der Welt und den Menschen um uns herum. Unser innerer Kritiker ist ausgeschaltet, alles darf so sein, wie es ist. Es geht also eher um ein Lebensgefühl als um eine objektive Wahrheit. Letztendlich bestimmen wir selbst, was und wer für uns schön ist. Wenn wir jemanden lieben, ist dieser Mensch automatisch schön für uns.

Das Gleiche gilt für unsere Selbstwahrnehmung. Uns selbst als schön wahrzunehmen gelingt uns nur, wenn wir uns selbst lieben oder zumindest in Frieden mit dem sind, was ist. Unsere Ausstrahlung, alles, was wir in die Welt hinaussenden, hängt damit zusammen, wie sehr wir mit uns selbst im Einklang sind. Und leider finden wir meistens einen Grund, der uns daran hindert, mit uns im Einklang zu sein. Wir orientieren uns an äußeren Bildern und leider oft auch an Klischees.

Der Zwang, uns selbst äußerlich und innerlich zu optimieren, ist in unserer westlichen Gesellschaft tief verankert und wir trainieren von Anfang an, unsere Probleme in den Fokus zu rücken. Schon in der Schule lernen wir, unser Augenmerk eher auf die Noten zu lenken, die schlecht sind. Bei einer 1 in Mathe und einer 5 in Englisch kommt kaum jemand auf die Idee, unser Talent für Mathematik noch mehr zu fördern, weil darin unser wahres Potenzial liegen könnte. Stattdessen kümmern wir uns nur um die schlechte Note, legen alle Aufmerksamkeit darauf, sie zu verbessern, und stecken sehr viel Energie in diesen Prozess.

Wir lernen also von Anfang an, unsere Defizite mit mehr Energie zu versorgen als unsere Potenziale. Daraus entsteht die Haltung, nicht gut genug zu sein: Wir können immer noch mehr lernen, noch mehr verdienen, noch besser aussehen und noch besser sein. Unsere gesamte Gesellschaft ist auf Wachstum und Konsum ausgelegt. Unsere Selbstzweifel machen uns verführbar. Das Heilsversprechen, mithilfe bestimmter Dinge schöner und dadurch besser zu werden, zieht uns das Geld aus der Tasche. Ich persönlich kenne nur sehr wenige Menschen, die von sich selbst sagen, dass sie sich wirklich so annehmen und lieben, wie sie sind!

Schaue weniger häufig in den Spiegel, und wenn doch, dann tue es mit einem liebevollen Blick.

Suche dir ein Fitness- oder Yogastudio, das keine Spiegel in den Übungsräumen hat.

Beschäftige dich eher mit dem, wie du dich fühlst, als damit, wie du aussiehst.

Pflege dein Äußeres so, dass du dich selbst damit wohlfühlst, aber tue es nicht für andere.

Betrachte dich und andere mitfühlend und wohlwollend, wissend, dass jeder Mensch, genauso wie du selbst, zweifelt und unsicher ist.

MÄNNER UND FRAUEN

Leider gibt es beim Thema Älterwerden eine allgemeine Gender-Ungerechtigkeit in unserer Gesellschaft: Männer altern besser als Frauen. Das ist zwar nicht objektiv so, aber viele Menschen denken das. Vermutlich kommt diese Auffassung daher, dass Frauen ihr Leben lang eher über ihr Äußeres beurteilt werden als Männer. Dabei geht es nicht nur darum, wie Frauen von Männern beurteilt werden, sondern auch, wie Frauen sich selbst und wie sie sich gegenseitig beurteilen: Wer sich stark über sein Aussehen definiert, hat unweigerlich eine harte Zeit, wenn der Soll- und der Ist-Zustand anfangen auseinanderzudriften.

In den Märchen, mit denen in Deutschland nach wie vor viele Kinder aufwachsen, ist die Prinzessin jung und schön, die Hexe, die mehr Macht hat als die Prinzessin, ist hingegen alt und hässlich. Der junge Prinz, aber auch der König oder der weise Mann dürfen in jedem Alter mächtig sein. Klar, es gibt auch böse Könige, aber ich erinnere mich nicht daran, dass sie auch automatisch alt und hässlich waren.
Jedes Mädchen, das sich als Prinzessin verkleidet, ist sich sicher, dass es durch die Verkleidung schöner ist als sonst. Jungs verkleiden sich eher als jemand, der Kraft und Überlegenheit symbolisiert, und sie bewaffnen sich. Sie werden stärker und siegreicher durch ihre Kostüme. Es passiert selten, dass Jungs schön und Mädchen siegreich sein wollen, und wenn doch, dann machen sich alle Sorgen.

Auch später im Leben sind Frauen meistens mehr mit ihrer Schönheit und generell mit ihrem Aussehen beschäftigt als Männer und verwenden darauf entsprechend mehr Geld und Zeit. Es gibt für Frauen unzählige Angebote auf dem Beauty-Markt, bei den Haaren und Nägeln angefangen, über Haut, Wimpern, Augenbrauen, Anti-Cellulite-Produkte und nicht zuletzt auch Anti-Age-Produkte. Das soll nicht heißen, dass Männer keinen Wert auf ein gutes Aussehen legten. Auch viele Männer „helfen nach", machen Sport und kümmern sich um ihr Aussehen, aber grundsätzlich ist das Schönheitsthema eher ein weiblich besetztes. Männer haben weniger Probleme mit ihrem Selbstwertgefühl, wenn sie ab ihrer Lebensmitte auch in der Körpermitte zulegen. Frauen koppeln dagegen ihr Selbstwertgefühl oft an ihr Aussehen: Gutes Aussehen bringt ein gutes Selbstwertgefühl und dadurch auch mehr Anerkennung. Yoga für die Bikinifigur ist da nur eines der interessanten Versprechen, das manche Frauen in Yogaklassen lockt. Gibt es eigentlich auch Yoga für die Badehosen-Figur?

Wir sind uns oft einfach nicht bewusst, wie unterschiedlich die Ansprüche an Männer und Frauen in der Gesellschaft sind, und auch wenn wir laut dem Grundgesetz gleichberechtigt sind, unsere Welt ist die der Unterschiede. Das kann man zum Beispiel in Bezug auf die Aufgabenverteilung und Verdienstmöglichkeiten in Familien sehr gut sehen.

Die Emanzipation hat den Frauen also zwar gesetzlich die gleichen Rechte verschafft, ihnen aber in der Regel nicht die Pflichten des Familienmanagements abgenommen. Oft verdienen Frauen bereits weniger als Männer, wenn sie aus der Uni oder Ausbildung kommen. Dadurch fällt die Entscheidung eindeutig aus, wenn es darum geht, wer zu Hause bleibt und die Kinder versorgt. So geht die Schere immer weiter auseinander und eine Frau ohne (nennenswertes) eigenes Einkommen kann nicht wirklich für sich selbst vorsorgen, vor allem in Bezug auf ihre Rente. Sie ist abhängig vom Verdienst des Mannes und landet deshalb später eher in der Altersarmut.
Nach wie vor werden Frauen, die Karriere machen und Kinder haben, als die Ausnahme betrachtet. Ein Mann, der beides hat, wird selten gefragt, wer denn gerade die Kinder betreut, eine Frau dagegen schon. Allein der Begriff „Karrierefrau" impliziert schon eine bestimmte Sichtweise auf beruflich erfolgreiche Frauen.

Es geht hier also nicht nur um die Frage: Wer macht welchen familieninternen Deal? Hier ist vor allem auch wichtig, sich anzuschauen, wer sich den Zugang zu Macht und Status sichert und mit welchen Methoden.

Man könnte dieses Thema unendlich ausführen und kontrovers diskutieren. Hier möchte ich nur den Blick darauf lenken, dass Männer und Frauen zu jedem Zeitpunkt ihres Lebens unterschiedlich werten und bewertet werden. Vor allem der Wert der Frauen wird seit Jahrtausenden danach bemessen, wie gut sie denen dienen, die vermeintlich stärker sind als sie selbst. Und solange Frauen jung und schön sein müssen, um Macht über Männer zu haben, wird es für sie immer härter sein, mit dem Verlust ihrer Jugend konfrontiert zu werden. Ein Mann, der Geld hat, kann da gelassener bleiben, weil sich sein Zugang zur Macht nicht durch das Älterwerden reduziert.

Beobachte deine Haltung:
Was denkst du über Männer? Was denkst du über Frauen? Stimmen diese Meinungen überein?

Darf sich ein Mann in deinen Augen andere Rechte und Freiheiten herausnehmen als eine Frau? Wenn ja, warum?

Befasse dich mit dem Thema Macht.
Was bedeutet Macht für dich. Denkst du negativ oder positiv darüber? Und warum?

Befasse dich mit deinen Finanzen und übernimm die volle Verantwortung dafür.

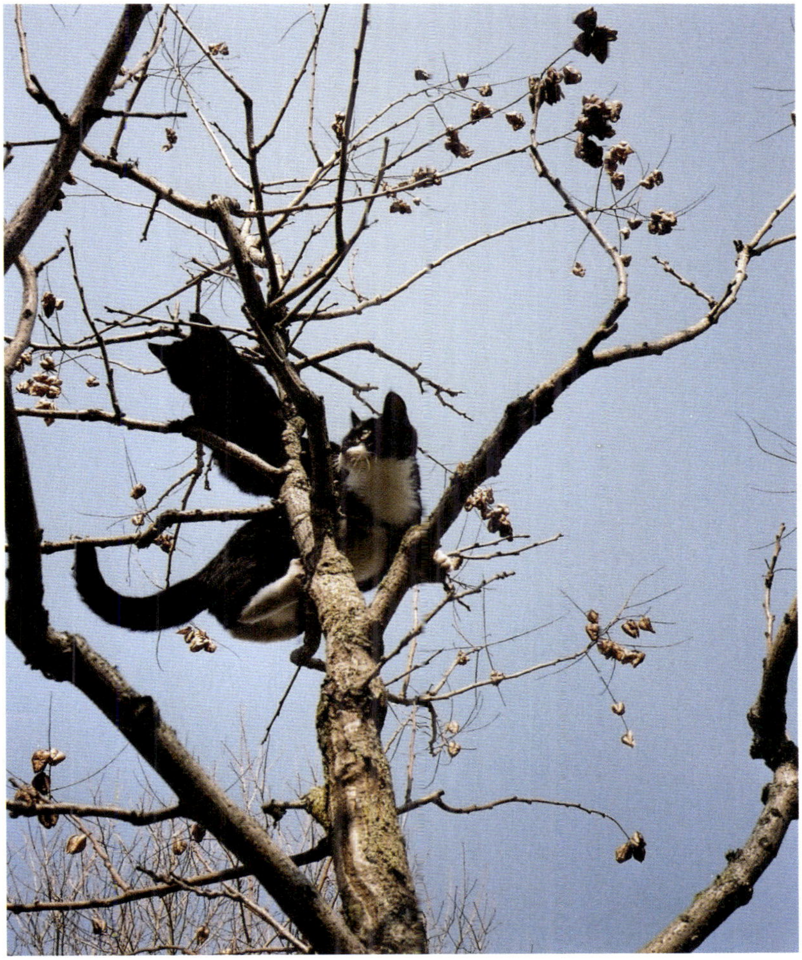

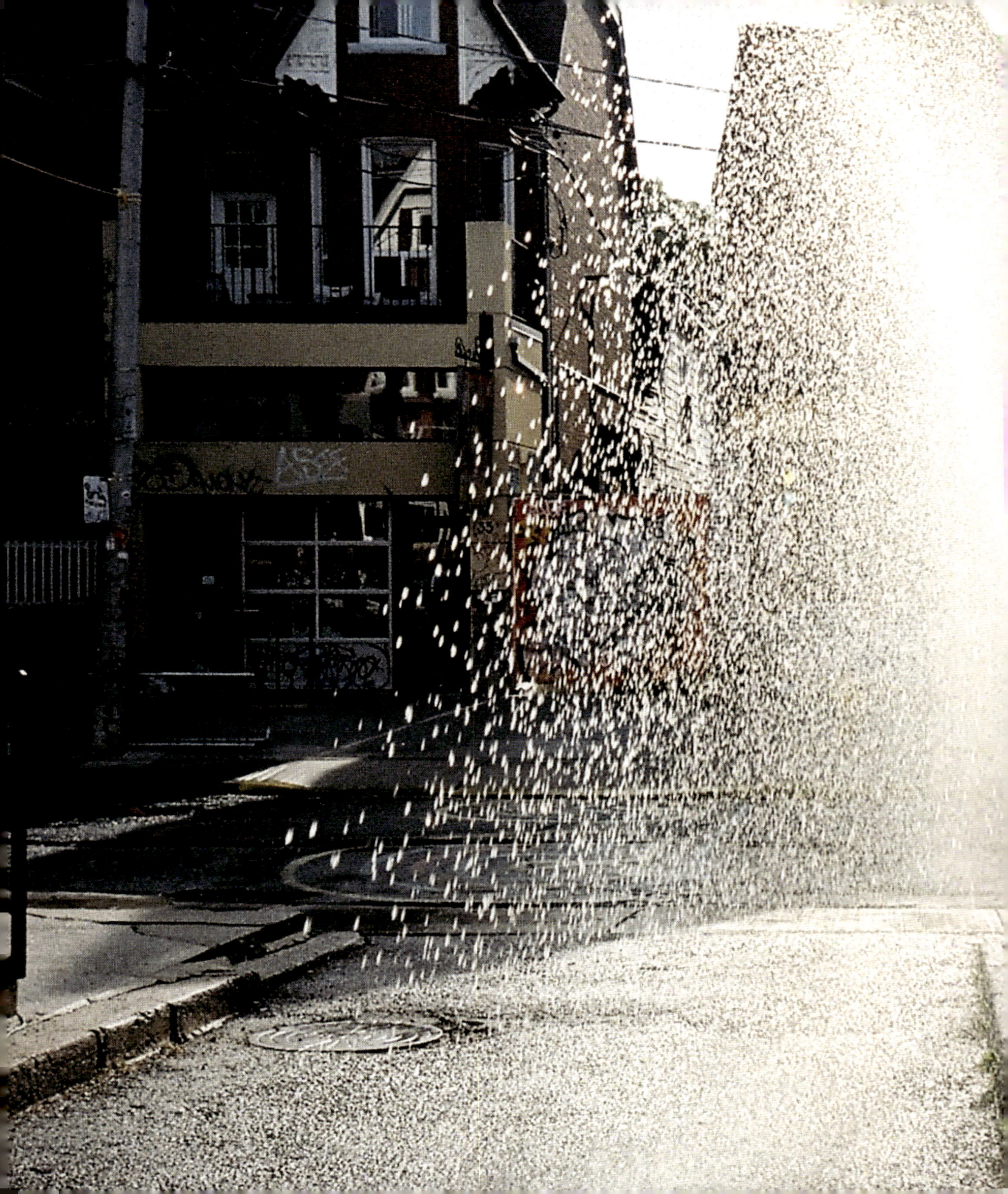

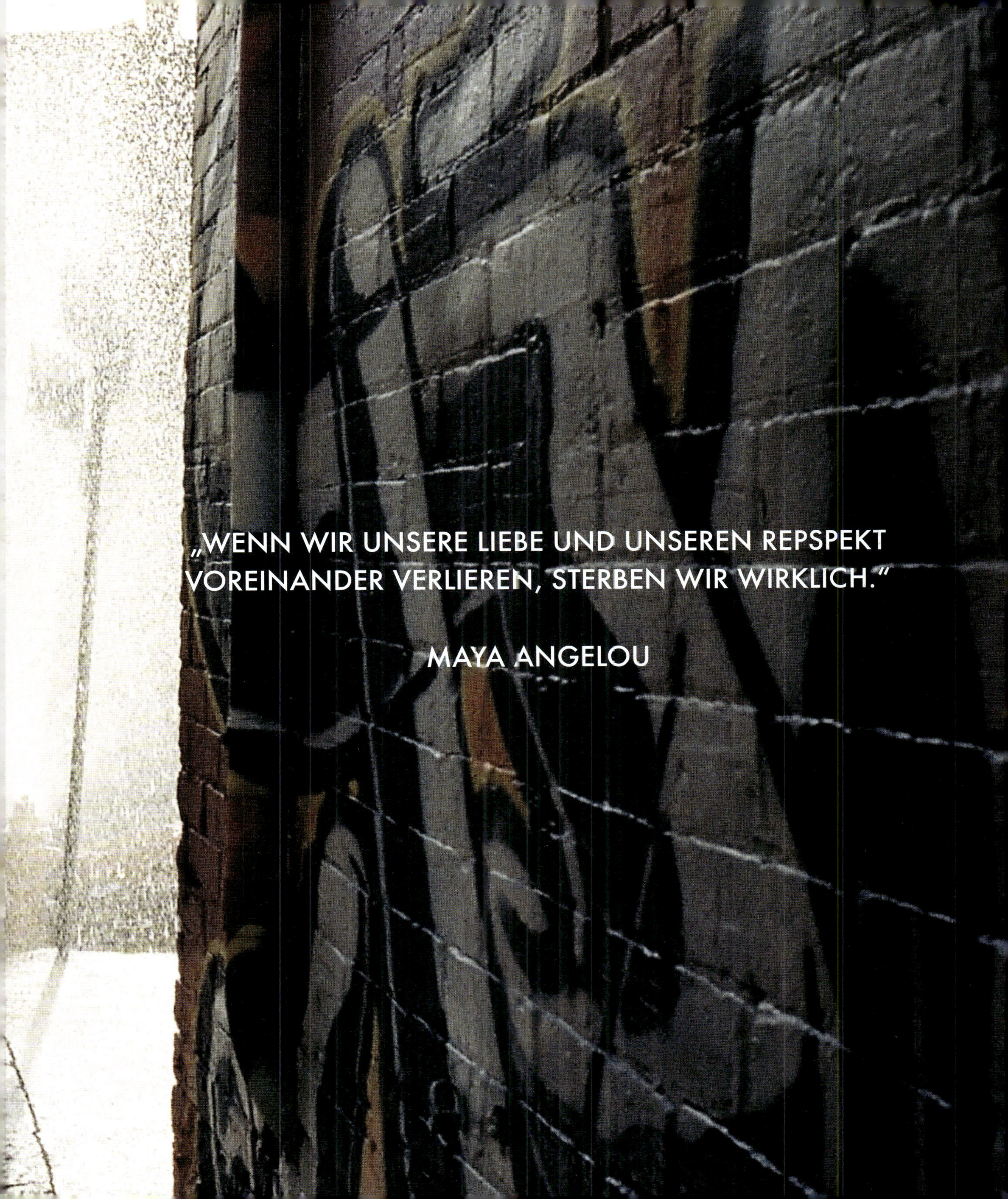

„WENN WIR UNSERE LIEBE UND UNSEREN REPSPEKT VOREINANDER VERLIEREN, STERBEN WIR WIRKLICH.“

MAYA ANGELOU

EINSCHRÄNKUNGEN, VERLETZUNGEN, SCHMERZEN

Auf die Frage „Wie geht es dir?“ antworten die meisten Menschen reflexhaft mit „gut“. Wir sind in unseren alltäglichen Begegnungen nicht darauf eingestellt, uns mitzuteilen und unsere Befindlichkeiten direkt auszutauschen. Oft fällt es uns sogar schwer, uns zu öffnen, selbst wenn wir Zeit haben und der passende Rahmen da ist. Dabei hilft es sehr, sich auszutauschen und Mitgefühl von den Menschen zu bekommen, mit denen wir viel Zeit verbringen. Sogar am Arbeitsplatz kann es hilfreich sein, wenn wir unseren Kollegen mitteilen, ob wir gerade ein großes privates Problem bewältigen müssen, sei es körperlicher oder geistiger Natur. Wir können uns auch gezielt Gruppen suchen, in denen ein Austausch möglich ist und wo wir das Gefühl haben: Geteiltes Leid ist halbes Leid. Je älter wir werden, desto wichtiger ist diese Offenheit und die ehrliche Verbindung zu anderen. Wir dürfen den Wert einer Community nicht unterschätzen. Niemand kommt völlig allein klar und meistens sind Menschen nur zu gerne bereit, zu teilen und zu unterstützen! So können wir uns wenigstens besser fühlen, auch wenn dadurch unser Problem zunächst erst einmal nicht gelöst ist.

Auch die Erwartungshaltung an unseren Körper spielt eine große Rolle beim subjektiven Wohlbefinden. Wenn wir erwarten, dass immer alles top funktioniert, können wir eigentlich nur enttäuscht werden. Meistens ist das Gegenteil der Fall: Wir müssen mit kleineren und manchmal auch großen Einschränkungen leben und zwar nicht erst, wenn wir älter werden. Wir müssen immer wieder im Leben lernen, mit Krankheiten, Verletzungen und Schmerzen umzugehen.

In meiner langjährigen Erfahrung als Yogalehrerin sind mir deutlich mehr Menschen begegnet, die „etwas“ hatten, als Menschen, die „nichts“ hatten, und das völlig unabhängig vom Alter. Ich selbst habe zum Beispiel seit meiner Kindheit eine Skoliose (Wirbelsäulenverkrümmung), die dafür sorgt, dass ich eine einigermaßen schiefe Körperhaltung habe. Ohne meine tägliche Yogapraxis wäre ich sicherlich inzwischen Schmerzpatientin. Yoga hat mir sehr geholfen, meine Muskulatur und dadurch meine gesamte Knochenstruktur gut auszurichten und Schmerzen vorzubeugen.

Wir sollten also anfangen, die körperlichen Einschränkungen, die uns das Leben mitbringt, eher als einen normalen Zustand zu betrachten. Und wir sollten darauf genauso Rücksicht nehmen wie auf die Schwäche nach einer Grippe oder die Schmerzen, die uns ein blau gequetschter Nagel bereiten kann. Yoga kann mit jedem Körper und jeder Einschränkung praktiziert werden, Yoga im Geist sowieso.

Spüre in deinen Körper hinein, um festzustellen, ob etwas wehtut. Wenn ja, wo und wie? Beobachte, wie du damit umgehst. Bist du genervt davon? Oder kannst du es annehmen?

Frage dich, was die Ursache deiner Schmerzen etc. sein könnte. Oft entwickeln wir körperliche Probleme als Symptom einer ganz anderen Ursache, z. B. Stress oder schlechte Ernährung.

Falls du einen Unfall hattest, vertraue darauf, dass Besserung eintreten wird. Mache dir dabei aber auch bewusst, dass es Zeit braucht. Übe Geduld.

Verändere deine körperliche Yogapraxis so, dass du maximale Rücksicht auf deine Einschränkung nimmst. Schaue nicht nach rechts und links, sondern nur nach innen.

Notfalls praktiziere Yoga nur im Kopf.

MÖGLICHKEITEN

Zu denken, man sei zu steif für Yoga, ist, als ob man sagt, man sei zu schmutzig, um zu baden.

Selten beginnen Menschen mit Yoga zur Vorbeugung, damit ihnen nichts wehtut, sehr viel eher kommen sie zum Yoga, weil ihnen bereits etwas wehtut. Oft sind es Rücken-, Schulter- und Nackenprobleme, die sich nach vielen Jahren Arbeit am Computer einstellen. Wir sitzen zu viel, bewegen uns zu wenig und ernähren uns nicht unserem Kalorienverbrauch entsprechend. Viele Menschen haben große Hemmungen, zu Yogaklassen zu gehen, weil sie ein Bild im Kopf haben, was ein Yogi ist oder können muss. Doch je steifer wir sind, je weniger Kraft wir haben, desto wichtiger ist es, Yoga zu üben. Yoga kann uns bis ins hohe Alter hinein einen kraftvollen und geschmeidigen Körper schenken, wenn wir lernen, auf eine gute und nachhaltige Weise zu praktizieren und damit unsere Möglichkeiten voll auszuschöpfen. Oft können wir viel mehr, als wir denken.

Yoga bietet jedem Menschen zu jeder Zeit die Möglichkeit, sich zu entwickeln. Wer eher steif ist, kann durch Yoga ungeahnte Flexibilität erreichen. Wer sich schwach fühlt, erreicht durch Yoga einen guten Muskeltonus und baut Kraft auf. Wer unkonzentriert ist, kann durch Yoga lernen, sich zu fokussieren. Wer abgelenkt ist, kann mit den Mitteln der Meditation arbeiten. Die Möglichkeiten im Yoga sind unendlich. Man kann sogar aus dem Rollstuhl Yoga praktizieren.

Bei einem meiner Retreats nahm eine Frau namens Sabine teil, die im Rollstuhl saß. Zu jeder Yogastunde wurde sie von ihrer Betreuerin in den Yogaraum gefahren und saß hinter der letzten Mattenreihe. Alles, was wir mit den Armen machten, konnte sie gut mitmachen und mit ihrem Atemfluss verbinden. Vor allem die Meditationen taten ihr sehr gut. Ich war am Anfang unsicher, ob sie die anderen Yogis ablenken würde, aber das war überhaupt nicht der Fall. Ich konnte auch mit ihr direkt arbeiten, sie besser ausrichten, aufrichten, langziehen und ihr so helfen, tiefer in ihre Yogapraxis zu finden. Sie hat das körperliche Yoga, das sie nicht mitmachen konnte, in ihrem Geist geübt und so die Nervenbahnen trainiert, die eigentlich ihre Muskulatur ansteuern würden. (Siehe dazu auch „Neuroplastizität“ im Info-Teil.)

Sabine ist für mich das perfekte Beispiel, dass Yoga wirklich für jeden Menschen funktionieren kann, wenn er sich darauf einlässt. Yoga ist viel mehr als das Ausführen körperlicher Übungen und vor allem ist Yoga von Menschen für Menschen entwickelt worden. Wir dürfen also unsere Möglichkeiten selbst entdecken und alles das mitbringen, was uns menschlich macht.

Yoga kannst du immer üben, egal wie du aussiehst, egal was du kannst oder nicht kannst.

Finde deinen individuellen Zugang, indem du das machst, was sich gut anfühlt.

Versuche nicht, einer bestimmten Form zu entsprechen, sondern bleibe in deinem Rahmen. Alle, die Yoga praktizieren, stoßen irgendwann an ihre Grenzen. So gesehen machen alle die gleiche Erfahrung: Sie erkennen ihre Grenzen und erweitern sie. Wo diese Grenzen verlaufen, ist unterschiedlich.

Erkenne deine Grenzen an.

WAHRNEHMUNG SCHULEN

Warum Yoga und nicht einfach irgendein Sport? Weil Yoga im klassischen Sinne verstanden die Arbeit mit dem Geist ist. Wir können mit Yoga also zwei Fliegen mit einer Klappe schlagen: Wir entwickeln uns geistig UND körperlich weiter!

Durch die Arbeit mit dem Atem, der unsere Bewegungen im Yoga führt und begleitet, bringen wir unseren Geist zur Ruhe. Wenn wir uns auf das Ein- und Ausatmen konzentrieren, bleibt wenig Raum für andere Gedanken und Gefühle. Wir können unseren Affengeist[3] beruhigen, indem wir einfach bewusst ein- und ausatmen.

Yoga ist also weit mehr als ein Sport. Indem wir unseren Körper strecken und dehnen, ihn gleichzeitig kräftigen und unseren Geist beruhigen, schaffen wir einen neuen Zugang zu uns selbst. Ein wunderschöner Moment in unserem Leben als Yogis ist, wenn wir spüren, dass sich etwas verändert und wir plötzlich eine Stellung länger halten können, auf unseren Händen stehen können oder im Stehen unsere Füße berühren können – mit gestreckten Beinen. Oder wenn wir merken, dass wir in der Meditation zum ersten Mal wirklich Momente der inneren Ruhe gefunden haben. Dabei geht es natürlich nicht darum, komplizierte Yogastellungen zu performen, sondern ausschließlich um Wachstum und Entwicklung auf allen Ebenen, was allerdings nur dann stattfindet, wenn wir bereit sind, die eigene Komfortzone immer wieder zu erkennen und zu erweitern.

Das Alter kann dabei unser größter Verbündeter sein: Die großen Yogis, Meister und Meisterinnen sind oft erst jenseits der 50 in ihre unglaublichen physischen und mentalen Fähigkeiten hineingewachsen.

Wer sich wundert, warum Yogis oft kein Fleisch essen, keinen Alkohol trinken und nicht bis spät in die Nacht wach bleiben, dem sei versprochen: Es liegt nicht daran, dass Yogis sich das alles verbieten. Vielmehr beginnt sich durch eine regelmäßige Yoga- und Meditationspraxis die Selbstwahrnehmung zu verändern. Wir werden achtsamer, feiner, empfindsamer und merken, was uns guttut und was uns schadet. Meist passieren die Veränderungen im Leben dann von ganz allein: Was uns kein gutes Gefühl gibt, lassen wir weg, und wenden uns stattdessen den Dingen zu, die uns zufrieden und nachhaltig glücklich sein lassen.

[3] „Affengeist" nennt man den normalen, unruhigen und untrainierten Geist, in dem die Gedanken ständig hin und her springen wie Affen auf einem Baum.

Entwickle Achtsamkeit gegenüber deinem Körper, indem du im Laufe des Tages – und besonders bei der Yogapraxis – immer wieder darauf achtest, ob du dich wohlfühlst.

Ziehe ernsthaft in Erwägung, ob alles vielleicht so schon gut ist, wie es bereits ist.

Wenn du etwas ändern willst, überlege gut, was du ändern möchtest und wie du damit anfangen möchtest.

Versuche nicht, alles auf einmal zu tun. Lass ein Schritt auf den nächsten folgen.

Sei geduldig und nachsichtig mit deinem Körper. Er braucht Zeit, um sich umzugewöhnen und zu entwickeln.

REGELMÄSSIGKEIT

Hier höre ich in Bezug auf die regelmäßige Yogapraxis meine Lehrer sprechen: „Nur das regelmäßige Üben bringt etwas“ … Ja, ja, wissen wir … Leider vertrösten wir uns immer wieder gerne auf später, selbst wenn wir bereits Einschränkungen spüren, und hoffen, dass es schon irgendwie gut gehen wird. Leidensdruck allein reicht nicht aus, um etwas zu verändern. Wir brauchen auch die Aussicht auf Erfolg für die Maßnahmen, die wir ergreifen. Wenn wir also sicher sind, dass Yoga uns verjüngt, sowohl optisch als auch in unserer Selbstwahrnehmung, dann ist das vielleicht der berühmte „Tritt in den Hintern“ bzw. der Startschuss, HEUTE anzufangen und nicht morgen. Und wir brauchen Disziplin, damit wir auch dabeibleiben, wenn wir denn einmal damit angefangen haben. Das Wort „Disziplin“ ist verpönt und eher negativ belegt, weil viele es mit Zwang verbinden. Allerdings würde ohne Disziplin nicht viel in unserem Leben entstehen. Wir könnten vermutlich noch nicht einmal lesen und schreiben. Vieles, was uns anfänglich Mühe und Überwindung kostet, fällt uns nach einer Weile leichter, bis wir es irgendwann ganz normal finden und fast nebenbei tun. Niemand überlegt lange, ob er wirklich vor dem Schlafengehen noch die Zähne putzen soll oder lieber nicht – oder lieber morgen oder überhaupt? Und wenn ja, mit welcher Zahnbürste? Wir tun es einfach, damit unsere Zähne nicht verfaulen und damit wir so nicht unsere gesamte Gesundheit negativ beeinflussen. Gerade wenn wir älter werden, sollten wir immer wieder nach neuen Aufgaben oder Herausforderungen suchen, um unseren Geist und unseren Körper darin zu fördern, neue Disziplinen aufzubauen und uns nicht auf den alten Gewohnheiten auszuruhen. Das hält uns jung!

Wenn wir kleine, realistische und vor allem regelmäßige Schritte in die richtige Richtung machen, wird sich unser Körper und unser Geist verändern. Das ist so sicher wie das Amen in der Kirche! Wir sollten uns also nicht gleich überfordern, sondern eher ein wenig unterfordern, damit Raum bleibt für Entwicklung und Wachstum. Sonst sind wir womöglich frustriert und lassen es mit dem Yoga schnell wieder ganz bleiben. Jede mentale oder körperliche Disziplin, die wir entwickeln, ist ein Geschenk an uns selbst in der Zukunft. Durch regelmäßiges Üben erreichen wir Veränderung und Wachstum und ehren unser inneres Potenzial.

Eine meiner Yogalehrerinnen, Jackie, erzählte mir, dass sie ihren Schülern anfangs verbat, mehr als fünf Minuten täglich zu meditieren. Als Meditationseinsteiger sollten sie auf keinen Fall länger sitzen. Das führte dazu, dass ihre Schüler es kaum erwarten konnten, endlich länger meditieren zu dürfen. Je mehr Übung sie bekamen, desto leichter fiel es ihnen, und so konnten sie ohne viel Mühe die Dosis steigern.

Ein weiterer Vorteil einer regelmäßigen Routine ist, dass sie uns erdet und dadurch heilsam wirkt. Egal was um uns herum passiert, wenn wir unsere Rituale beibehalten, schaffen wir einen Ort der Stille im Zentrum des Sturms: Um uns herum kann das größte Chaos herrschen, solange wir uns durch unsere regelmäßige spirituelle und körperliche Praxis stabilisieren, können wir von einem vertrauten und sicheren Ort aus handeln. Im Buch „Innen.Außen", das ich mit Co-Autorin Annette Söhnlein geschrieben habe, finden sich viele praktische Übungen für Körper und Geist zu den Themen Erdung und Stabilität.

Schaffe dir eine gute Yogamatte an (falls du noch keine hast).

Übe lieber jeden Tag 10 Minuten – am besten einige Sonnengrüße – als einmal in der Woche 90 Minuten.

Wenn dir die Übung leichtfällt und du das Gefühl hast, unterfordert zu sein, steigere die Dosis.

Melde dich bei einem Online-Yoga-Anbieter an und nutze die Möglichkeit, flexibel überall Yoga praktizieren zu können.

Suche dir einen erfahrenen und guten Yogalehrer und besuche regelmäßig Yogaklassen, in denen du eine gute körperliche Ausrichtung erfährst.

Lass dir ein für dich passendes Yogakonzept entwerfen, das dir hilft, auf deine persönlichen Bedürfnisse gezielt einzugehen und eine eigene Routine zu entwickeln.

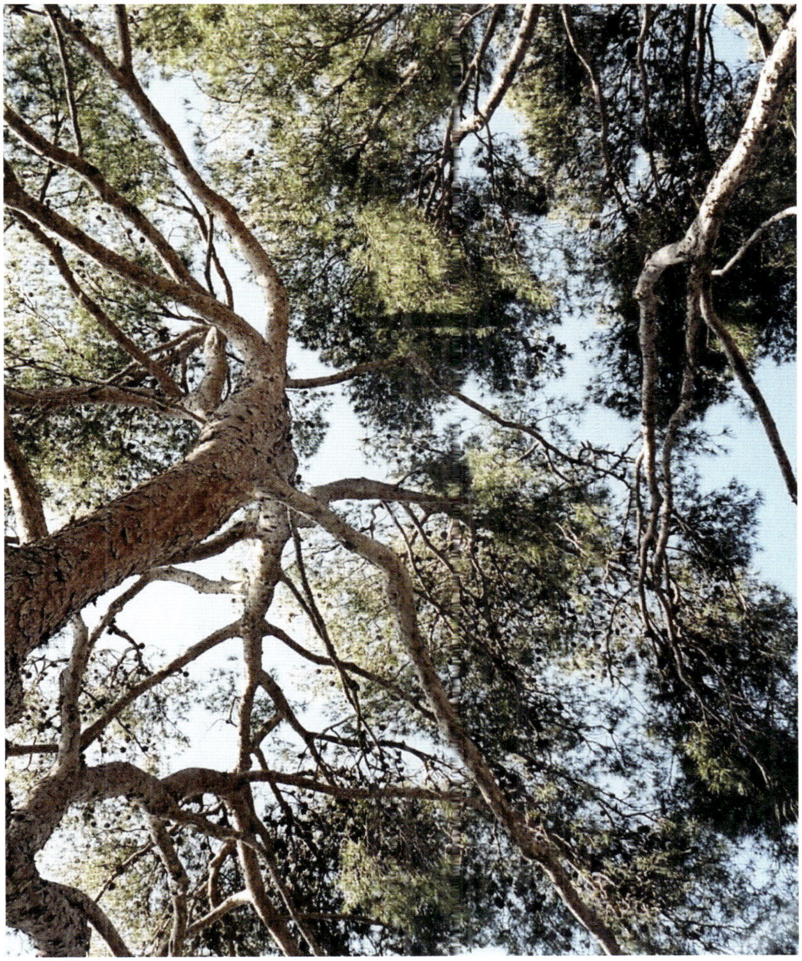

ERHALTEN

Wenn wir älter werden, verlieren wir die Elastizität in unseren Zellen, die Zellteilung verlangsamt sich, wir sehen und spüren immer mehr Einschränkungen. Je älter wir also sind, desto wichtiger ist es, dass wir unseren Körper gut pflegen, um so viel wie möglich so gut wie möglich zu erhalten. Dieser Alterungsprozess setzt nicht erst mit 40 oder 50 ein.

Unser Körper ist auf seinem Höhepunkt, wenn wir uns in unseren frühen 20ern befinden[4]. Wir können uns zwar lange danach noch steigern, mehr leisten, schneller rennen, höher springen etc., aber für fast jeden Leistungssportler oder Tänzer, der die 30 überschritten hat, naht das Ende der aktiven Karriere. Danach geht es darum, den körperlichen Zustand so gut es geht zu erhalten und uns damit wohlzufühlen. Leider neigen wir aber dazu, im Wettbewerbsmodus zu bleiben. Vor allem der Vergleich mit deutlich jüngeren Menschen birgt großes Potenzial für Leid. Das ist sehr schade, denn der Vergleich mit älteren und erfahrenen Menschen wäre so viel konstruktiver. Es gibt auch im Yoga Wettbewerb und das Vergleichen und zwar nicht nur auf der körperlichen Ebene. Spirituelle Überlegenheit ist eine böse Falle für manche Yogis.

Wir verbringen einen großen Teil unseres Lebens damit, anzusammeln und aufzubauen. Wir handeln nach dem Motto: Mehr ist mehr. Wann ist der Zeitpunkt, damit aufzuhören? Wann ist es genug? Wann reicht das, was da ist? Ab wann brauchen wir nicht noch mehr? Wann immer wir den Fokus bei uns selbst halten können und danach handeln, was für uns selbst jetzt am besten ist, fangen wir an, die Grundlage für Zufriedenheit zu entwickeln. Wachstum auf der mentalen Ebene führt zur Erkenntnis, dass es mit zunehmendem Alter körperlich eher darum geht, das zu erhalten, was ist.

Als mein Mann Franz, der Kameramann ist, mit 48 feststellte, dass die 50 quasi vor der Haustür steht, bat er mich um eine Yogasequenz. Er wollte dadurch seinen Körper kräftigen und dehnen, um mit 50 fit und gesund in ein neues Jahrzehnt zu starten. Zum Aufwärmen empfahl ich ihm fünf Sonnengrüße. Er begann mit 15 Minuten Yogapraxis täglich, denn so viel konnte er in seinen unsteten Arbeitsalltag integrieren. Nach einigen Wochen fiel ihm das Yogaüben so leicht, dass er die Anzahl der Sonnengrüße vor der Sequenz steigerte und irgendwann bei 50 oder mehr (!) landete. Gleichzeitig verzichtete er auf Alkohol und aß abends nicht mehr nach 19 Uhr. Obwohl er schon seit vielen Jahren an meiner Seite Yoga machte, brachte ihn diese regelmäßige und tägliche Praxis zu einer Metamorphose: Er nahm 10 Kilo ab, hatte keine Rückenschmerzen mehr, schlief besser und war im Job ausgeglichener – privat sowieso.

Franz' Yogasequenz ist hinten im Buch und in meinem Online-Programm zu finden und heißt „Everybody's Darling".

Ein gepflegter Körper, gute Ernährung, Bewegung und sozialer Austausch sind die Schlüssel dazu, sich gut zu fühlen und das zu erhalten, was jedem von uns individuell möglich ist. Kurz gesagt braucht es: mehr Weisheit, weniger Wettbewerb.

---

[4] https://sz-magazin.sueddeutsche.de/gesundheit/das-ist-ja-der-gipfel-79492 (Stand: 31.07.2019)

Finde heraus, wozu du aus vollem Herzen JA sagen kannst, um dann klarer zu werden mit dem, was du nicht möchtest.

Suche dir Menschen, die in deinem Alter sind und sich mit ähnlichen Themen auseinandersetzen, und tausche dich aus.

Lasse dich von Menschen inspirieren, die deutlich jünger und deutlich älter sind als du selbst.

Erkenne an, dass es für alles im Leben eine Zeit gibt, und hilf deinem Körper dabei, Körperweisheit zu entwickeln, indem du das, was ist, erhältst so gut es geht.

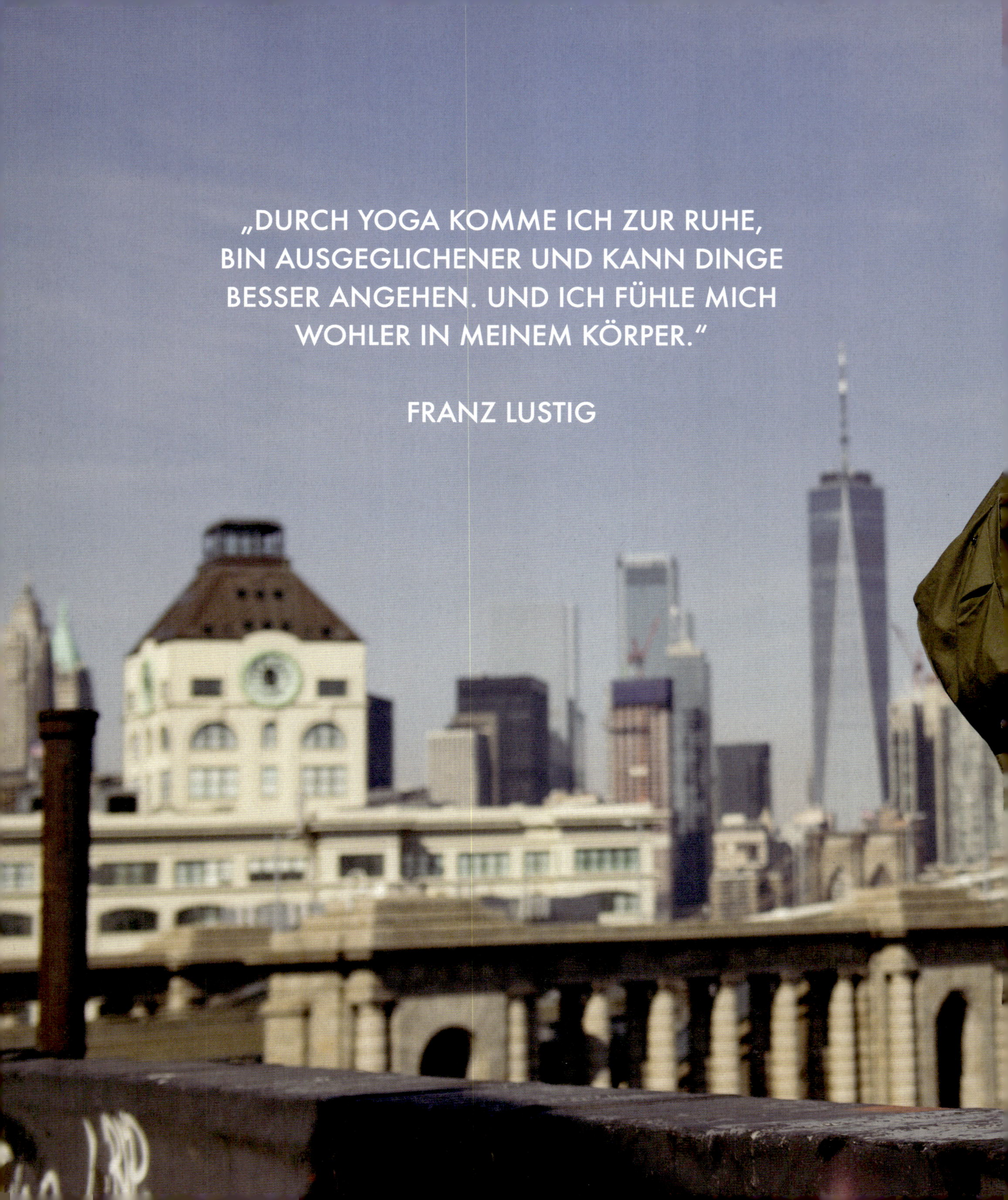

„DURCH YOGA KOMME ICH ZUR RUHE, BIN AUSGEGLICHENER UND KANN DINGE BESSER ANGEHEN. UND ICH FÜHLE MICH WOHLER IN MEINEM KÖRPER.“

FRANZ LUSTIG

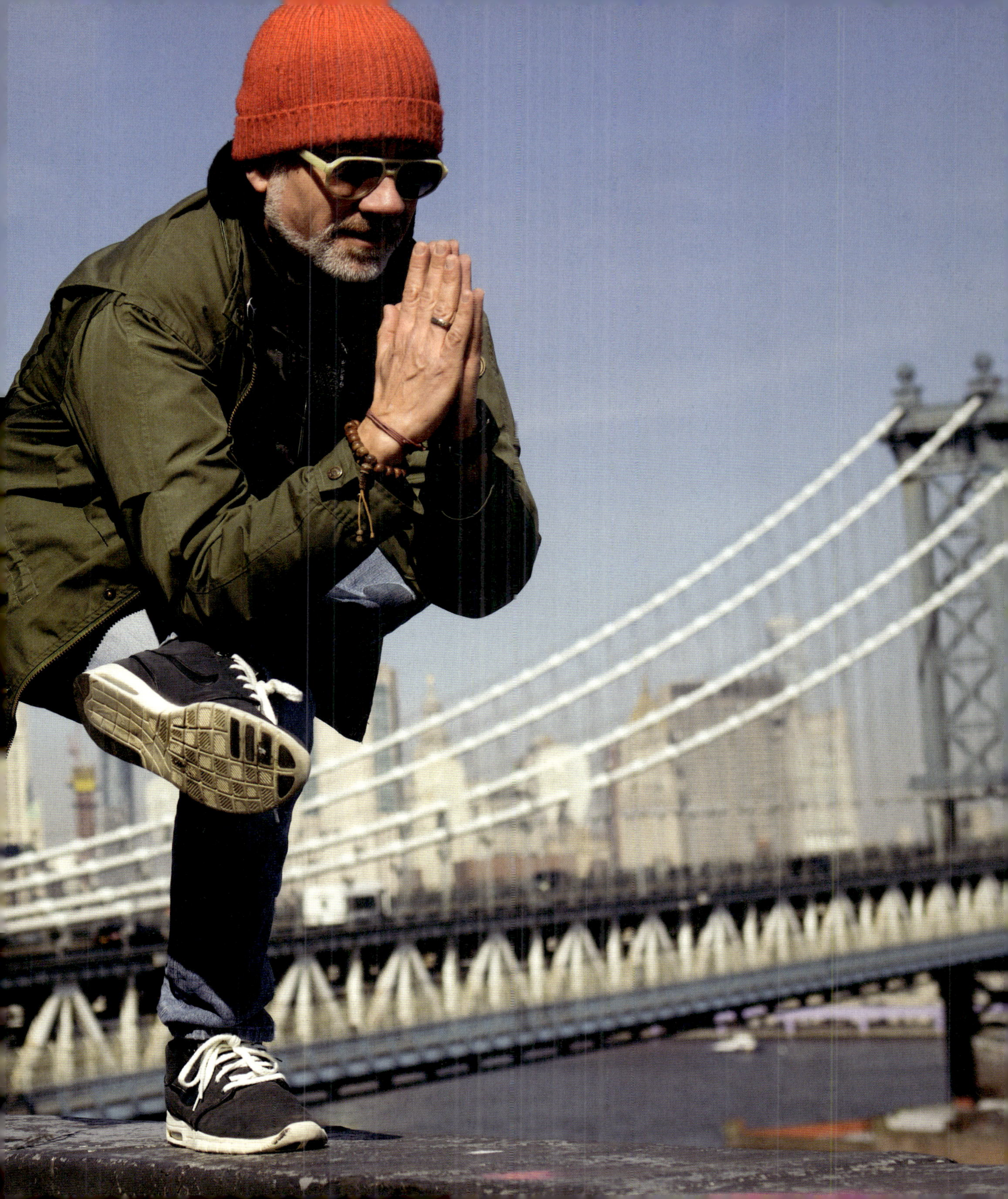

PRÄVENTION

Yogakurse werden inzwischen von vielen Krankenversicherungen bezahlt. Es hat sich also auch hier im Westen herumgesprochen, dass Yoga wirkt. Es ist ein ganzheitlicher Ansatz, der sowohl den Körper positiv verändert, als auch als Methode zum Stressabbau auf der mentalen Ebene funktioniert. Trotzdem ist Yoga natürlich kein Allheilmittel. Yoga soll uns unterstützen und uns auf dem Weg zu uns selbst begleiten. Yoga kann helfen, dass Verletzungen besser heilen, uns friedlicher und gelassener werden lassen und Yoga kann Haltungsschäden und Schmerzen vorbeugen. Wir müssen also nicht unbedingt warten, bis es uns schlecht geht, um mit Yoga anzufangen. Mit den Jahren werden wir nicht nur körperlich steifer, sondern auch oft weniger beweglich im Geist. Wir drohen zu „verkalken". Yoga kann hier also sehr gut zur Prävention dienen, um unsere körperliche und mentale Beweglichkeit zu erhalten. Gerade wenn wir uns immer wieder auf Dinge einlassen, die uns herausfordern, stimulieren wir unsere Verschaltungen im Gehirn. Durch neue Erfahrungen entstehen neue neuronale Verknüpfungen.

Ich habe viele ältere Yogaschüler, die körperlich und mental extrem fit sind, weil sie schon länger Yoga praktizieren. Und es finden immer wieder Menschen den Weg in meine Klassen oder Retreats, die mit über 50 überhaupt erst mit Yoga anfangen und sich damit sehr wohlfühlen. Es gibt also kein optimales Alter, um sich durch Yoga auf das Älterwerden vorzubereiten. Die entscheidende Frage ist viel eher: Ab wann werden wir älter? Und wenn wir die Antwort darauf haben, sollten wir dieser Erkenntnis Taten folgen lassen.

Ich fordere meine Schüler immer wieder auf, im Rahmen ihrer Möglichkeiten Yoga zu üben, sodass sie sich körperlich nicht überfordern und sich dadurch womöglich verletzen. Das kommt nicht immer an. Wir sind im Westen dazu erzogen worden, zu leisten und das umzusetzen, was jemand – bestenfalls wir selbst – von uns erwartet. Die eigentliche Übung für viele Yogis ist daher, ihre Muster zu durchbrechen und wirklich auf sich selbst zu hören. Viele Yogis denken: Mehr, tiefer und weiter ist besser. Falscher Ehrgeiz führt oft zu Verschleiß oder Verletzungen und kann gerade im Yoga extrem kontraproduktiv sein. Natürlich kommen wir im Yoga nur weiter, wenn wir uns immer wieder aus unserer Komfortzone begeben, aber es ist eine Frage der Dosis und der Selbsterkenntnis, wie weit wir dabei gehen. Es geht nicht darum, Yogastellungen darzustellen, denn dadurch können wir sogar während der Yogapraxis Stress erzeugen. Es geht vielmehr darum, Yoga zu benutzen, um uns selbst näher zu kommen, uns selbst zu dienen, uns zu entwickeln und zu wachsen. Dann ist Yoga eine gute Methode zur Prävention.

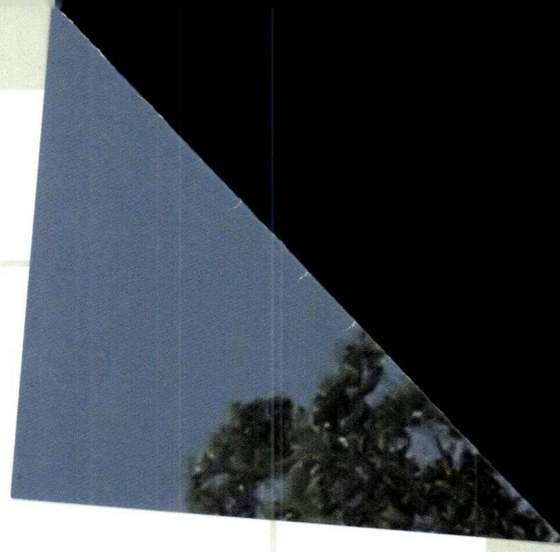

Du kannst jederzeit mit Yoga anfangen,
mit Yoga im Geist sowieso.

Du wirst dich entwickeln und wachsen und dein Körper wird es dir danken, wenn du verantwortungsbewusst mit ihm umgehst.

Beobachte deine körperliche Veränderung durch Yoga.

Erinnere dich, falls du schon länger praktizierst,
wie es war, als du angefangen hast.

Falls du gerade erst mit Yoga anfängst,
erlebe bewusst, was mit dir passiert.
Führe eventuell ein Yogatagebuch.

Schließe immer wieder während der Yogapraxis die Augen, um wirklich zu spüren, was dir dein Körper zurückmeldet, und reagiere entsprechend darauf.

Yoga heißt nicht, bei gestreckten Beinen mit den Fingern an die Zehen kommen zu müssen. Yoga ist das, was du auf dem Weg nach unten lernst.

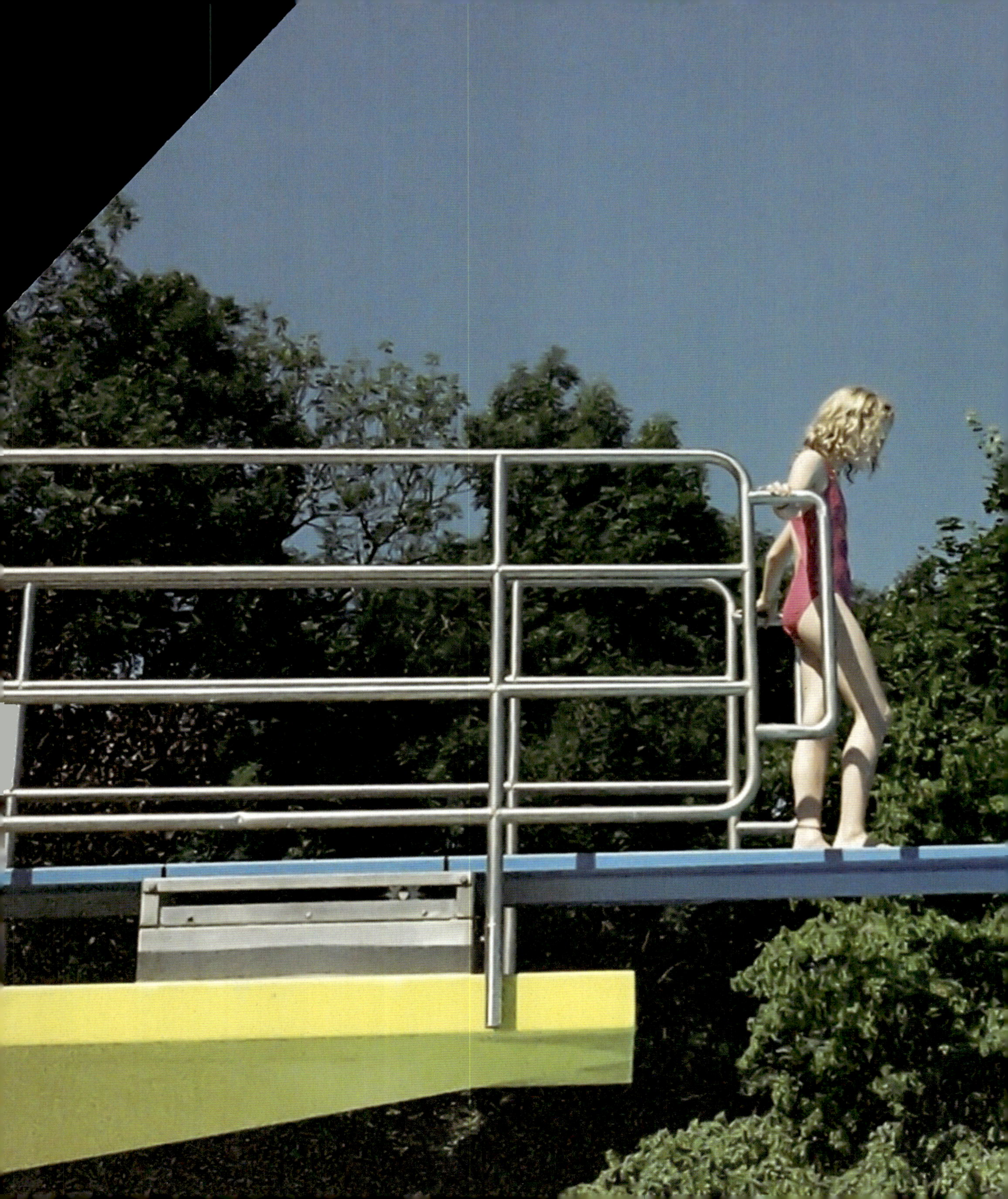

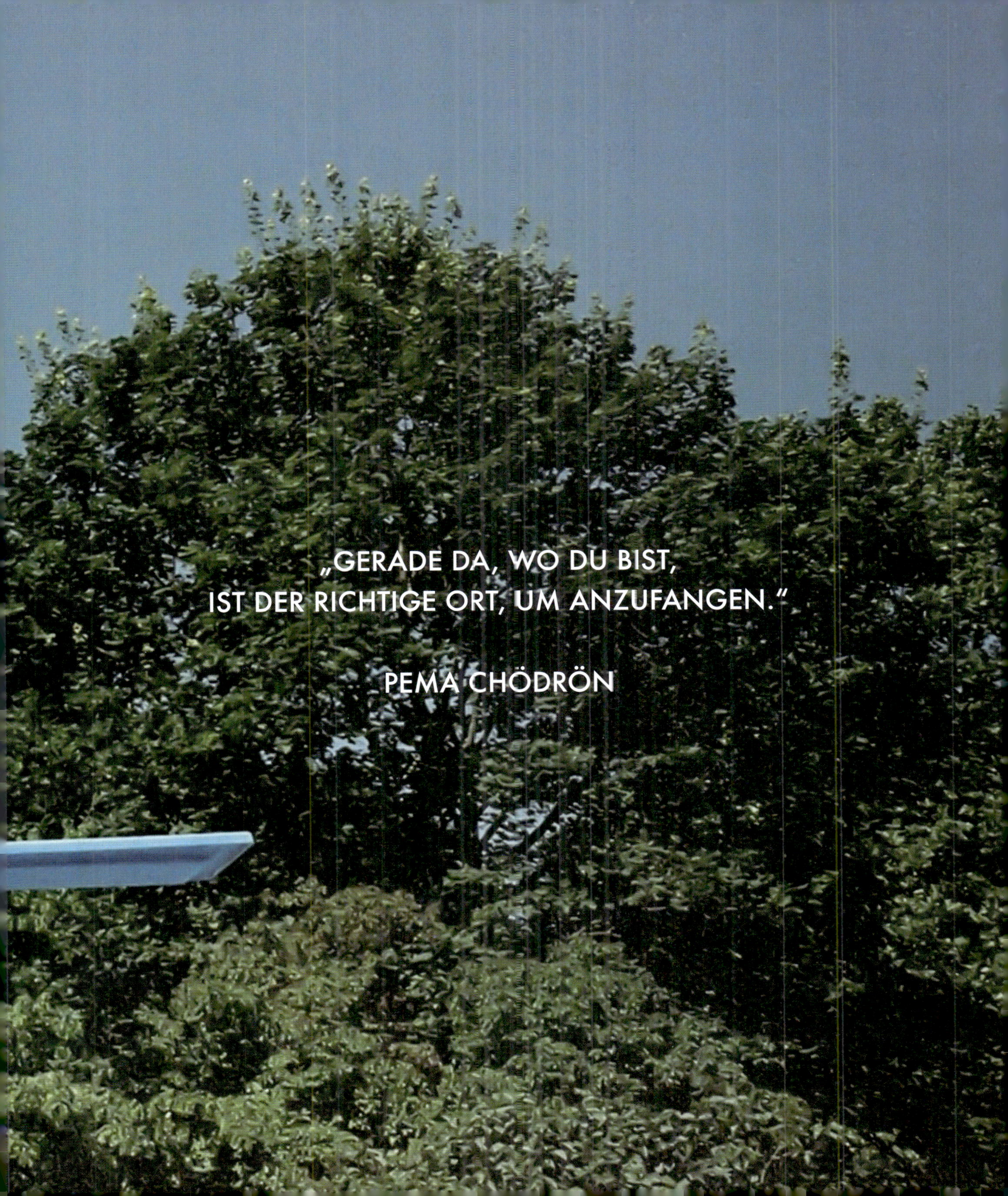

„GERADE DA, WO DU BIST,
IST DER RICHTIGE ORT, UM ANZUFANGEN."

PEMA CHÖDRÖN

NAHRUNG – LEBENSENERGIE

Prana ist der Sanskritausdruck für „Lebensenergie". Durch die Atemübungen im Yoga, „Pranayama" genannt, bringen wir mehr Sauerstoff in den Körper. Wir „hyperventilieren" oder sorgen für einen kontrollierten und gleichmäßigen Atemfluss, der unseren körperlichen Zustand beeinflusst und ihn entweder energetisch auflädt oder zur Entspannung runterfährt. Im Atem liegt unsere zentrale Lebensenergie. Unsere Lungen entfalten sich mit dem ersten Atemzug und unser Leben ist zu Ende mit unserem letzten Atemzug. Wenn wir gestresst sind, ziehen wir die Schultern hoch und unser Flucht- oder Verteidigungsmodus schaltet sich ein. Dadurch verengt sich unser innerer Raum und wir atmen in der Regel flacher und schneller. Hier hilft es sehr, immer wieder bewusst den Atem zu beobachten: Wo, also in welche Bereiche im Körper, atmen wir hin? In den Brustkorb oder in den Bauch? Eher zur Körpervorderseite hin oder in die Rückseite? Durch einen langen und stabilen Atem können wir unser gefühltes Stresslevel senken. Weiter hinten im Buch gibt es einige Atemübungen, die uns helfen, uns zu energetisieren oder auch runterzufahren (siehe Seite 196).

Prana ist aber auch gleichbedeutend mit jeder anderen Form von Nahrung für Körper und Geist. In diesem Sinne ist Natur Prana, sauberes Wasser ist Prana und Nahrungsmittel sind Prana. Es gibt energetisch aufgeladene Nahrungsmittel, die weitgehend naturbelassen und natürlich biologisch angebaut sind. Und es gibt verarbeitete Nahrungsmittel, die wir teilweise fix und fertig im Supermarkt kaufen können und nur noch in die Mikrowelle schieben müssen. Wenn wir bei Letzteren auf die Inhaltsstoffe schauen, brauchen wir fast schon ein Chemiestudium, um zu verstehen, was darin enthalten ist. Je frischer und natürlicher das ist, was wir essen, desto mehr nähren und stärken wir unseren Körper und damit auch unser Immunsystem. Wir nehmen über unsere Nahrung die Energie der Pflanzen oder auch Tiere auf und können so unser Wohlbefinden und unser Körpergewicht beeinflussen.

Es gibt bei uns inzwischen unzählige Zivilisationskrankheiten, die auf falsche Ernährung zurückzuführen sind. Wir essen in der Regel zu viel und dann auch noch das Falsche: Zu lange Gekochtes, Frittiertes, geschältes Korn, geschälten Reis, Zucker, zu viel Fleisch, wenig Ballaststoffe, wenig Vitamine usw. Je weniger Leben in unserer Nahrung steckt, desto weniger Prana können wir daraus ziehen. Oder umgekehrt formuliert: Wer gesund sein will, sollte sich gesund ernähren. Unsere Zellen sind so vital, wie die Nahrung, die wir ihnen zuführen.

Natürlich werden Menschen auch krank, obwohl sie sich gesund ernähren. Ich frage mich dann immer: Was wäre diesem Menschen passiert, wenn er oder sie sich nicht gesund ernährt hätte? Wäre er oder sie dann eventuell viel früher erkrankt? Oder hätte die Erkrankung einen schwereren Verlauf genommen?
Natürlich hat unsere Ernährung auch direkte Auswirkungen auf unser Gewicht und den Zustand unserer Zähne. Übergewicht begünstigt viele Krankheiten und auch

schlechte Zähne beeinflussen unser gesamtes System. Parodontitis, also Zahnfleischentzündung, zum Beispiel führt nicht nur langfristig zum Verlust der Zähne, sondern kann auch in Zusammenhang stehen mit Herz-, Kreislauf- und Gefäßerkrankungen, das Krebsrisiko erhöhen und vieles mehr[5].

Selbstredend gehört das Rauchen auch zu den absoluten Feinden von Prana: Es verhindert die freie und ungestörte Aufnahme von Sauerstoff in die Blutbahn. Unsere Lungenbläschen verkleben, die Durchblutung wird schlechter und wir erhöhen unser Krebsrisiko dramatisch, besonders im Mund- und Rachenraum, den Atemwegen und der Blase, weil unsere Ausscheidungsorgane die Giftstoffe wieder „entsorgen" müssen. Außerdem vergiftet Rauchen die Eierstöcke, was zu einem niedrigeren Östrogenspiegel führt und sich so negativ auf den Erhalt von Kollagen- und Elastinfasern auswirkt. Dadurch wird die Haut dünner und faltiger und die Gefahr von Osteoporose steigt[6]. Es ist also unerlässlich, mit dem Rauchen aufzuhören, wenn wir auf eine gute Art älter werden wollen!

Eine weitere „Stellschraube" für mehr Prana in unserem Leben ist der Schlaf. Leider opfern wir ihn nur zu gerne unseren Leistungsansprüchen oder vielfältigen Interessen: Wir schlafen oft zu wenig, zu kurz oder zu selten. Unsere Tage und Abende sind so eng getaktet, dass für ausreichend Schlaf kaum Zeit bleibt. Welche Firma erlaubt ihren Mitarbeitern ein Nickerchen am Mittag? Und auch Menschen, die zu Hause oder im eigenen Büro selbstständig arbeiten, gönnen sich diese kleine Auszeit oft nicht. Stattdessen trinken wir lieber einen Kaffee nach dem anderen und wundern uns dann, warum wir nachts nicht zur Ruhe kommen.
Im Bett tippen wir noch die letzte Nachricht auf dem Smartphone und unser Kopf ist noch voller Themen von gestern und für morgen. Die meisten Menschen schlafen nicht mehr als 6 Stunden am Stück. Natürlich ist unser Schlafbedürfnis individuell unterschiedlich, aber um mehr Lebensenergie zu kultivieren, sollten wir alle verfügbaren Quellen anzapfen, und dazu gehört eben auch ein gesunder Schlaf. (Darauf gehe ich im folgenden Kapitel noch etwas ausführlicher ein.)

In jedem Fall hilft uns körperliches und geistiges Yoga, besser mit uns selbst umzugehen. Wir werden feiner in der Wahrnehmung dessen, was unser Körper braucht, um gesund zu sein und zu bleiben. Das Zusammenspiel aus Naturverbundenheit, tiefem Atmen, guter Ernährung, ausreichendem Schlaf und das Weglassen von Giften hilft uns, so viel Prana wie möglich in unser System zu bringen. Prana – Lebensenergie – ist eine Pro-Age-Kraft für unser gesamtes System.

[5] Siehe dazu die Broschüre der Bundeszahnärztekammer „Gesunde Zähne – gesunder Körper" www.bzaek.de/fileadmin/PDFs/bv/GesundeZaehne_Koerper_CP.pdf (Stand: 30.04.2019)
[6] Christiane Northrup, „Die Weisheit der Wechseljahre", Seite 411/461

Atme gleichmäßig, tief, ruhig und bewusst.

Ernähre dich gesund und vollwertig.

Vermeide Zucker. Zucker ist in fast allen Fertigprodukten enthalten. Zucker schädigt die Haut und die Leber, macht außerdem dick und träge. Entscheide bewusst, ob und wie viel Zucker du zu dir nimmst.

Vermeide Alkohol.

Sorge dafür, dass du ausreichend Schlaf bekommst, um damit dein Nervenkostüm zu stärken und die Augenringe zu verringern.

Du bist, was du isst. Die Energie, die in deiner Nahrung steckt, wird von deinen Körperzellen aufgenommen. Sind die Körperzellen gesund, ist es auch dein Körper, denn der Körper ist die Summe seiner Teile.

Mache Selbstversuche, indem du deine Ernährungsgewohnheiten änderst, und beobachte, was dann mit dir passiert. Lass zum Beispiel eine Zeit lang Kaffee weg oder Süßigkeiten. Vermisst du etwas? Wie stark ist dein Wunsch danach?

Dusche dich jeden Morgen kalt ab.
Das setzt jede Menge Prana frei!

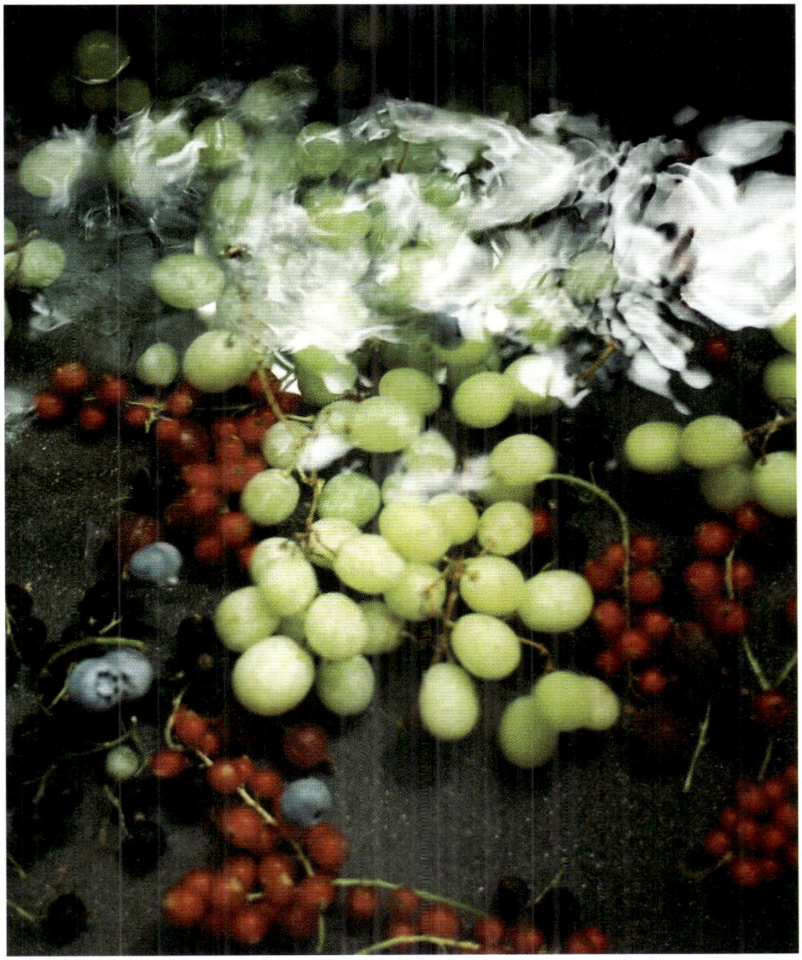

GUTER SCHLAF

Gut zu schlafen ist nicht selbstverständlich. Es gibt Menschen, die Zeit ihres Lebens nicht gut schlafen. Bei vielen Menschen ändert sich das Schlafverhalten und auch die Qualität des Schlafes, wenn sie älter werden.

Die sprichwörtliche „senile Bettflucht" besagt, dass wir im Alter weniger Schlaf brauchen. Dazu kommen Schlafstörungen durch Hormonveränderungen, z. B. in den Wechseljahren. Viele weitere Faktoren beeinflussen unseren Schlaf: Sorgen, Krankheiten, schlechte Ernährung, Alkoholmissbrauch – um nur einige zu nennen.

Wenn wir unseren Schlaf verbessern, werden wir insgesamt klarer, belastbarer, gelassener, stärker, gesünder und sehen daher auch besser aus. Unser parasympathisches Nervensystem, das im Schlaf aktiv ist, sorgt für Regeneration und Erholung, und das wirkt sich positiv auf alle Organe und auf unser Hormonsystem aus. Guter Schlaf unterstützt unseren Muskelaufbau, weil beim Zuckerstoffwechsel der Zucker besser in die Muskulatur weitergeleitet werden kann. Auch der Eiweiß- und Fettstoffwechsel funktionieren bei ausreichend Schlaf in der Regel besser und sorgen so für ein gutes Immunsystem und einen ausgeglichenen Hormonhaushalt. Nach ein oder zwei Gläsern Wein am Abend schlafen wir zwar schneller ein, aber nur weil der Alkohol eine sedierende Wirkung hat. Wirklich erholsamer Schlaf lässt sich so nicht simulieren. Außerdem nehmen wir durch den Alkohol nicht nur zusätzliche Kalorien auf, sondern es wird auch der Fettabbau verlangsamt und wir schädigen uns doppelt.

Es hilft also sehr, wenn wir uns mit unseren Gewohnheiten auseinandersetzen und kritisch durchleuchten, was unseren Schlaf negativ beeinflussen könnte: späte und schwere Mahlzeiten, zu viel Alkohol, Koffein, Drogen, Stress. Auch wenn wir am Handy hängen, bis wir das Licht ausmachen, ist das bestimmt nicht förderlich für einen entspannten Schlaf.

Wir können auch hier durch bewusste Routine viel erreichen, indem wir möglichst immer zur gleichen Zeit ins Bett gehen und uns vorher ein Gute-Nacht-Ritual gönnen, wie z. B. eine Fußmassage mit einem entspannenden ätherischen Öl oder einen beruhigenden Kräutertee vor dem Schlafengehen. Wir sollten nicht zu spät essen und uns eine Phase der Ruhe vor dem Schlafengehen gönnen. Alles Unerledigte sollten wir zuvor aufschreiben, damit wir es zumindest über Nacht vergessen können.

Ändere deine Gewohnheiten und beobachte, ob sich dein Schlafverhalten in der Folge ändert.

Versuche, wenn du nachts wachliegst, nicht in den Grübelmodus zu verfallen. Lies ein Weilchen in einem (nicht zu spannenden!) Buch, falls du knallwach bist.

Wenn dich deine Themen nachts nicht loslassen, lege dir einen Zettel und Stift neben dein Bett, damit du etwas aufschreiben kannst und so deinen Kopf frei bekommst.

Achtsamkeit auf den Atem kann auch eine gute Methode sein, um wieder entspannt einzuschlafen.

Lade dir eine App runter, die gute Entspannungs- oder Schlafmeditationen anbietet.

Am besten verbannst du dein Smartphone aber aus deinem Schlafzimmer.

Reibe deine Fußsohlen vor dem Schlafengehen mit Lavendelöl ein.

Sport, Yoga, frische Luft, leichte und gesunde Nahrung, regelmäßige Schlafzeiten, wenig Gifte, wie Zucker, Alkohol oder Koffein, sind gute Verbündete für einen tiefen und guten Schlaf.

„ES GIBT WICHTIGERES IM LEBEN,
ALS NUR SEIN TEMPO ZU BESCHLEUNIGEN."

MAHATMA GANDHI

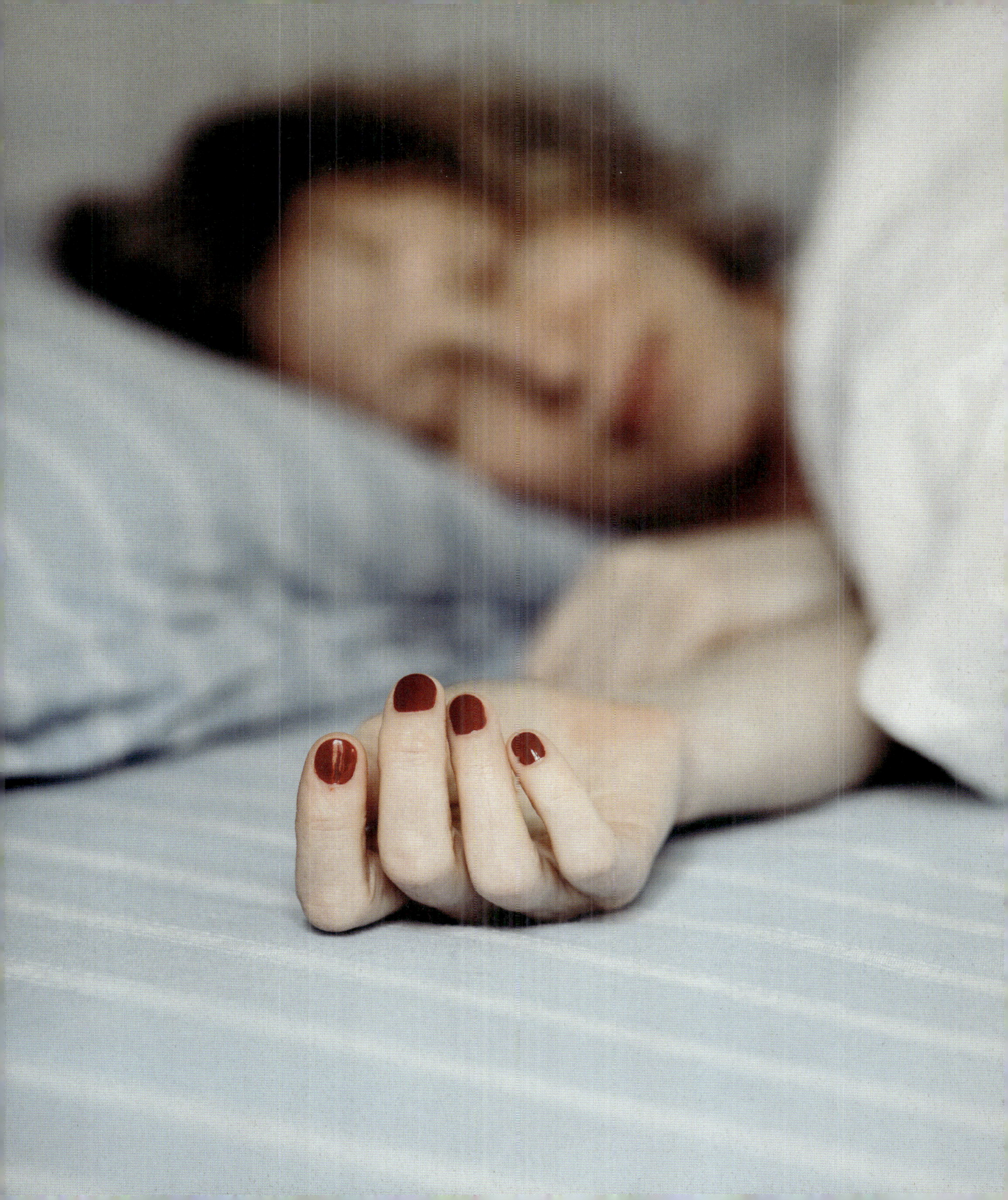

PLAUZE, GLATZE, WECHSELJAHRE

Ich behaupte, dass viele Probleme, die wir mit dem Älterwerden haben, damit zu tun haben, dass unsere sexuelle Attraktivität nachlässt. Dabei hat die Natur das ganz weise eingerichtet: Während eines bestimmten Teils unseres Lebens verwenden wir viel Energie darauf, uns zu paaren, für Nachwuchs zu sorgen, diesen großzuziehen usw. … und dann? Wir Frauen brauchen unsere Sexyness spätestens ab den Wechseljahren biologisch gesehen nicht mehr. Der Versuch, darüber hinaus sexy und verführerisch zu sein, kann sehr viel Aufwand und Kraft kosten. Unser Hormonhaushalt ändert sich, unser Stoffwechsel auch. Wir spüren die Konsequenzen und man kann sie sehen. Wir legen vielleicht um die Körpermitte zu, bei Männern geht der Haaransatz zurück oder mitten auf dem Kopf wächst die kahle Stelle. Die Schwerkraft fordert ihren Tribut. Brüste sinken nach unten, Falten vertiefen sich. Die Wechseljahre der Frau sind ein langsamer Prozess hin zu einer Lebensphase, in der ihre Fruchtbarkeit schließlich gar keine Rolle mehr spielt. Trotzdem versuchen die meisten Frauen so zu wirken, dass man ihnen dies nicht ansieht.

Wechseljahre bedeutet, dass Frauen sich über einen langen Zeitraum von ihrer fruchtbaren Phase verabschieden, und dieser Abschied kann einige Probleme mit sich bringen. Der Hormonspiegel verändert sich, es kommt nicht mehr zum Eisprung und damit bleibt dann auch die Regelblutung aus. Hitzewallungen, Stimmungsschwankungen, Schlafstörungen, Gewichtszunahme – das alles sind mögliche Begleiterscheinungen, mit denen hier im Westen viele Frauen zu tun haben. Es gibt Regionen, in denen diese Art von Wechseljahrsbeschwerden unbekannt sind, und es gibt Kulturen, in denen Frauen es begrüßen, nicht mehr fruchtbar zu sein. Wechseljahre werden bei uns im Allgemeinen mit einer Zeit des Verlusts gleichgesetzt. Wir schauen auf das, was wir verlieren, was nicht mehr ist. Ganz nach unserer gesellschaftlichen Gewohnheit, Defizite zu identifizieren und in den Fokus zu rücken, wird das Thema Wechseljahre als Problem und Tabu behandelt und eher hinter vorgehaltener Hand besprochen. Wir können uns Hormone verschreiben lassen, die aber in ihren Nebenwirkungen und Konsequenzen wahrscheinlich nicht besser sind als die Phänomene, die durch die Wechseljahre selbst entstehen. Es gibt keine Rituale in unserer Gesellschaft, durch die junge Frauen, die beginnen zu menstruieren, oder Frauen, die in die Wechseljahre kommen, gefeiert oder zumindest gewürdigt werden.

Wechseljahre sind aber nicht nur das Ende einer Lebensphase, sondern genauso auch der Anfang einer neuen, und es liegt an uns, wie wir diese Entwicklung betrachten wollen. In der reproduktiven Phase ihres Lebens sind Frauen hormonell so eingestellt, dass sie bereit sind, ihre eigenen Bedürfnisse hinter jenen ihrer Kinder und weiteren Familie zurückzustellen. Wenn diese Zeit dem Ende zugeht, verändert sich der Hormonhaushalt der Frauen dahingehend, dass sie sich wieder mehr sich selbst zuwenden, mehr Kraft und Kreativität in ihr eigenes Leben stecken wollen. Viele Frauen vollziehen in den Wechseljahren auch tiefgreifende Wechsel in ihrer Biografie: Sie beginnen vielleicht eine neue Ausbildung, trennen sich womöglich von ihrem Partner, starten ein eigenes Business und nutzen ihre Energie und Kraft zunehmend für sich selbst. Gender-Themen und die damit einhergehende Ungerechtigkeit in der Gesellschaft rückt dadurch in den Fokus und die Bereitschaft, sich für andere zu opfern, nimmt ab. Die Wechseljahre beginnen bei Frauen übrigens nicht erst mit dem Ausbleiben der Periode, der Hormonhaushalt beginnt sich schon deutlich früher auf die neue Lebensphase einzustellen. Viele meiner aktuellen Themen hängen mit meinem eigenen Hormonwechsel zusammen: Meine Wut auf Gender-Ungerechtigkeit, meine Ungeduld, mein Wunsch nach mehr Ruhe und Rückzug, meine Suche nach meiner wahren Aufgabe im Leben – all das sind Begleiterscheinungen meines Aufbruchs in eine neue Lebensphase, die ich sehr bewusst und neugierig erlebe. Ich möchte an dieser Stelle auf das Buch „Die Weisheit der Wechseljahre" von Dr. med. Christiane Northrup hinweisen, das einen umfassenden und ganzheitlichen Blick auf dieses Phänomen wirft und mich sehr inspiriert hat.

Auch Männer haben Wechseljahre, diese sind aber nicht so leicht zu identifizieren. Der Prozess ist subtiler. Auch bei Männern sinkt der Testosteronspiegel und damit schwindet die Muskelmasse, die Erektion kann schwieriger werden usw. Dennoch produzieren Männer weiterhin Spermien, deren Anzahl und Qualität mit zunehmendem Alter allerdings abnimmt. Die Gefahr steigt also, dass Kinder von älteren Männern mit körperlichen Einschränkungen geboren werden können. Trotzdem hilft diese „ungerechte" Verteilung in Bezug auf Wechseljahrsymptome Männern, beim Thema Älterwerden gelassener zu bleiben. Sie haben weniger das Gefühl, der Zug könnte für sie irgendwann abgefahren sein. Wenn nötig, können sie auch mit 70 noch Kinder zeugen. Für deren Aufzucht stehen sie dann aber meist nicht mehr wirklich zur Verfügung.

Wenn wir aufhören, zu viel Aufwand zu betreiben, um weiterhin auf dem Sexyness-Markt unseren Platz zu behaupten, können wir eine Menge Energie sparen und trotzdem guten Sex haben. Es geht darum, mit einem überschaubaren Aufwand in unseren Körper zu investieren, ohne uns dabei zu Sklaven eines (jugendlichen) Selbstbildes zu machen. Auf unseren Körper zu achten und ihn zu pflegen sollte im Alter selbstverständlich sein.

Die Mittel, die uns ganz unkompliziert zur Verfügung stehen, sind eine gute Frisur – ob gefärbt oder nicht, ist egal – gepflegte Zähne, Hände und Füße. Leider wird die Kosmetik, die uns beim Älterwerden unterstützen soll, Anti-Age-Kosmetik genannt. Auch hier wird wieder das „Problem" in den Fokus gestellt, weil es gilt, das Alter zu bekämpfen. Pro-Age bedeutet hingegen, dass wir uns Pflege gönnen sollten, die uns ein gutes Gefühl gibt, unsere Haut ausreichend nährt und unsere Finanzen nicht überstrapaziert. Denn das Altern aufhalten zu wollen ist auf dieser Ebene auch nicht wirklich erfolgreich. Natürlich stehen uns da heute die kosmetische Chirurgie und Dermatologie als Verjüngungshilfen zur Verfügung, genauso wie Hormontherapien. Aber auch hier sollten wir uns fragen, ob die Risiken den Aufwand rechtfertigen und für wen wir zu diesen Mitteln greifen. Oft sind es unbewusste Ängste, die uns dazu treiben, unser Äußeres optimieren zu wollen.

Nicht mehr sexy sein zu müssen bedeutet nicht, nicht mehr schön sein zu wollen. Und Schönheit ist sexy – aber Sexyness um jeden Preis ist nicht schön.
Wir könnten Sexyness durch Sinnlichkeit ersetzen, die in jeder Lebensphase schön ist, unabhängig von straffer Haut, Sixpack und Faltenfreiheit. Sinnliche Erlebnisse beziehen alle unsere Sinne mit ein und lassen dadurch die optischen Reize in den Hintergrund treten. Nicht das, was makellos aussieht, sondern das, was sich gut anfühlt, ist schön. Das Zauberwort heißt Akzeptanz. Wenn wir gelassener werden und gnädiger mit uns selbst, zum Beispiel mit den Kilos, die wir unser Leben lang bekämpft haben, dann lässt der Druck nach und wir können sehr viel Energie in andere Themen stecken.

Wer bis 40 keinen Sport, oder noch besser Yoga, gemacht hat, sollte damit anfangen, um den Status quo zu halten und fit zu bleiben. Dabei geht es nicht darum, wie 20 aussehen zu wollen, sondern einfach nur darum, dem Alterungsprozess entsprechend Bewegung, Muskelaufbau und Dehnung zu einem guten Trainingspaket zu schnüren, um sich zumindest jünger zu fühlen. Denn mal Hand aufs Herz: Möchten wir uns nicht alle jünger fühlen, als wir sind?

Ersetze „sexy“ durch „sinnlich“.
Bestenfalls ist sinnlich sexy.

Lass dich auf neue Erfahrungen ein,
die alle deine Sinne betreffen.

Hör auf, Sex überzubewerten. Es ist nicht das
Wichtigste im Leben und bindet eine Menge Energie.

Nutze die Energie, die frei wird, wenn du nicht
mehr dauernd mit Sexyness beschäftigt bist, für deine
eigenen Projekte, Ideen, Wünsche, Träume.

Pflege dein Äußeres mit Liebe und Aufmerksamkeit,
ohne daraus einen Fetisch zu machen.

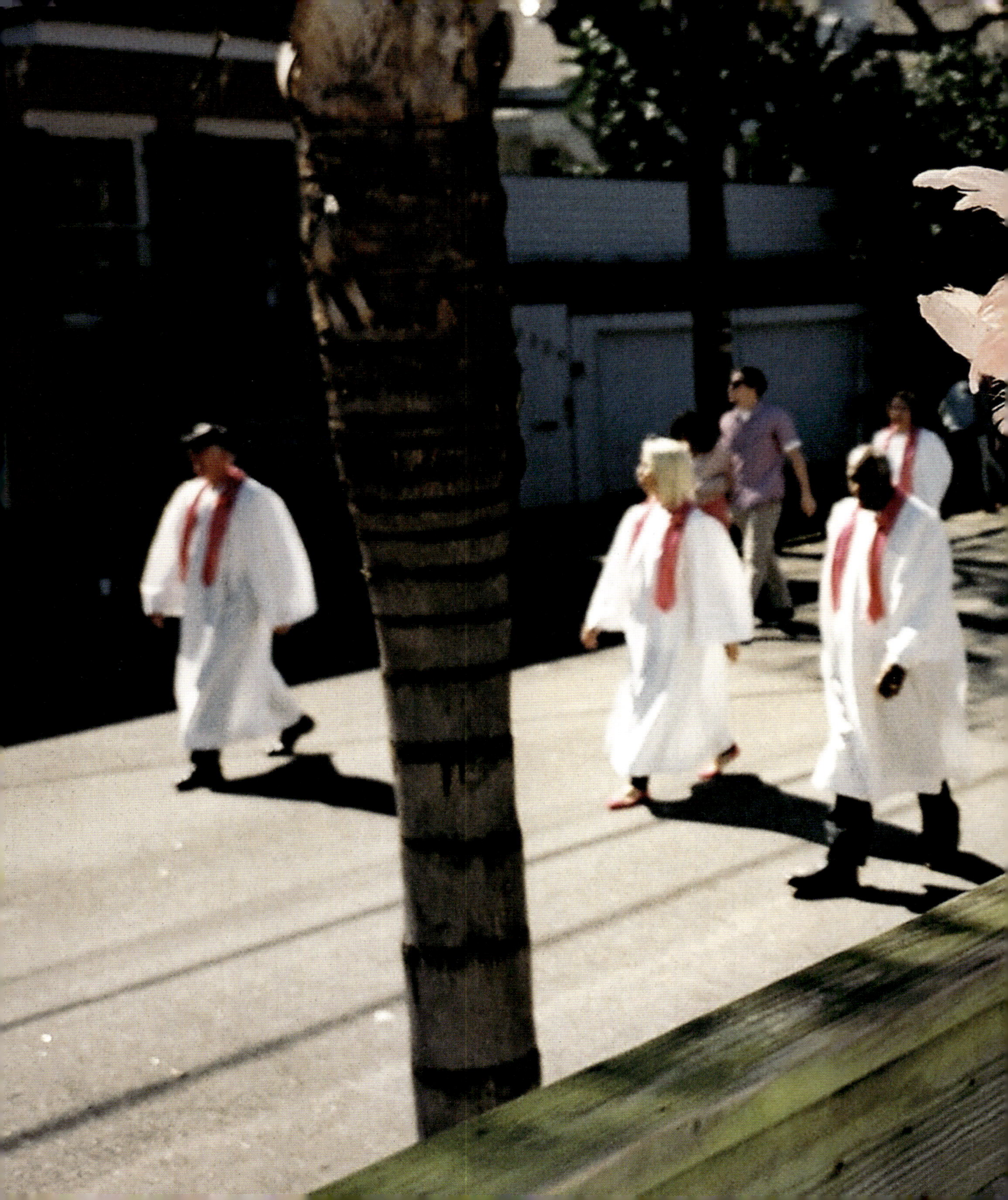

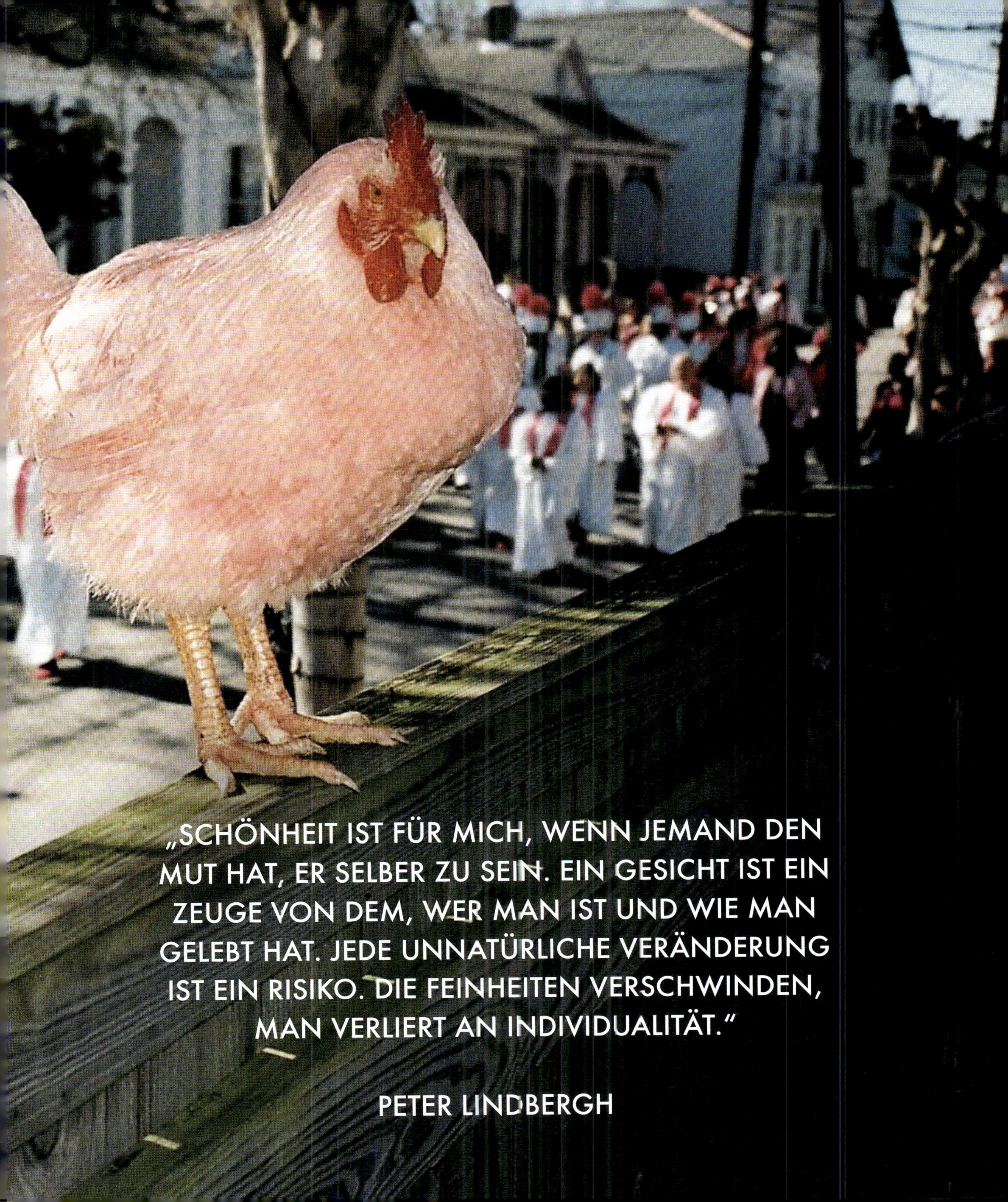

„SCHÖNHEIT IST FÜR MICH, WENN JEMAND DEN MUT HAT, ER SELBER ZU SEIN. EIN GESICHT IST EIN ZEUGE VON DEM, WER MAN IST UND WIE MAN GELEBT HAT. JEDE UNNATÜRLICHE VERÄNDERUNG IST EIN RISIKO. DIE FEINHEITEN VERSCHWINDEN, MAN VERLIERT AN INDIVIDUALITÄT."

PETER LINDBERGH

BOTOX

Liebe Männer, wenn ihr jetzt denkt, dass ihr dieses Kapitel überspringen könnt, dann habt ihr euch geirrt. Was denkt ihr, warum Frauen Botox benutzen?

Liebe Frauen, ob ihr Botox nehmt oder nicht, ist eure Entscheidung und ich respektiere jede Haltung dazu. Ich persönlich benutze kein Botox, weil ich mit meinem Beispiel dazu beitragen möchte, dass es normal ist, ein normal alterndes Gesicht zu haben. Und ich finde, dass jede Frau, die Botox verwendet, den Druck auf andere Frauen erhöht, es auch zu tun.

Im Hinblick auf das Älterwerden ist das Phänomen Botox in jedem Fall sehr interessant und ich möchte in diesem Buch zum Nachdenken anregen. Daher ist dieses Kapitel vielleicht etwas provokant.

Botox ist ein extrem starkes Nervengift. Botulinumtoxin, der Sammelbegriff für neurotoxische Proteine wie Botox, heißt übersetzt „Wurstgift". Es stammt ursprünglich aus den Ausscheidungen von Bakterien, die Fleisch zersetzen, das nicht ausreichend haltbar gemacht wurde[7]. Früher starben Menschen an unerklärbaren Lähmungen, nachdem sie Würste gegessen hatten, die nicht lange genug im Rauch hingen[8]. Heute kommt das zwar auch noch vor, ist aber relativ selten. Botox wird natürlich inzwischen industriell hergestellt und entsprechend verdünnt, sodass es zu medizinischen und kosmetischen Zwecken eingesetzt werden kann.

In Bezug auf das Älterwerden geht es selbstredend um den kosmetischen Einsatz. Ich spreche hier bewusst nicht vom medizinischen Einsatz dieses Giftes, z. B. im Zusammenhang mit Entstellungen und Schmerzen, die durch Botox gelindert werden, etc. Das ist ein ganz anderes Thema und gehört hier nicht hin.

Botox blockiert die Übertragung von Bewegungsimpulsen aus den Nervenzellen zu den Muskelzellen. Es wirkt wie eine Wand. So werden Muskeln im Gesicht lahmgelegt, die bestimmte Emotionen zu Ausdruck bringen. Die „negativen" Emotionen werden so weniger wahrnehmbar gemacht: Zorn, Wut, Angst, Trauer, Stress, Erschöpfung. Die sogenannte Zornesfalte auf der Stirn ist das, was die meisten Frauen in ihrem Gesicht am wenigsten mögen. Dazu kommen Mundwinkel, die nach unten sinken, oder harte Falten zwischen Nase und Mund. Es werden ganz gezielt die Muskeln gelähmt, die die Mundwinkel nach unten ziehen, damit der Mund permanent leicht lächelt. Ein mit Botox behandeltes Gesicht sieht ständig entspannter und glücklicher aus, als wenn

---

[7] https://link.springer.com/chapter/10.1007/978-3-642-85173-5_3 (Stand 20.5.2019)
[8] Siehe dazu die Doku „Botox – Ein Gift macht Karriere": www.youtube.com/watch?v=xnqIK_xSQlg (Stand: 14.05.2019)

es unbehandelt wäre. Wer es sich leisten kann, lässt sich ungefähr alle drei bis sechs Monate spritzen, weil der Körper das Gift immer wieder abbaut. Ob dieser Abbau völlig nebenwirkungsfrei verläuft, ob irgendwo Reste des Giftes abgelagert werden, ob das Gehirn ungeschoren davonkommt, kann man noch nicht genau sagen. Die Gesellschaft befindet sich da in gewisser Weise zurzeit in einem gigantischen Feldversuch – Ergebnis offen.
Botox wirkt schnell. Wir können von heute auf morgen entspannter und glücklicher aussehen, ohne unser Leben dafür ändern zu müssen. Ich höre oft, dass Frauen sich nach der Behandlung auch wirklich besser fühlen und glücklicher sind, weil sie sich schöner finden. Wenn dann aber etwas Problematisches passiert, etwas, das uns traurig oder ängstlich macht, was dann? Was, wenn plötzlich eine Krankheit zuschlägt, der Job verloren geht, eine Beziehung scheitert oder man sich einfach nur mit einer Freundin oder einem Freund gestritten hat?
Man könnte sagen: Dann sehen wir wenigstens gut dabei aus.
Was passiert aber in einer Gesellschaft, in der Menschen nicht mehr erkennen können, ob ihr Gegenüber traurig oder gestresst ist? Ob der Mensch, mit dem sie gerade sprechen, Angst hat, wütend oder enttäuscht ist? Wohin führt es langfristig, wenn unsere Spiegelneuronen im Gehirn bestimmte Gefühle nicht mehr erkennen und spiegeln können und so unser Mitgefühl für diese Emotionen nicht mehr getriggert wird?

Wer Botox benutzt, kann also in seinem Gegenüber eine gewisse emotionale Verwirrung auslösen, da eine gesamte Bandbreite der sichtbaren Emotionen entweder ausgeschaltet oder zumindest stark abgeschwächt und auf ein gewünschtes Maß reduziert wird. Das ist ja auch genau das Ziel von Botox. In dem Moment, in dem ich erfahre, dass eine Freundin oder Bekannte Botox benutzt, habe ich oft einen Aha-Moment, weil ich meistens eine unterschwellige Irritation spüre, was ihren subtil reduzierten Gesichtsausdruck angeht.

Botox verwischt nicht nur die Dimension bestimmter erkennbarer Gefühle, sondern auch noch eine ganz andere Dimension: die Zeit.
Botox wird heute von immer jüngeren Frauen angewendet. Oft werden die Nerven in der Stirn schon mit 25 lahmgelegt, damit bestimmte Falten gar nicht erst entstehen und sich auch nicht eingraben können. Das bedeutet, dass diese Frauen, wenn sie 50 sind, die Hälfte ihres Lebens ein starkes Nervengift genommen haben, um freundlicher auszusehen. Wer sich mit der gleichen Entschlossenheit von innen und außen gesund hält, anstatt sich Gift unter die Haut spritzen zu lassen, hat meiner Meinung nach eine ähnliche Chance, „gut" zu altern.

Warum wollen wir unbedingt freundlich aussehen? Was ist daran so wichtig? Welchen Erfolg verspricht uns das? Was sagt das über unsere Gesellschaft aus?

Falten sind ein Zeichen der Zeit. Je mehr Falten jemand hat, desto älter ist er/sie in der Regel und desto mehr hat die Person erlebt, erfahren, erlitten. Falten sind ein Ausdruck von Lebenserfahrung, von Weisheit und von Freude, aber auch von Leid und harten Zeiten. Lachfalten genauso wie Zornesfalten zeugen von einem in Fülle gelebten Leben, erzählen von Höhen und von Tiefen und wir bewerten sie entsprechend: Da gibt es für uns positive und negative Falten. Im Alter zeigt sich, welchen inneren Weg ein Mensch gegangen ist, ob es ihm/ihr gelungen ist, mit dem erfahrenen Leid konstruktiv umzugehen oder auch nicht. Das Gesicht ist ein Spiegel der Seele. Mit Botox nicht.

Eine Gesellschaft, die den Ausdruck von negativen Gefühlen im Gesicht ablehnt, ist eine Gesellschaft, die zwangsläufig Probleme mit Vergänglichkeit und Tod hat bzw. umgekehrt. Der Tod findet zwar jeden Abend auf sämtlichen Fernsehkanälen in Form von Mord und Totschlag in Krimis statt und ist dadurch sehr präsent in unserem Leben, aber er ist völlig von uns abgespalten und dadurch surreal. Den Tod auf uns selbst zu beziehen fällt uns schwer. Denn auch wenn wir versuchen, jung auszusehen, heißt das ja nicht, dass wir nicht sterben werden. Wir wehren uns nur gegen die äußerlichen Zeichen, weil wir inhaltlich nicht damit klarkommen, dass es auch ein Ende gibt. Der Anfang – die Geburt – wird gefeiert; das Ende – der Tod – ist die ultimative Bedrohung. Wenn wir die Natur als einen zyklischen Prozess betrachten, dann gehört unser Leben auch zu diesem Zyklus. Sämtliche Phänomene sind einem Prozess des Entstehens, des Seins und des Vergehens unterworfen. Das Alte macht Platz für das Neue. Solange wir das Vergehen als negativ empfinden, können wir keinen Frieden damit finden.

Botox wird hauptsächlich von Frauen benutzt, um länger attraktiv, jung und schön zu bleiben und die Vergänglichkeit zumindest optisch auszutricksen. Ganz zu schweigen davon, dass manche Frauen sich Botox in die Füße spritzen lassen, damit das Tragen von High Heels keine Schmerzen mehr verursacht, oder in die Achselhöhlen, damit sie nicht mehr schwitzen. Aber für wen tun sie das? Die meisten Frauen sagen: für sich selbst. Ich frage mich jedoch: Wenn es in unserer Gesellschaft nur Frauen gäbe oder wenn die Frauen in unserer Gesellschaft genauso mächtig und einflussreich wären wie die Männer, wäre das dann auch so? Vermutlich nicht. Wer die Macht und das Geld hat, muss sich nicht anbiedern.

Immer wieder werden einflussreiche Frauen in Bezug auf ihre Optik beurteilt, ganz unabhängig davon, was sie leisten. Niemand wundert sich darüber, dass dickliche, ältere Männer mit schönen, jungen Frauen unterwegs sind. Man stelle sich das mal

umgekehrt vor: Eine dickliche, ältere Frau, jenseits der fruchtbaren Jahre, nicht gebotoxt, im Vorstand einer großen Firma oder Politikerin, lebt in einer öffentlichen Beziehung mit einem 20 Jahre jüngeren, attraktiven Mann. Ich denke, dass dieses Paar so einiges auszustehen hätte.
Auch viele Frauen, die in einer langjährigen Beziehung und jenseits der 50 sind, befürchten, irgendwann von ihrem Mann wegen einer anderen verlassen zu werden. Klischeehaft genug gründen diese Männer dann gerne noch einmal eine neue Familie mit einer Frau, die noch fruchtbar ist – also jünger. Fruchtbarkeit vorzutäuschen ist also ein probates Mittel, um einen Mann zu halten, zumal die wenigsten Frauen finanziell bessergestellt sind als ihre Männer. Durch Trennung/Scheidung drohen sie viel eher in eine wirtschaftlich schwierige Lage abzurutschen als der Mann, erst recht, wenn sie sich viele Jahre um die Erziehung der Kinder gekümmert haben und sich deshalb weniger Geld und Einfluss verdient haben. Botox als Mittel gegen die Angst – so könnte man es auch sehen.

Leider lassen sich auch Frauen botoxen, die wegen ihrer Leistung anerkannt werden, die finanziell unabhängig sind und die die Macht haben, weitreichende Dinge zu entscheiden. Auch sie versuchen einem Schönheitsideal zu folgen, das Jugend und damit Fruchtbarkeit in den Fokus setzt, weil das in unserer Gesellschaft so tief verankert ist. Für Frauen, die von (ihren) Männern finanziell abhängig sind, ist der Deal hingegen, über ihre sexuelle Attraktivität Macht über den Mann auszuüben, um so wiederum Zugang zu seiner Macht zu haben. Verlieren sie ihre Attraktivität, sind sie nicht mehr begehrenswert. Dadurch können sie den Zugang zur Macht verlieren. Es geht beim Thema Botox also um weit mehr als darum, etwas frischer zu wirken.

Solange unsere Gesellschaft so aufgestellt ist, so lange werden viele Frauen noch so einiges auf sich nehmen, um so lange wie möglich attraktiv zu sein, nach der Logik: Macht durch Mann – Mann durch Schönheit – Schönheit durch Jugend. Darüber sollten wir uns Gedanken machen.
Und ganz abgesehen davon ist Botox auch ein Statussymbol, das sich nicht jede(r) leisten kann. 400 Euro pro Behandlung im Durchschnitt, viermal im Jahr, zwanzig Jahre lang: Das macht 32.000 Euro. Durch Botox gehört eine Frau/ein Mann also auf den ersten Blick zur einer anderen Klasse.

Ich hatte zu Beginn dieses Kapitels schon vorgewarnt, dass ich hier bewusst provokativ formuliere, denn das Plädoyer „Steht zu eurem Alter“ ist nicht wirkungsvoll genug. Botox kann nur in einer Welt erfolgreich sein, in der wir nicht zu unserem Alter, zu Vergänglichkeit und Tod und den damit verbundenen Zeichen stehen, und wir sollten und müssen darüber kontrovers diskutieren.

Lass Botox sein. Du bist gut und schön genug!

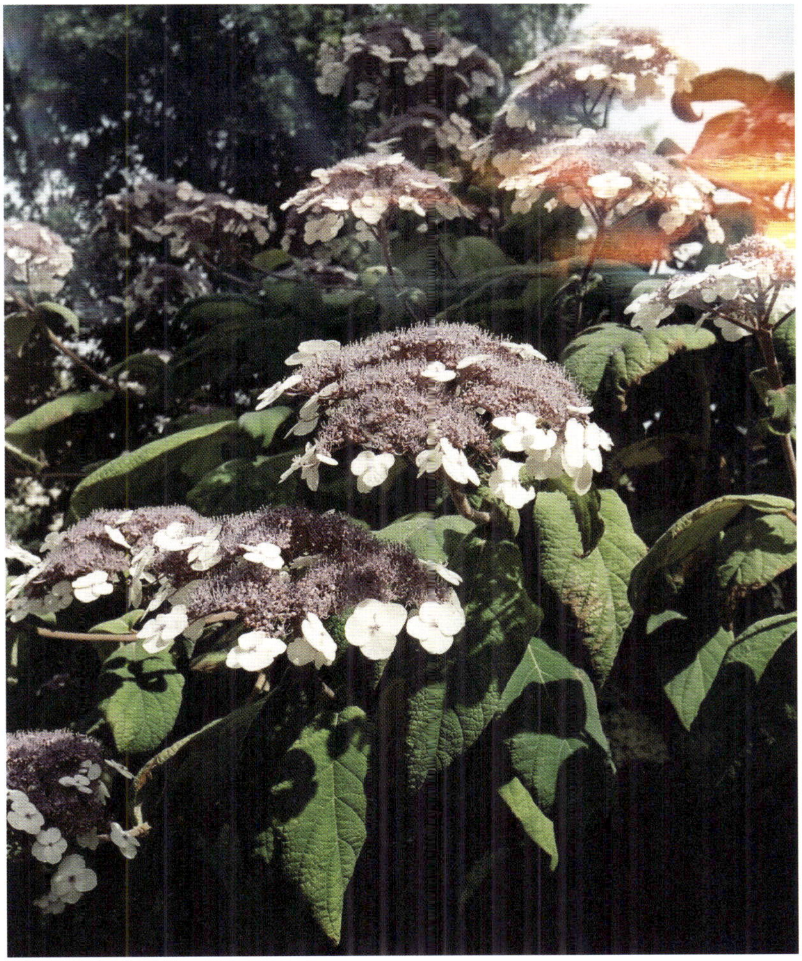

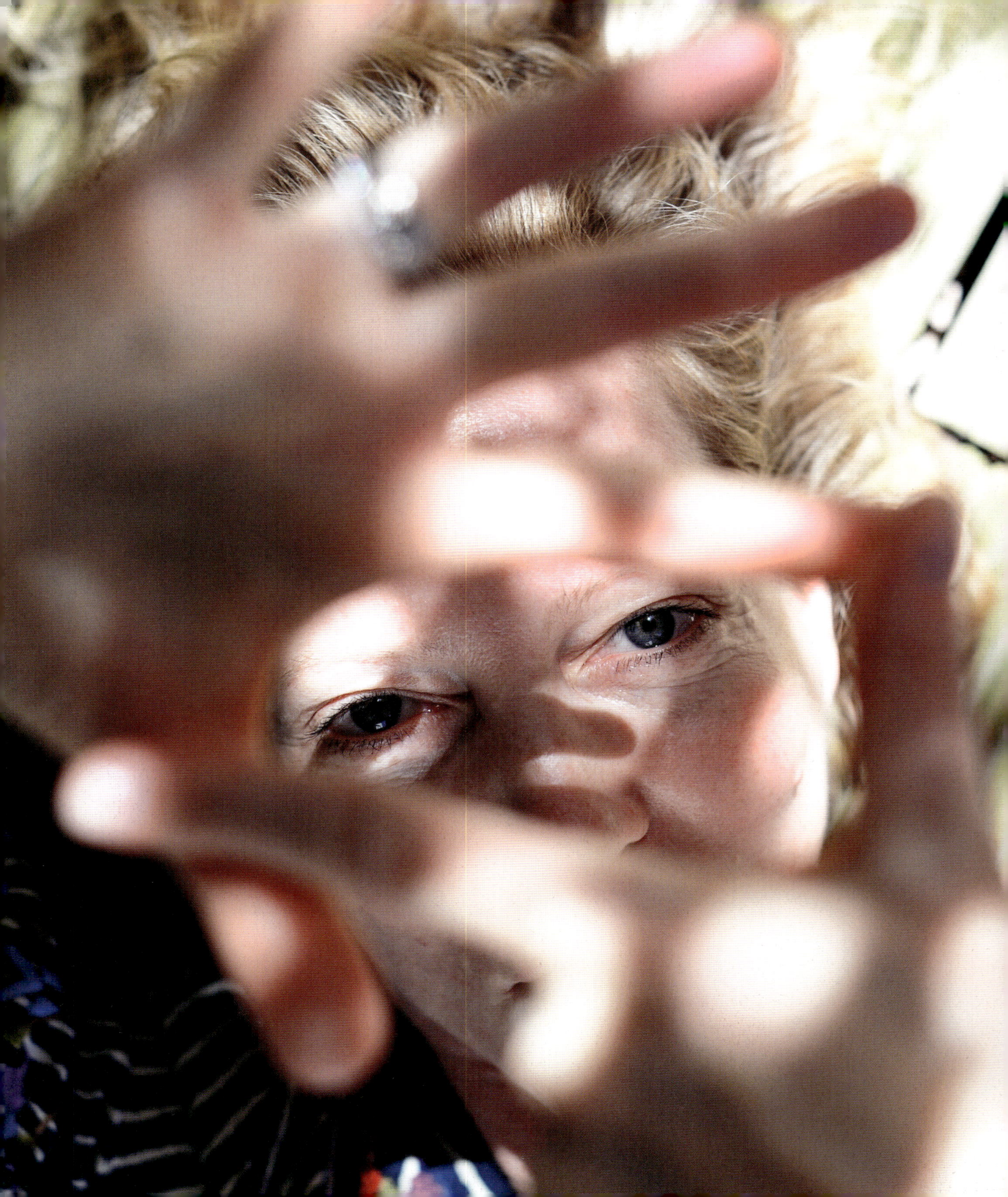

„NICHTS LÄSST EINE FRAU ÄLTER AUSSEHEN,
ALS WENN SIE VERZWEIFELT VERSUCHT,
JÜNGER AUSZUSEHEN. “

COCO CHANEL

BODYWORK

Zum Glück gibt es noch andere, nachhaltigere Methoden, um nicht nur entspannter und glücklicher auszusehen, sondern sich auch so zu fühlen. Zum Beispiel indem wir die Ausschüttung von Endorphinen im Körper anregen. Yoga ist in seinem Ursprung eine Methode, um den Geist zu schulen. Der körperliche Aspekt des Yoga (Hatha-Yoga) ist im Westen unter anderem deshalb so erfolgreich geworden, weil er uns hilft, die Folgen unseres Bewegungsmangels auszugleichen. Yoga kann gegen alle möglichen Schmerzen helfen. Allein die Schmerzfreiheit dient schon der allgemeinen Entspannung. Außerdem bringen wir, während wir Yoga üben, Atem und Bewegung in einen koordinierten Zusammenhang. Damit beruhigen wir unseren ständig herumspringenden Geist, weil wir uns auf das Tun im gegenwärtigen Moment konzentrieren müssen, um nicht umzufallen oder den Bewegungsablauf zu unterbrechen. Je fordernder die Yogapraxis, desto weniger können wir über Probleme nachdenken. Wir simulieren durch diese anspruchsvollen Yogastellungen Stresssituationen und lernen gleichzeitig, weiter zu atmen, also mit dem Stress umzugehen. Unsere Tendenz ist nämlich, die Luft anzuhalten, wenn es kritisch wird oder wir unter Druck geraten.

Durch die Yogapraxis entwickeln wir also ein nachhaltiges Stressmanagement, das wir auch jenseits der Yogamatte anwenden können und das uns zu einer entspannteren Haltung in herausfordernden Lebenssituationen verhelfen kann. Sympathisches und parasympathisches Nervensystem werden also im Yoga angeregt und ausgeglichen: Der Sympathikus wirkt leistungssteigernd bei Stress, der Parasympathikus sorgt für Ruhe und Entspannung. (Mehr zum Thema Stress: siehe Info-Teil weiter hinten im Buch.)

Eine weitere Erklärung für den Erfolg von Yoga im Westen ist, dass sich unser Körper sichtbar zum Positiven entwickelt, wenn wir gut ausgerichtet und richtig üben. Wir werden kräftiger, straffer, flexibler, offener. Unsere Körperspannung und unsere Haltung verbessern sich, wir sind aufgerichteter, gerader, wacher, frischer. Natürlich kann Yoga auch zu Verschleiß oder Verletzungen führen. Das passiert aber meistens nur dann, wenn wir mit falschem Ehrgeiz üben, uns überfordern oder einfach zu lange falsch praktizieren.

Yoga ist Pro Age. Deshalb: je früher, desto besser.

Je eher wir mit Yoga anfangen, desto früher legen wir den Grundstein für alle Vorteile, die Yoga für uns bereithält. In jedem Fall ist Yoga kein schnelles Mittel. Es braucht Zeit und Regelmäßigkeit, damit es seine volle Wirkung entfalten kann. Ganz wichtig dabei ist, dass wir im Yoga aus unserem Leistungsdenken herauskommen. Wir sollten so praktizieren, dass das Yoga unseren körperlichen Voraussetzungen entspricht, und nicht so, dass wir uns abmühen, unseren Körper gewissen Yogastellungen anzupassen, um es „richtig" und „gut" zu machen.

Richtig und gut heißt hier: so zu üben, dass wir uns besser fühlen, dass wir unseren Weg in unserem Tempo gehen. Das klingt absurd, weil es eigentlich klar sein sollte, dass wir uns nicht selbst schaden, und doch ist es für viele ein Thema.

Eine meiner Yogaschülerinnen, Bettina, war extrem flexibel. Sie konnte sich in alle möglichen Stellungen hineinfallen lassen, sich maximal „verbrezeln" und zum Beispiel ihren Fuß hinter den Kopf stecken. Andere Schüler warfen ihr immer wieder bewundernde Blicke zu, weil sie dachten: Das ist Yoga, so muss das aussehen. Bettina hat sich diese Flexibilität aber nicht erarbeitet, sie war von Natur aus sogar hyperflexibel und hatte am Anfang ihres Yogaweges leider keinen Lehrer, der darauf achtete, dass sie genau das Gegenteil ihrer Veranlagung üben sollte. Durch ihr jahrelanges Überdehnen hat sie ihre Hüften geschädigt und muss jetzt lernen, Kraft aufzubauen und so ihre Grenzen neu zu definieren. Es fällt ihr unglaublich schwer, ihre natürliche Flexibilität nicht einfach passiv auszunutzen, sondern ihr muskulären Aufwand entgegenzusetzen.
Unsere Yogapraxis ist also eine Aufforderung an uns selbst, uns zu entwickeln und unsere Balance zu finden: Wo verlassen wir unsere Komfortzone und wann nehmen wir das an, was ist? Wo gleichen wir aus und wo nutzen wir, was da ist? Und je älter wir werden, desto wichtiger ist es, dass wir liebevoll und achtsam mit uns und unserem Körper umgehen!

Yoga ist der Weg der Erfahrung. Wenn wir mehr und mehr ein Gefühl der Dehnung und Weite in unserem Körper entwickeln, wenn wir kraftvoller werden, wenn unser Atem tiefer fließt, wenn wir unseren unruhigen Geist beruhigen können, beginnen wir unser Leben wahrhaftig und nachhaltig zu verbessern.

Es ist nie zu spät, den Weg des Yoga einzuschlagen. Es gibt dafür keine idealen Voraussetzungen und keinen perfekten Zeitpunkt. Wir können jederzeit damit anfangen, neue Erfahrungen zu machen, um uns anders zu fühlen und dementsprechend auch anders nach außen aufzutreten. Ist es nicht eine schöne Vorstellung, sich von dem zu lösen, was von uns erwartet wird oder was wir selbst von uns erwarten, und es durch etwas zu ersetzen, was uns glücklich macht?

Vertraue darauf, dass sich die Wirkung von Yoga ganz von allein entfaltet, selbst wenn du es zunächst nur machst, um einen knackigen Po zu bekommen.

Du darfst deinen Yogabody ruhig zeigen. Du musst es aber nicht.

Orientiere dich in deiner Yogapraxis an deiner Komfortzone: Dein Wachstum beginnt, wenn du deine Komfortzone verlässt. Deine Weisheit wächst, wenn du das liebevoll tust.

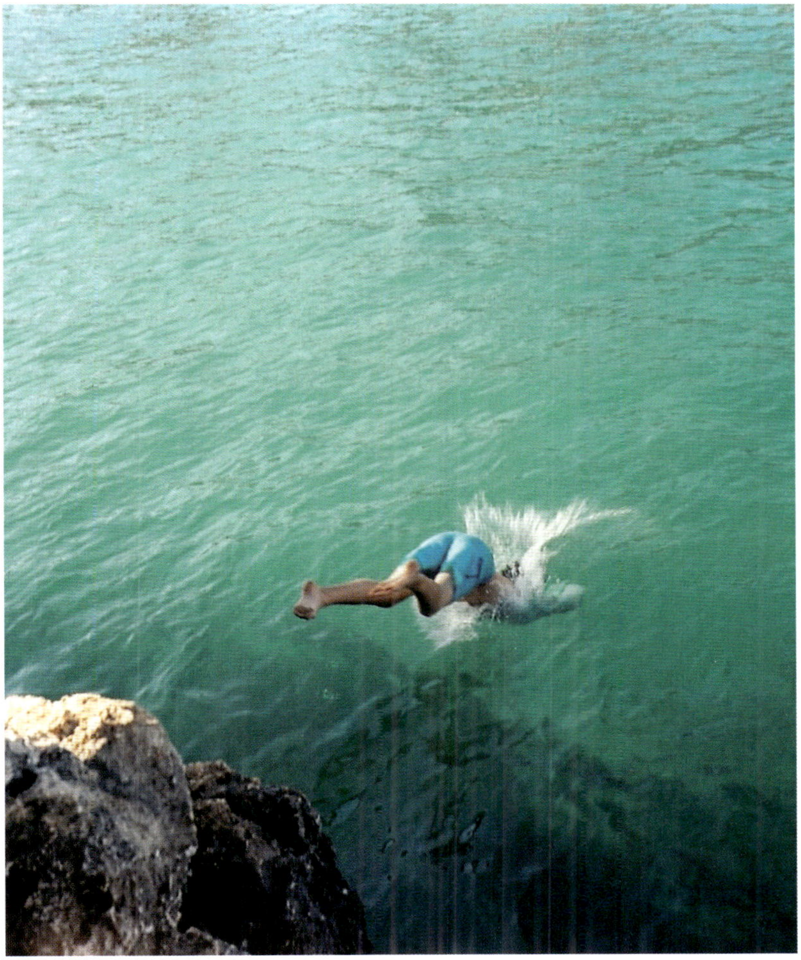

YOGA

Am besten übst du morgens Yoga. Was du erledigt hast, hast du erledigt. Die Yogapraxis gibt deinem Tag ein gutes und belastbares Fundament. Du kannst einfach zehn Minuten früher aufstehen. Du brauchst nur dich und deine Matte und los geht's. Und du wirst den Erfolg unmittelbar spüren und auch sehen. Praktiziere fünf Tage hintereinander und mache dann, wenn du willst, zwei Tage Pause.

Es gibt unzählige Yogastellungen und es ist schwer, da den Überblick zu bekommen oder zu behalten. Ich unterscheide hier zwischen Yogasequenzen und Yogastellungen. Eine Yogasequenz ist eine bestimmte Abfolge von Stellungen, die sinnvoll aufeinander aufgebaut sind und die ich als tägliche Praxis empfehle:

SEQUENZ **SONNENGRUSS**
SEQUENZ **EVERYBODY'S DARLING**

Da wir im Laufe des Älterwerdens in der Regel sowohl Muskulatur abbauen als auch steifer werden, biete ich zusätzlich zur Inspiration gezielte Yogastellungen zu folgenden Themen an:

INSPIRATION 1 **YOGA FÜR MEHR FLEXIBILITÄT**
INSPIRATION 2 **YOGA FÜR MEHR KRAFT**
INSPIRATION 3 **YOGA FÜR FLEXIBILITÄT UND KRAFT**
INSPIRATION 4 **YOGA ZUR ENTSPANNUNG**

Ich habe mich bewusst dafür entschieden, keine genaue Praxisanleitung zu geben, sondern mit diesen Sequenzen und Stellungen eher zu inspirieren. Das setzt natürlich gewisse Yogavorkenntnisse voraus. Wenn du mit Yoga erst anfängst, ist es hilfreich, Online-Klassen mitzumachen. Noch besser ist es, wenn du dir ein Yogastudio in der Nähe suchst und dort einen Anfängerkurs belegst. Ein Buch ersetzt niemals einen guten Lehrer!

In Bezug auf dieses Buch, kannst du die Stellungen so üben, wie sie dir guttun. Bitte wärme dich vorher immer mit einigen Sonnengrüßen auf!

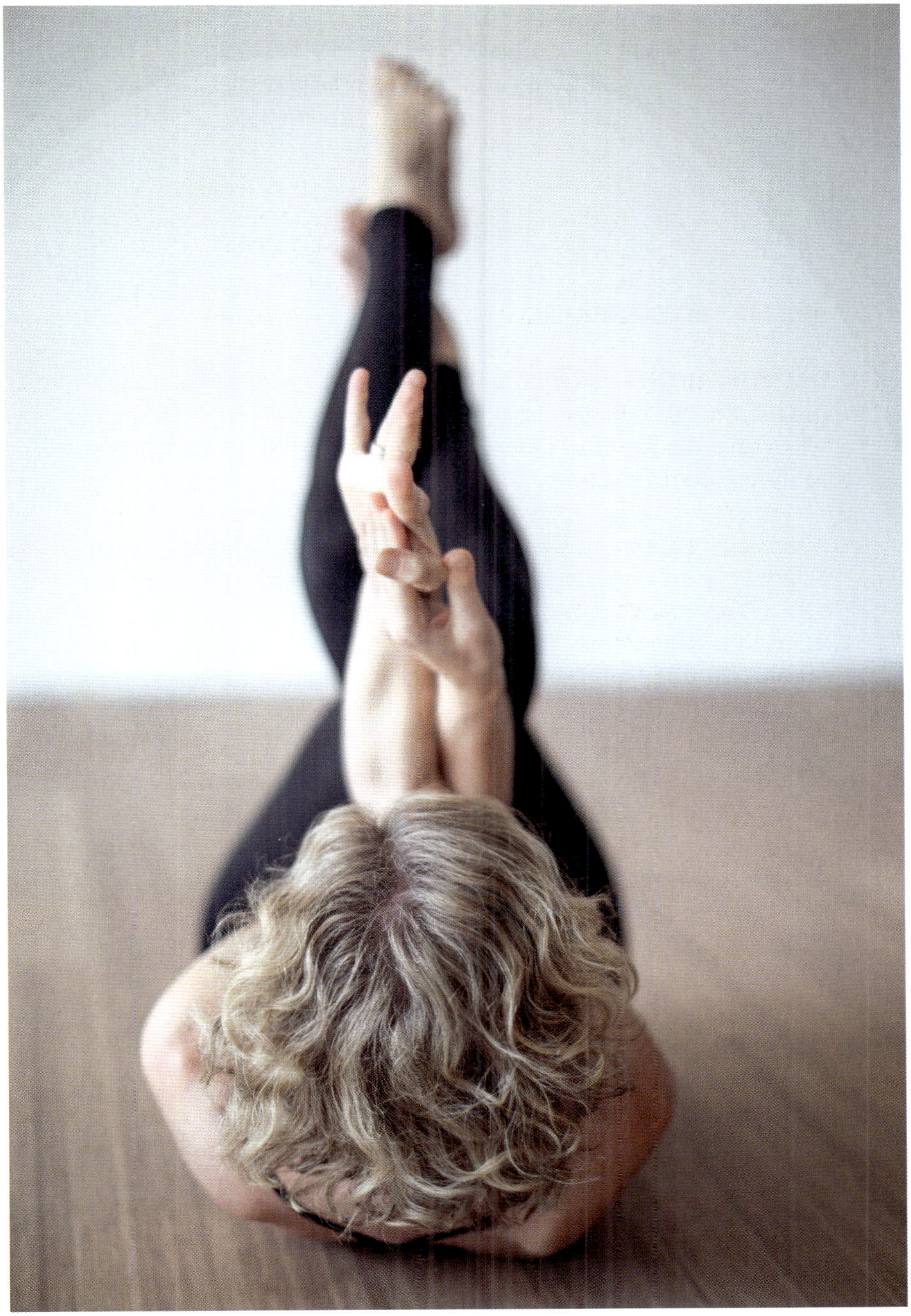

SEQUENZ **SONNENGRUSS**

Der Sonnengruß ist das perfekte Warm-up für jede Yogapraxis. Wir sollten immer damit beginnen, uns einige Runden im Fluss unseres Atem zu bewegen, um unseren Körper und Geist geschmeidig zu machen.

Allerdings sollten wir den Sonnengruß nicht unterschätzen: Er ist eine vollwertige, fast meditative Sequenz, die auch für sich allein täglich praktiziert werden kann. Wenn wir 20 Sonnengrüße hintereinander machen und dabei richtig atmen, spüren wir den wohltuenden Effekt der Verbindung von Körper und Geist.

Achtung: Die Knie können hier in der Vorbeuge auch leicht gebeugt werden, um den unteren Rücken zu entlasten.

Eine vollständige Anleitung mit Atemansagen findest du auf meiner Webseite: www.elenalustigyoga.com

Ausatmen

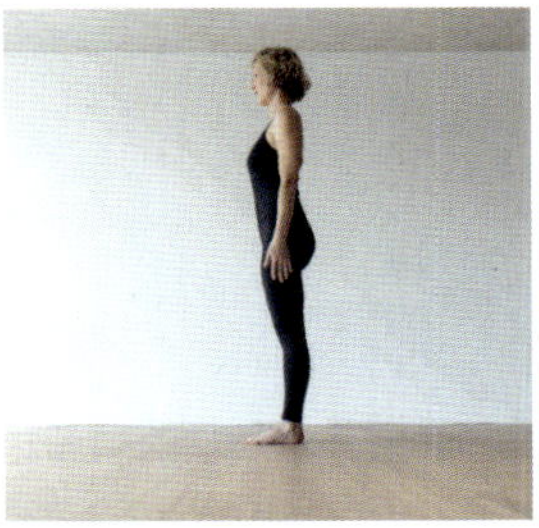

E natmen

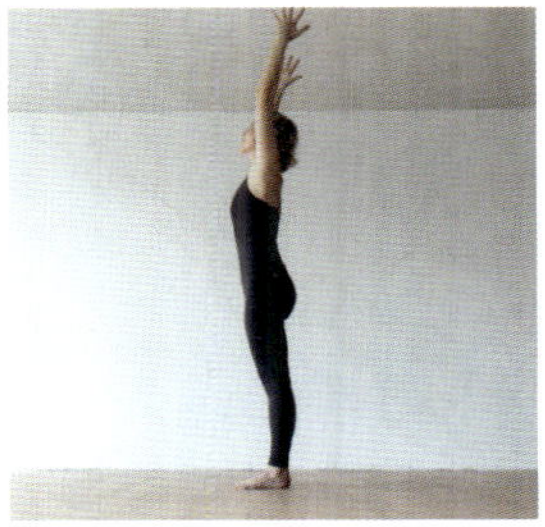

Ausatmen

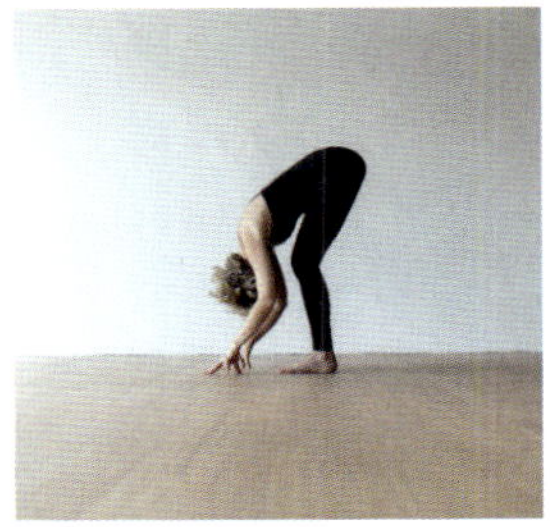

Einatmen

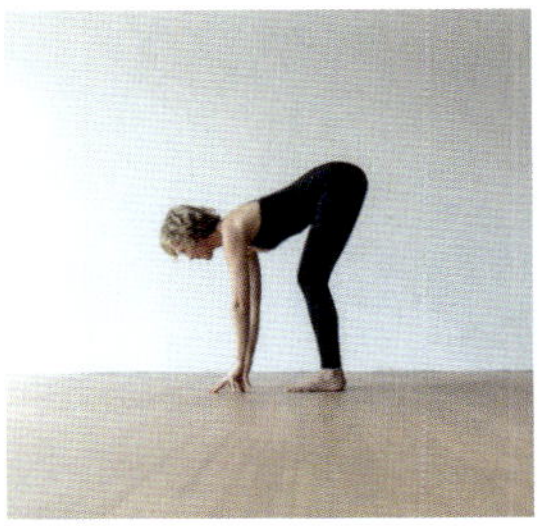

Ausatmen

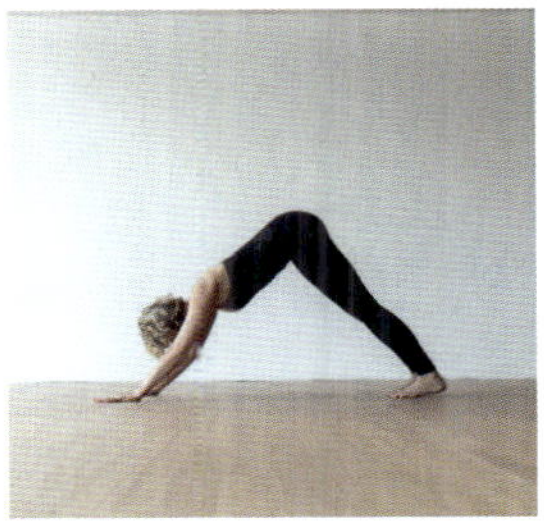

Einatmen

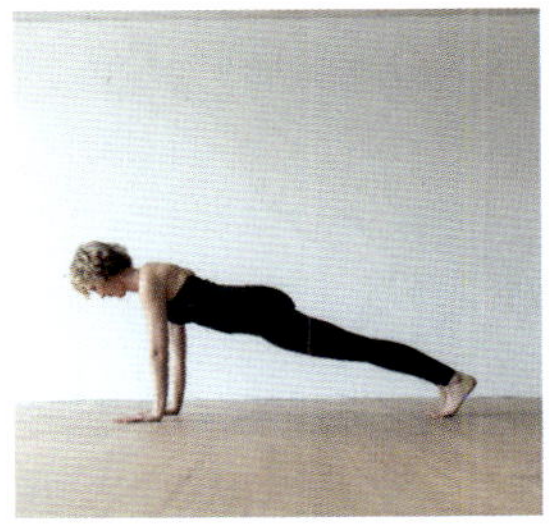

Ausatmen

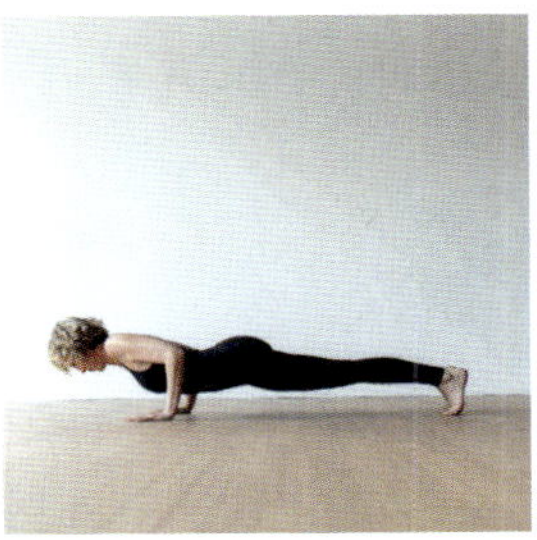

Einatmen

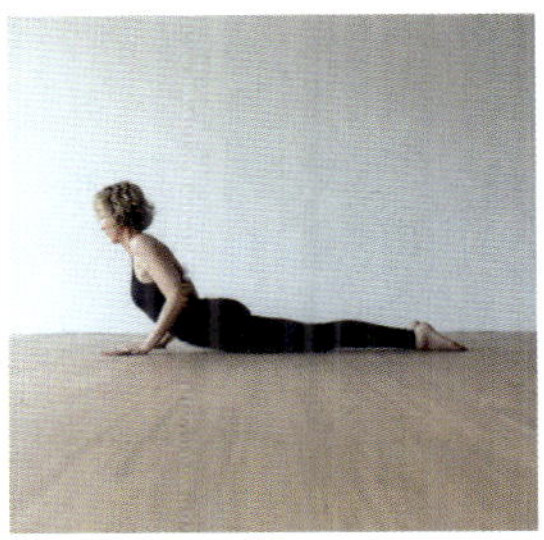

Ausatmen

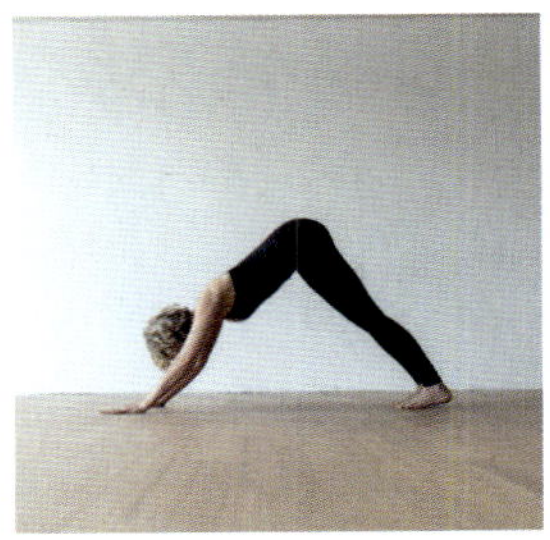

Einatmen

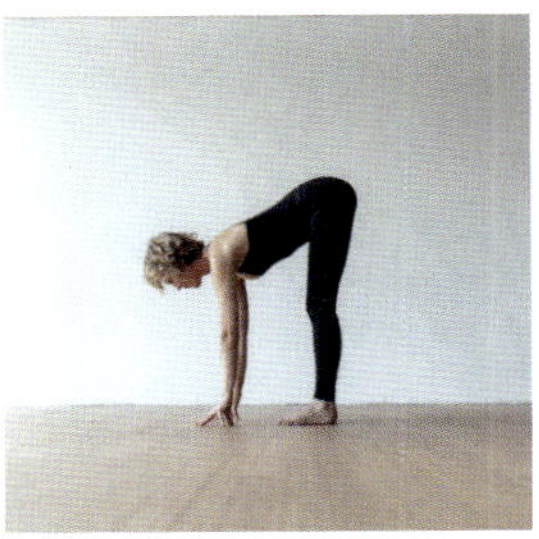

Ausatmen

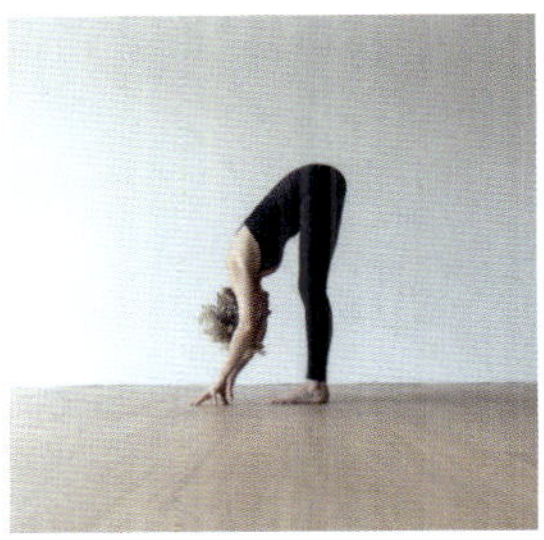

Einatmen – Von vorne

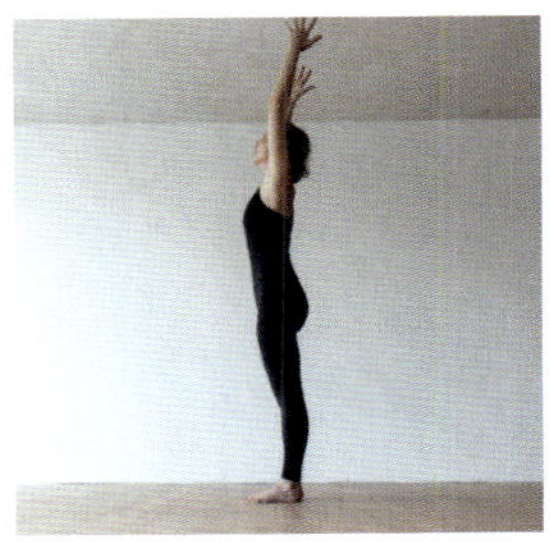

SEQUENZ **EVERYBODY'S DARLING**

Diese Sequenz habe ich, wie weiter oben schon erwähnt, für meinen Mann entworfen, der als Kameramann oft körperlich hart arbeitet. Er brauchte eine regelmäßige Yogapraxis, die seinen Körper optimal und umfassend unterstützt und die ihm eine stabile Basis für den Alltag gibt. Da er viel unterwegs ist und meistens wenig Zeit hat, habe ich ihm ein paar einfache Yogastellungen zusammengestellt, die ihm helfen, stärker und flexibler zu werden. Gerade wenn im Leben viel Unruhe herrscht, weil sich Dinge verändern oder weil wir viel unterwegs sind, schafft eine stabile Routine Sicherheit und Erdung. Ein paar Sonnengrüße zum Aufwärmen und los geht's:

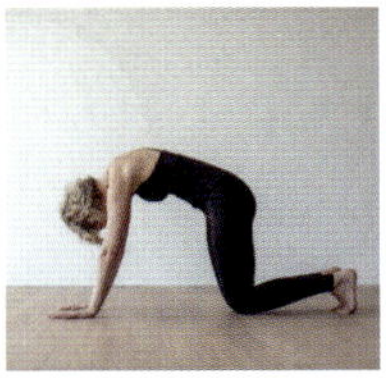
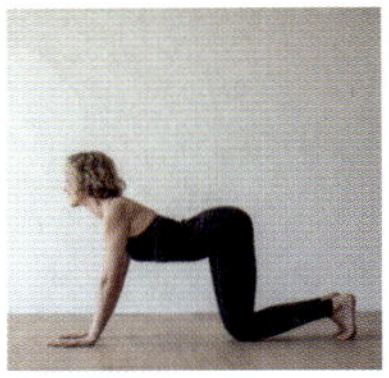
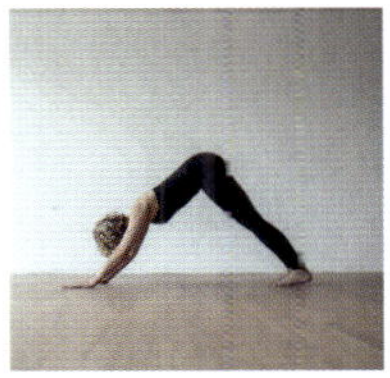
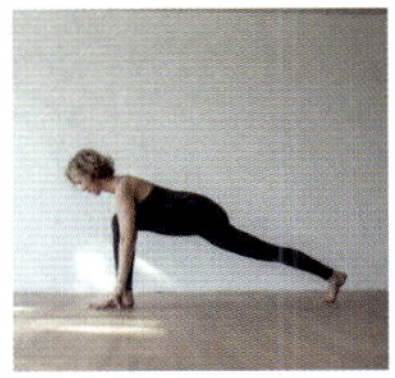
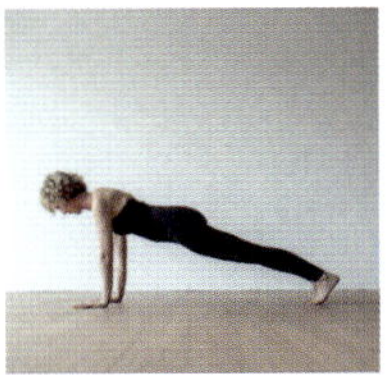
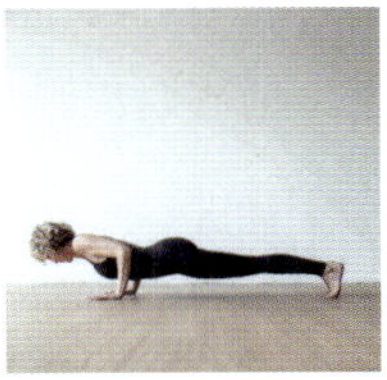
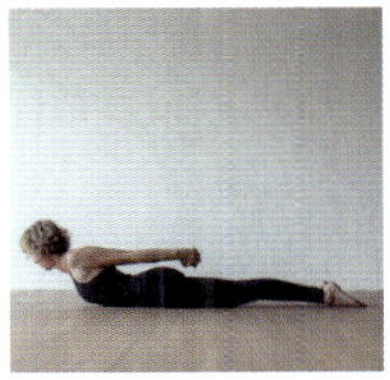
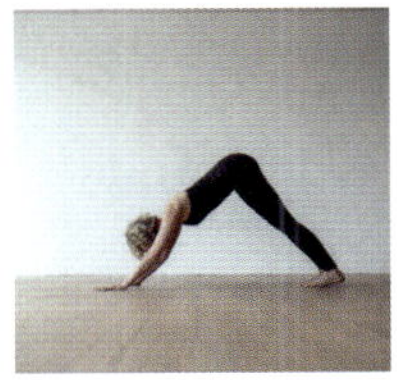
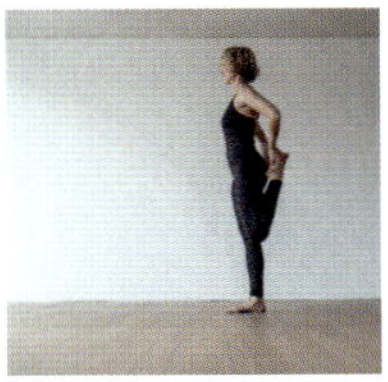
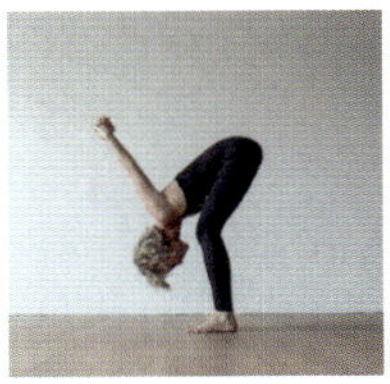
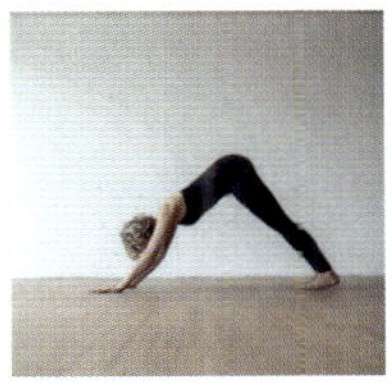
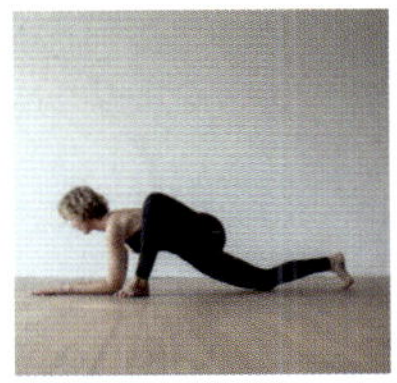
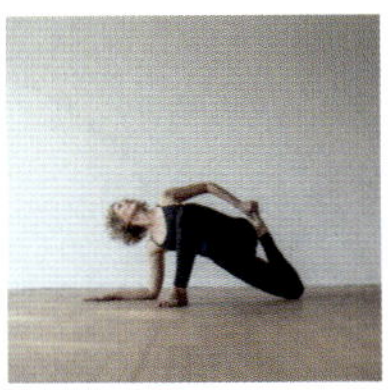
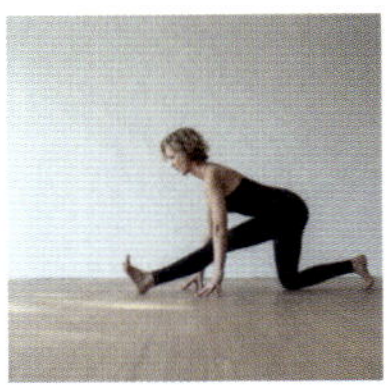
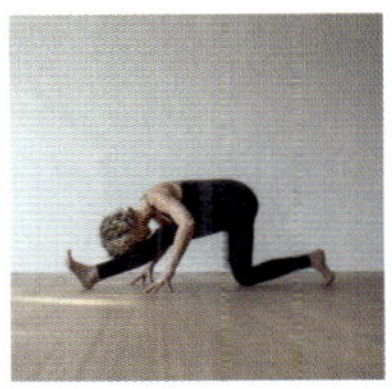
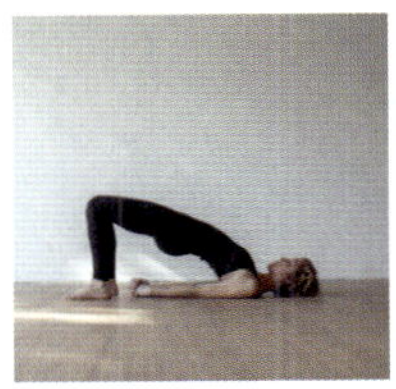
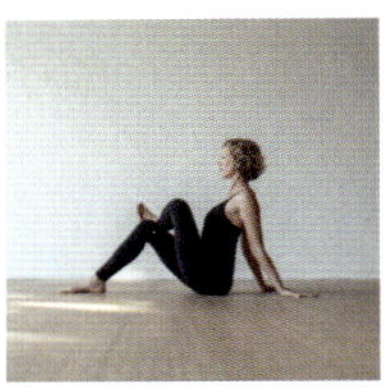
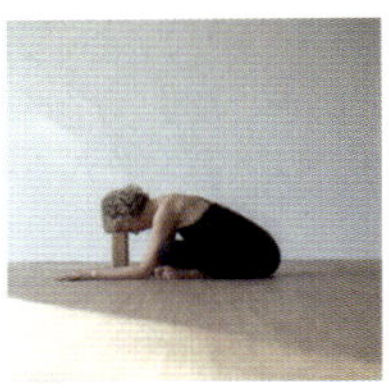
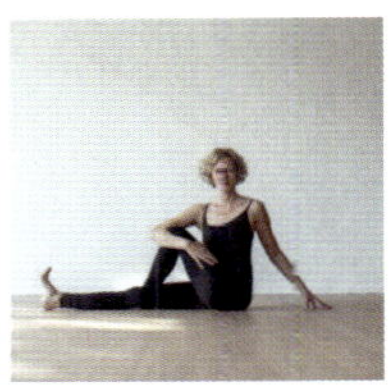
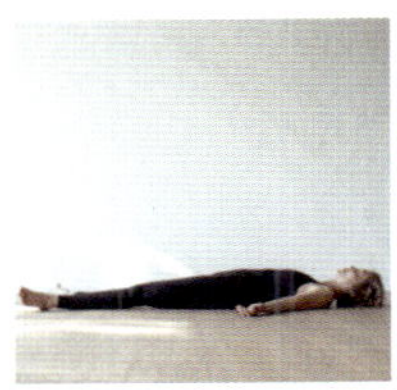

INSPIRATION 1 **YOGA FÜR MEHR FLEXIBILITÄT**

Unsere Flexibilität vermindert sich bereits, wenn wir unsere Kindheit hinter uns lassen. Je älter wir werden, desto steifer werden wir. Diesen Aspekt unseres Körpers zu trainieren ist fast wichtiger, als Kraft aufzubauen. Die meisten Schmerzen entstehen, weil unsere Muskeln und Sehnen sich verkürzen und so unsere Gelenke gezwungen sind, entsprechend darauf zu reagieren. Die Stellungen (Asanas) für mehr Flexibilität richten sich sozusagen an jeden. Auch nach dem Sport, Radfahren oder Joggen ist es wichtig, unsere Muskeln zu dehnen und unseren Körper zu strecken. Die Faszien (das Bindegewebe in und um unsere Muskelfasern) werden dadurch länger und geben uns mehr Raum. Und natürlich hilft uns ein geschmeidiger Körper auch dabei, den Geist flexibel zu halten.

Bei diesen Stellungen ist es ganz besonders wichtig, dass wir uns vorher gut aufwärmen, um Verletzungen zu vermeiden. Mindestens fünf Sonnengrüße sollten es schon sein. Wir können jederzeit mit Hilfsmitteln arbeiten. Blöcke holen den Boden näher, Gurte dienen als Verlängerung für die Arme. Grundsätzlich gilt: sanfte Dehnungsschmerzen ja, alle anderen Schmerzen NEIN!

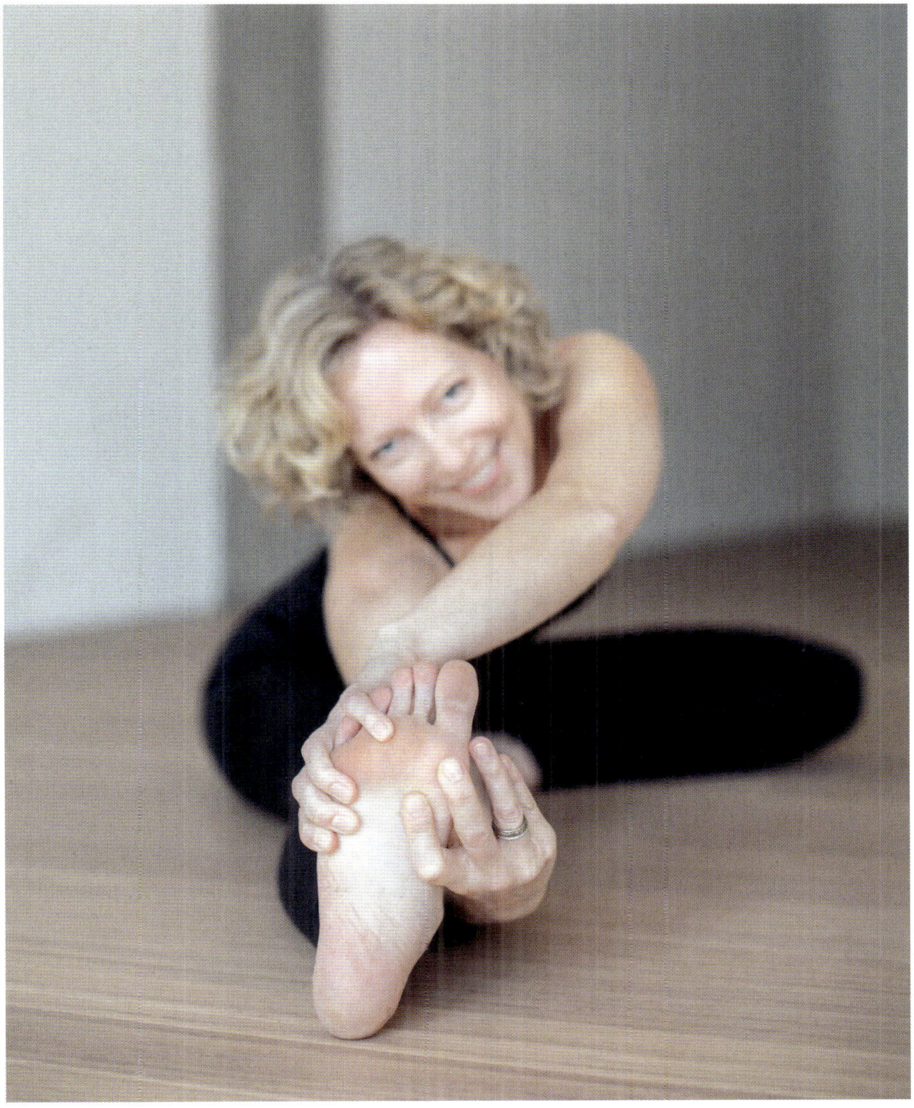

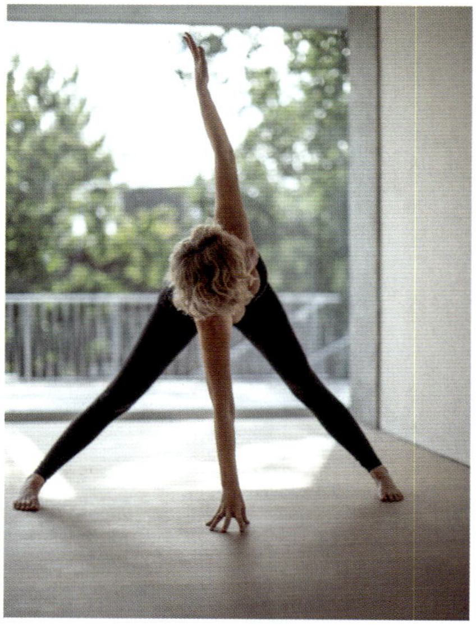
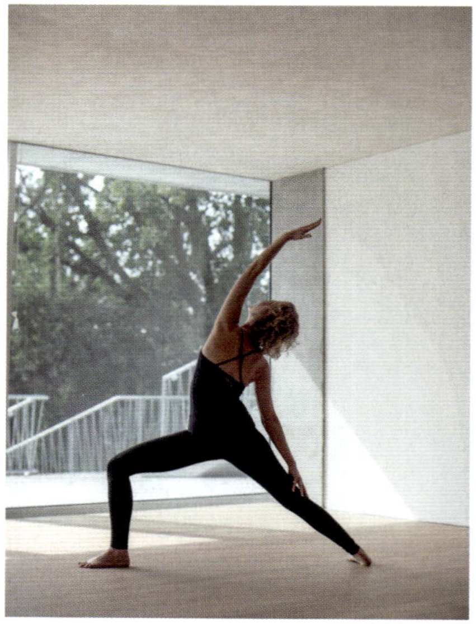
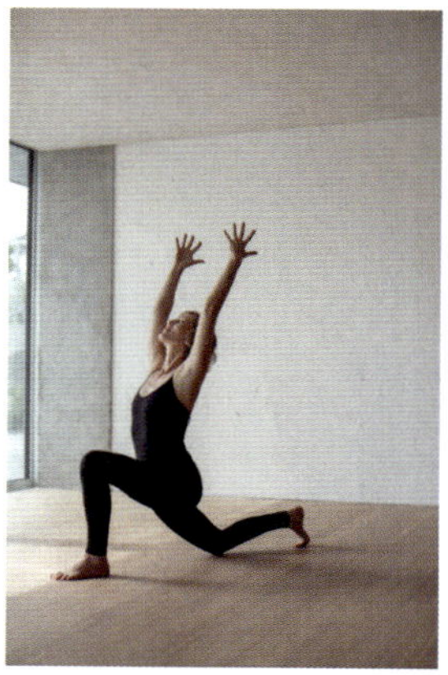
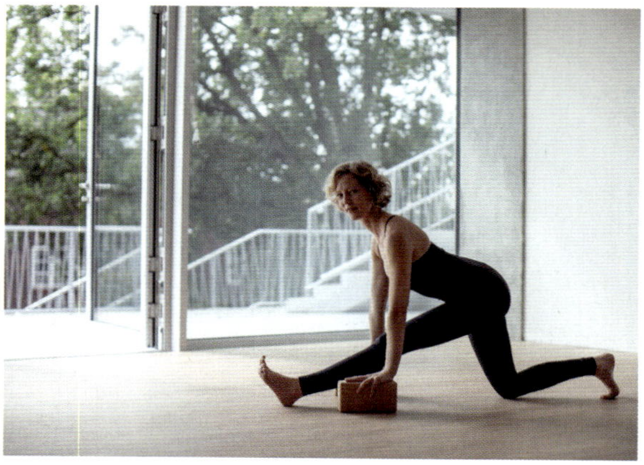
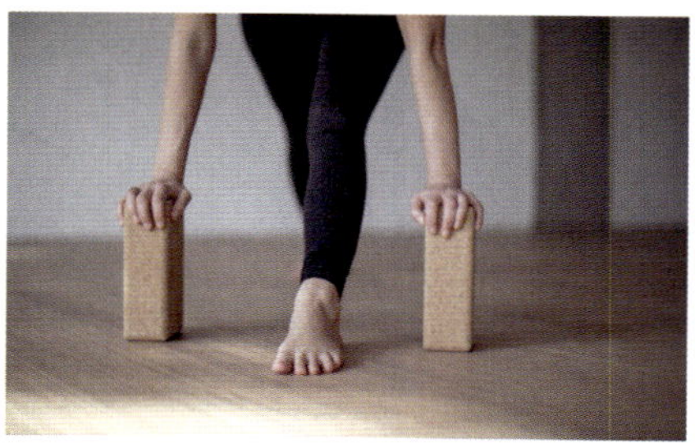
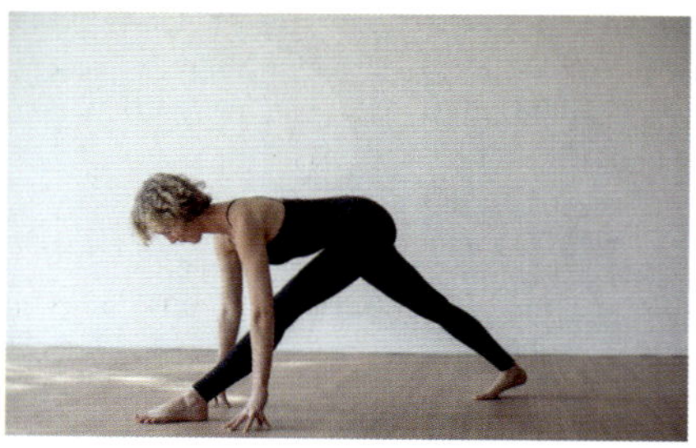

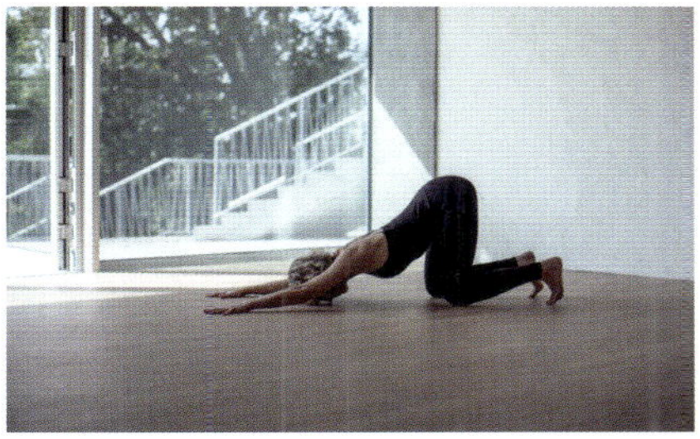

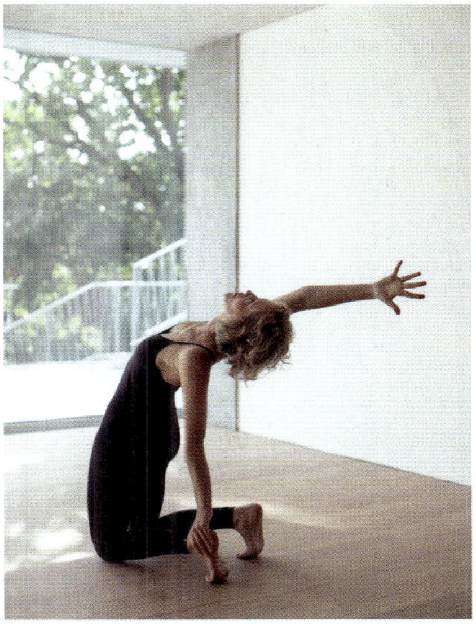

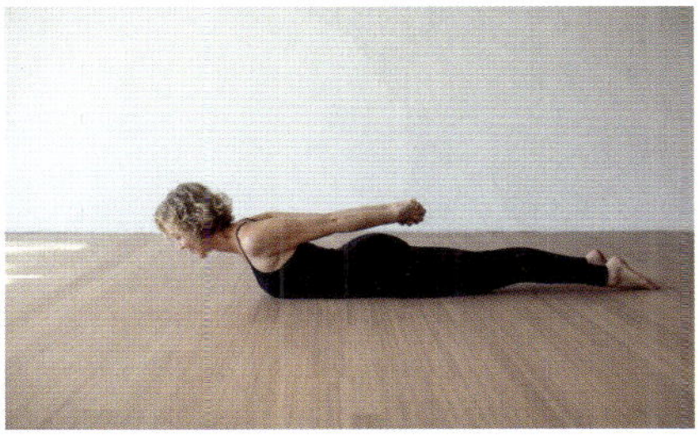

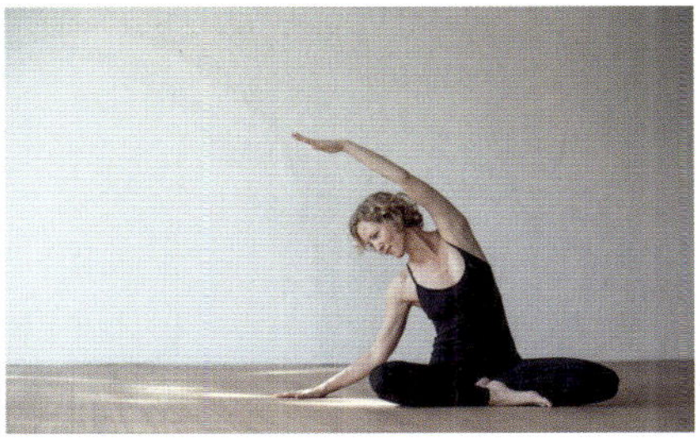

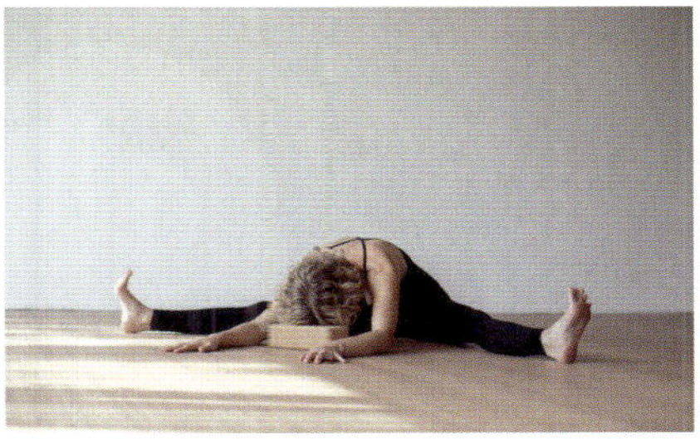

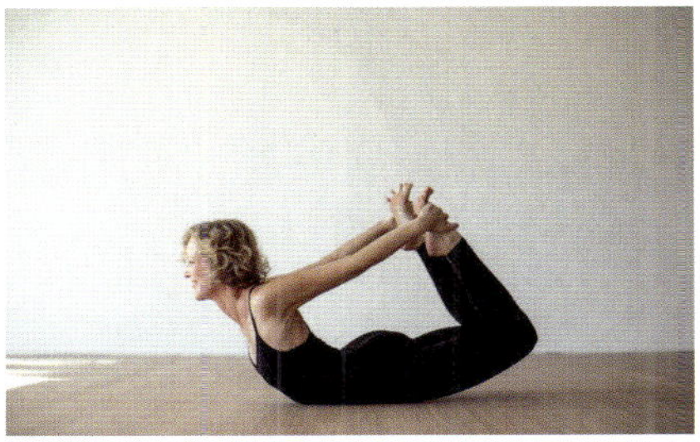

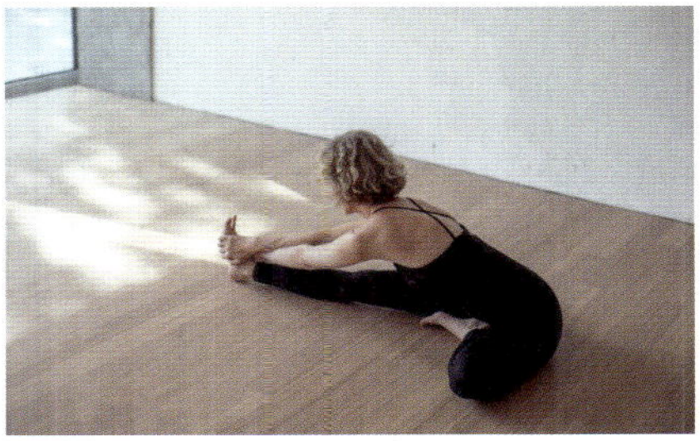

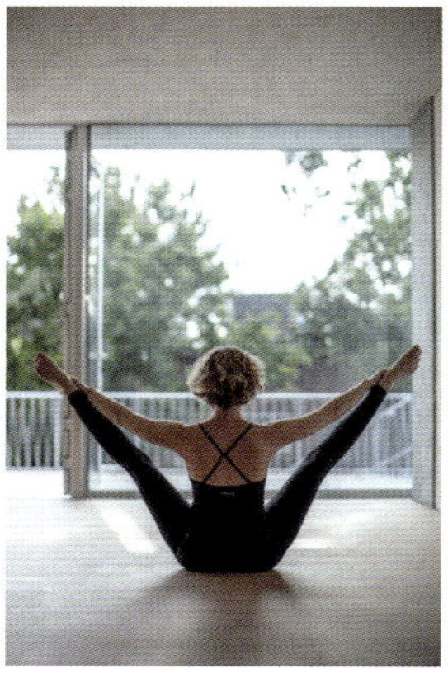
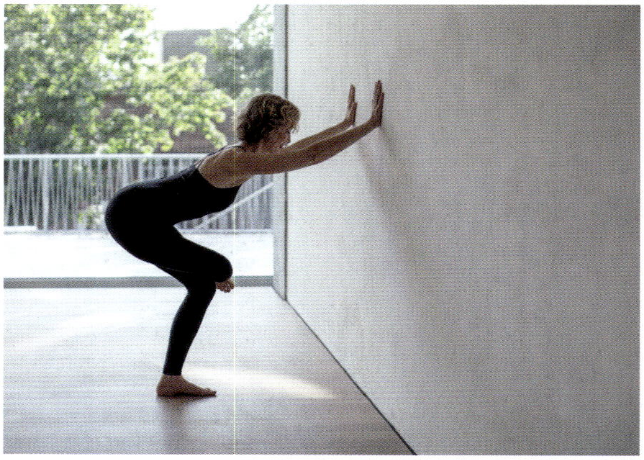
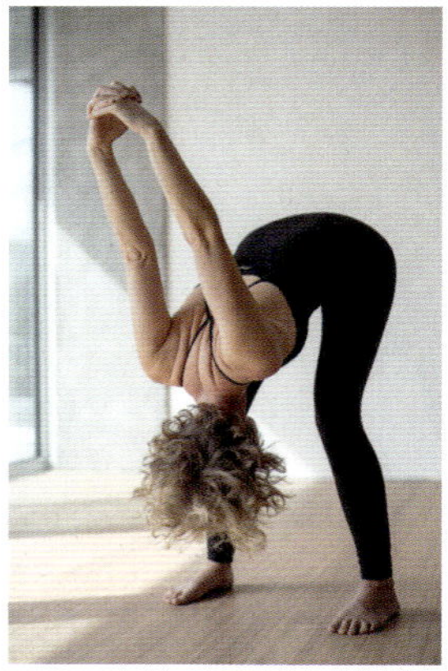
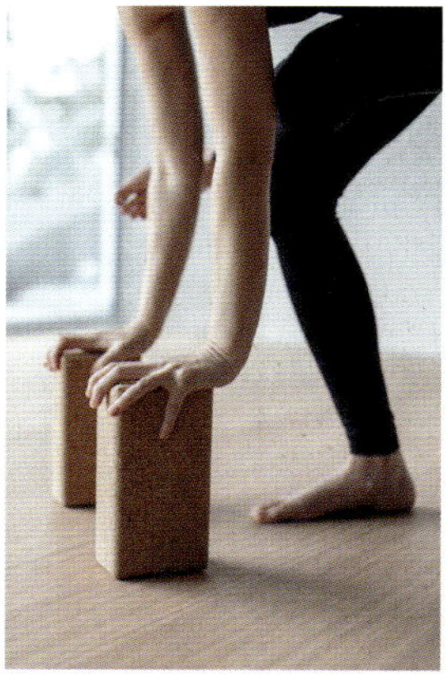
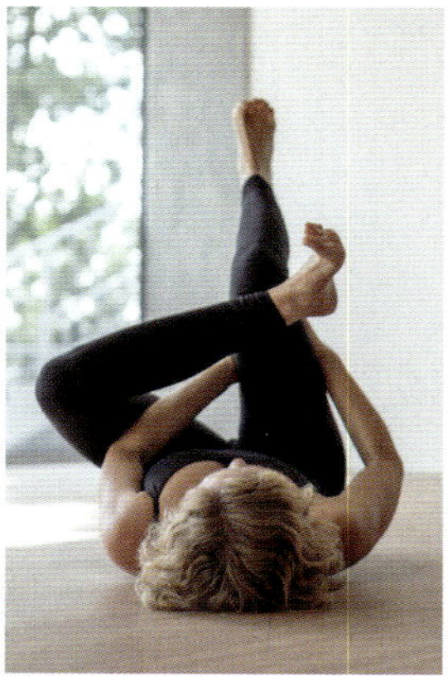
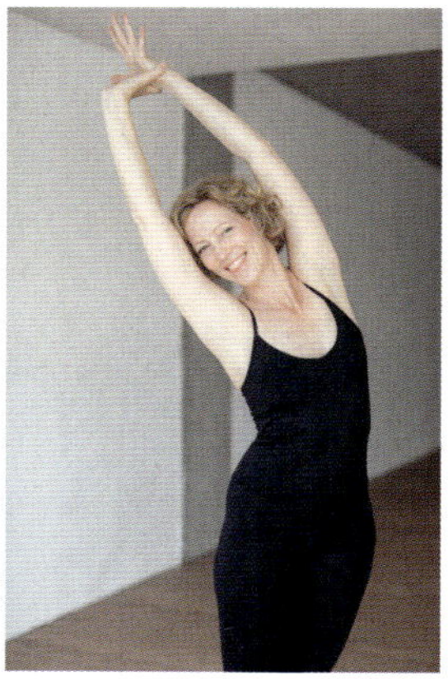
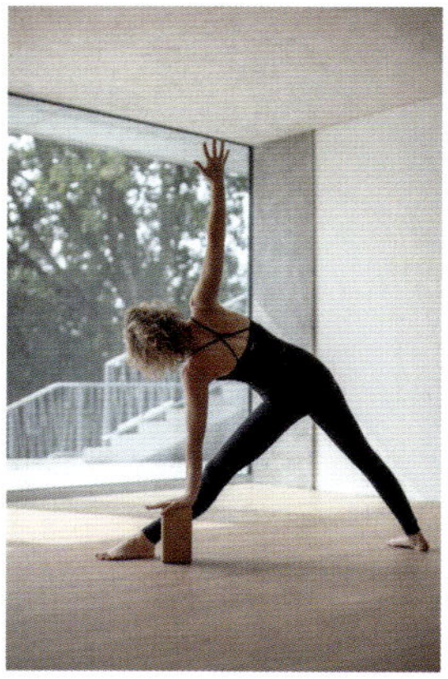

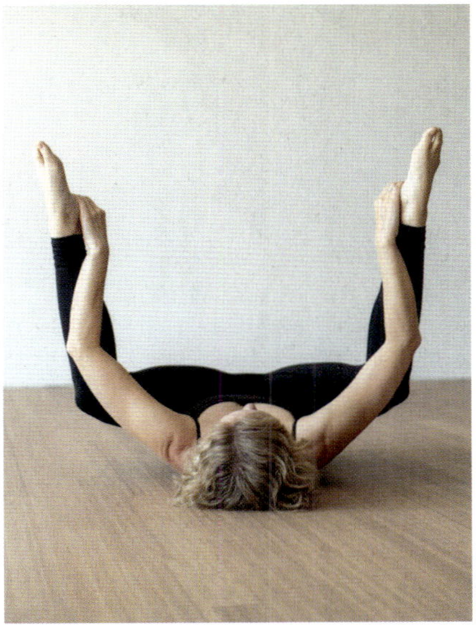
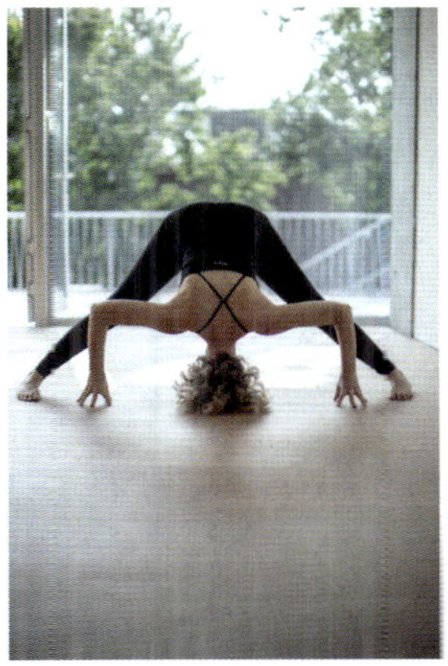
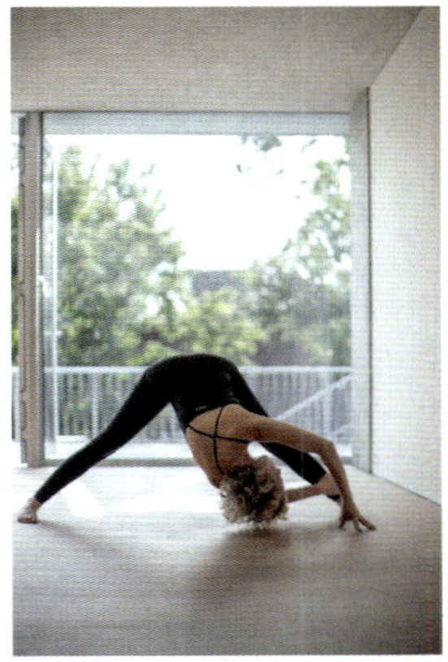
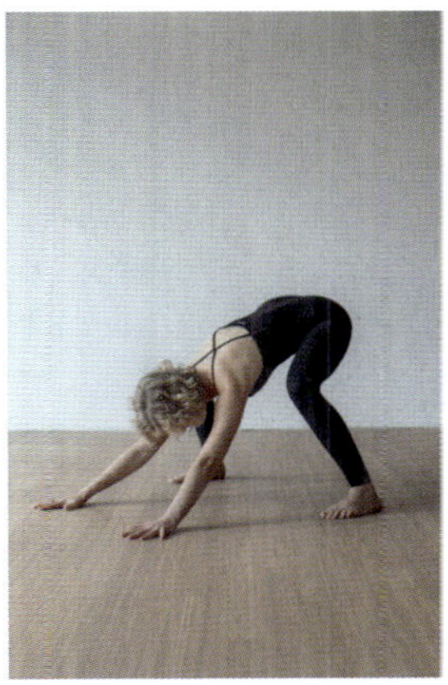
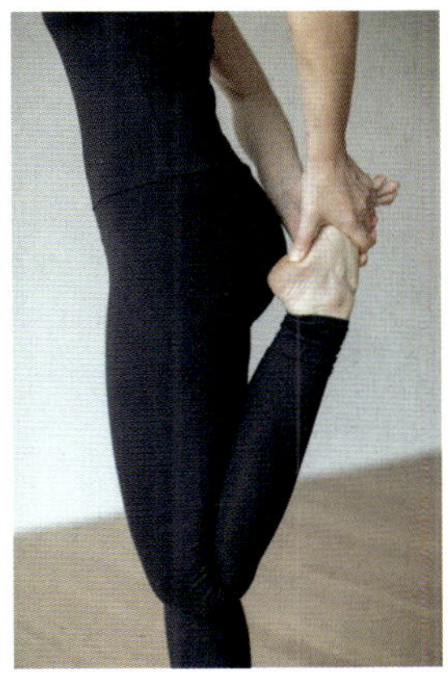
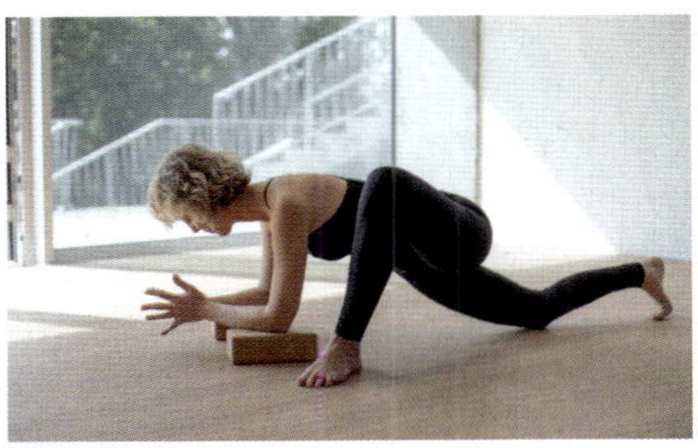

INSPIRATION 2 **YOGA FÜR MEHR KRAFT**

Etwa ab unserem 30. Lebensjahr bauen wir körperlich ab. Das bedeutet, dass wir deutlich mehr tun müssen, um Muskulatur aufzubauen oder um zumindest das, was da ist, zu erhalten.

Diese Stellungen (Asanas) helfen dabei, Kraft aufzubauen. Sie richten sich an sehr flexible Menschen, denen es leichtfällt, sich zu verbiegen. Meistens erfahren sie in Yogaklassen wenig Herausforderung, weil sie nahezu mühelos in fast jede Stellung kommen. Oft fehlt ihnen aber die Kraft, Stellungen zu halten. Vor allem unsere Mitte – unser CORE – steht dabei im Fokus: Wenn wir unsere Mitte stärken, beugen wir unter anderem Rückenschmerzen vor. Bei der Yogapraxis arbeiten wir mit den Gesetzen der Schwerkraft und mit unserem eigenen Gewicht. Wir brauchen also keine zusätzlichen Gewichte oder Geräte. Es reicht, wenn wir regelmäßig praktizieren, um unsere Muskulatur zu kräftigen und somit stabiler im Leben zu stehen.

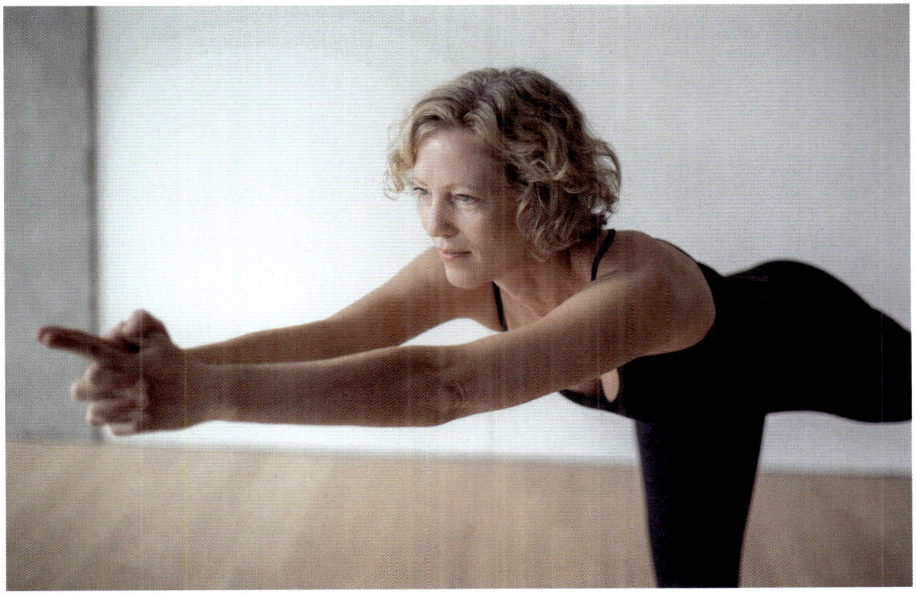

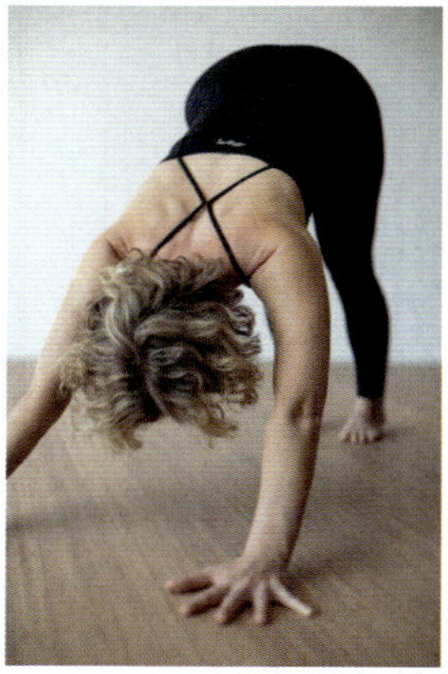
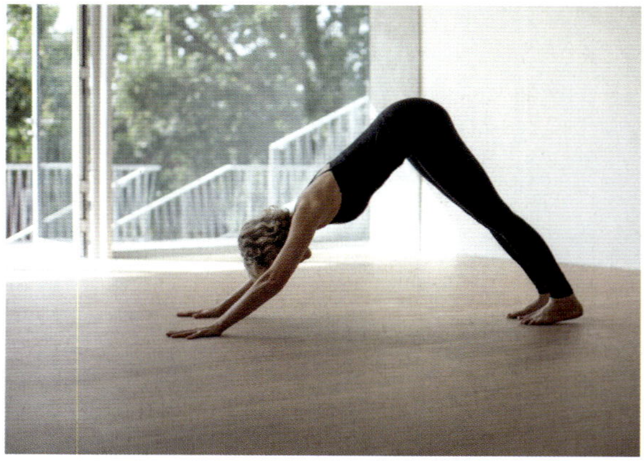
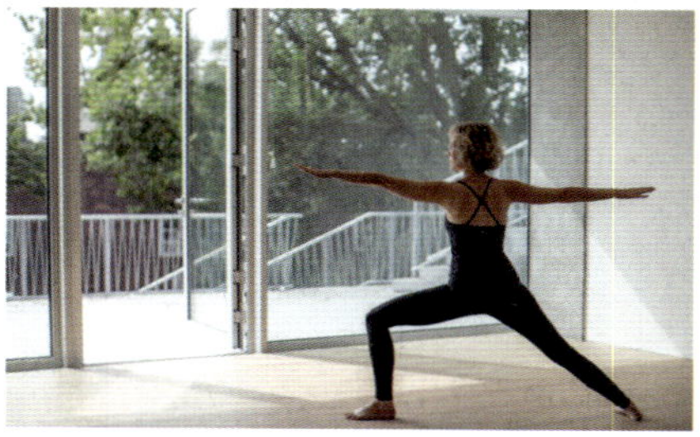
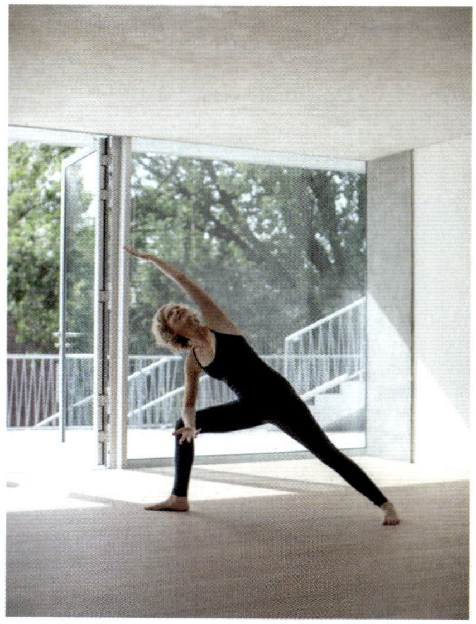
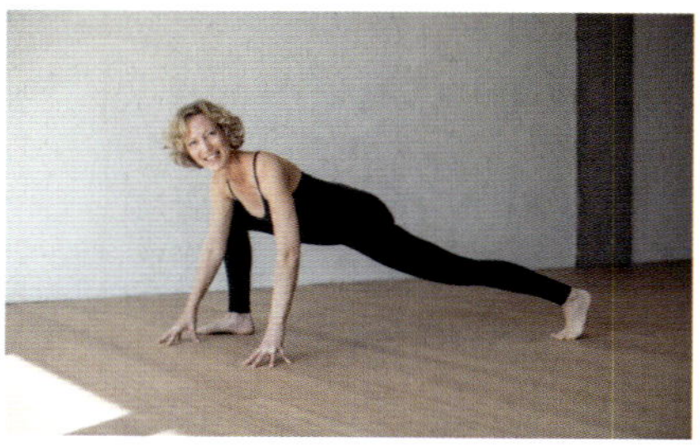

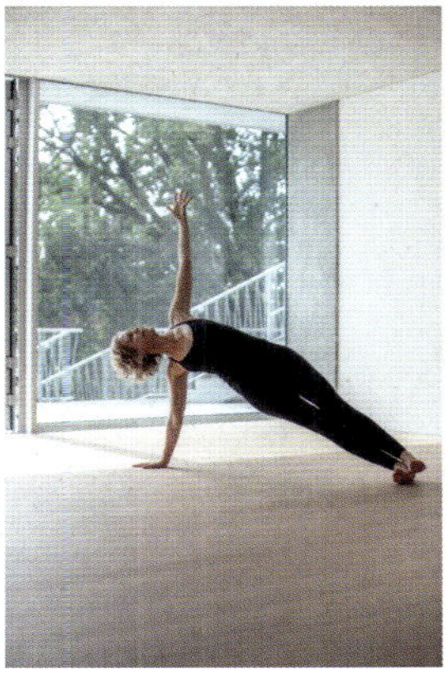
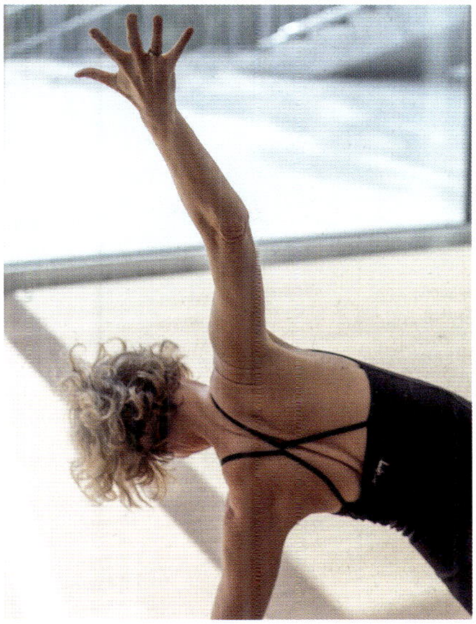
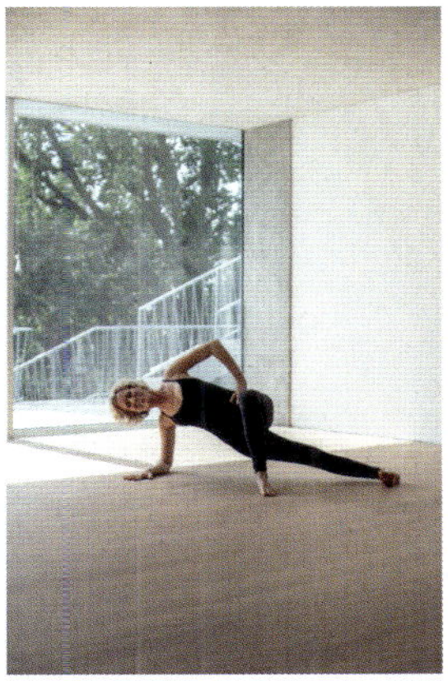
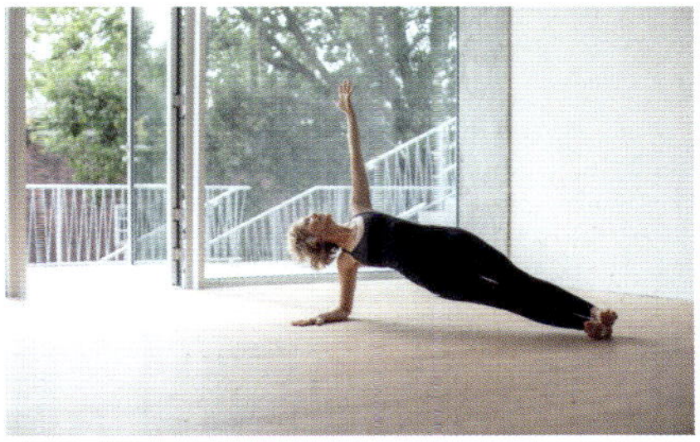

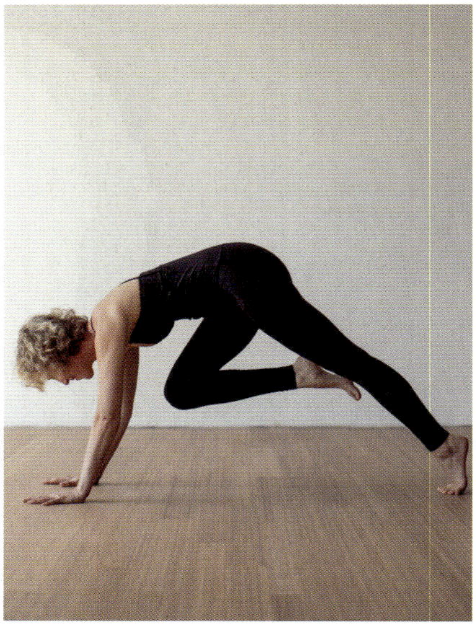

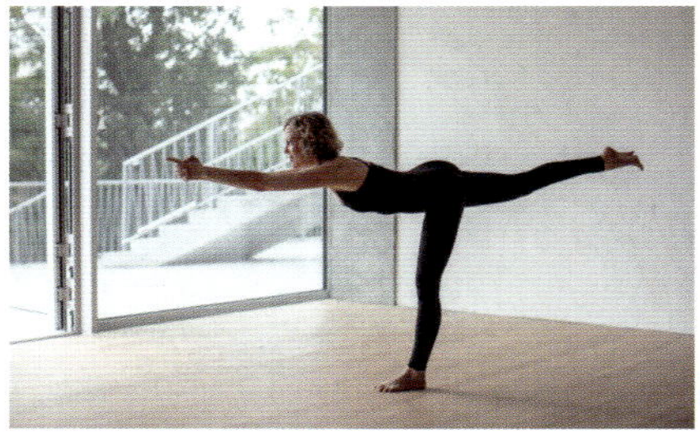

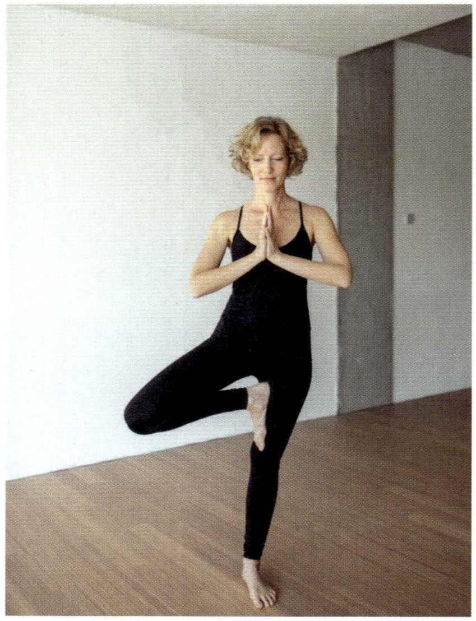

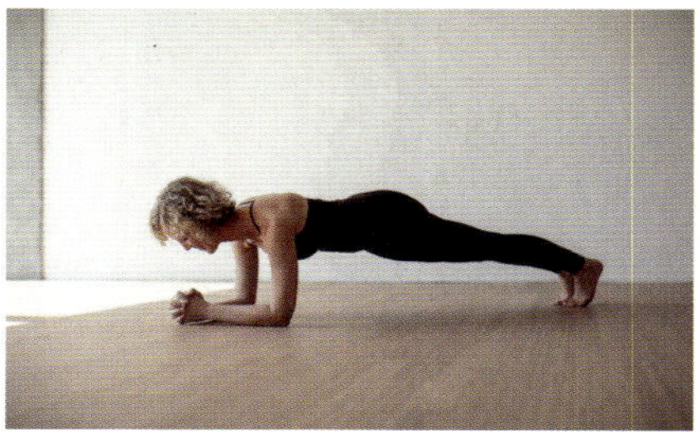

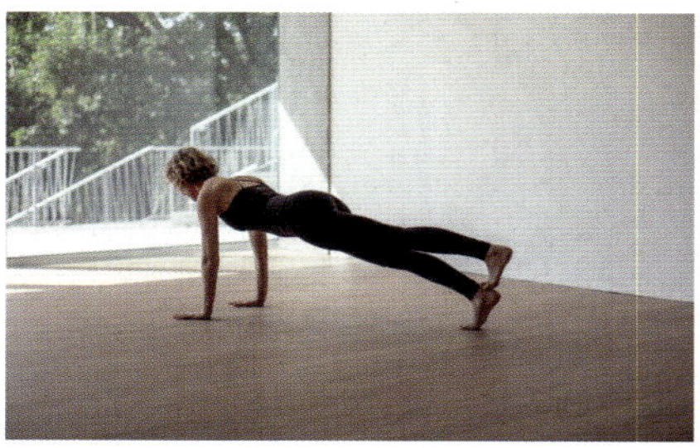

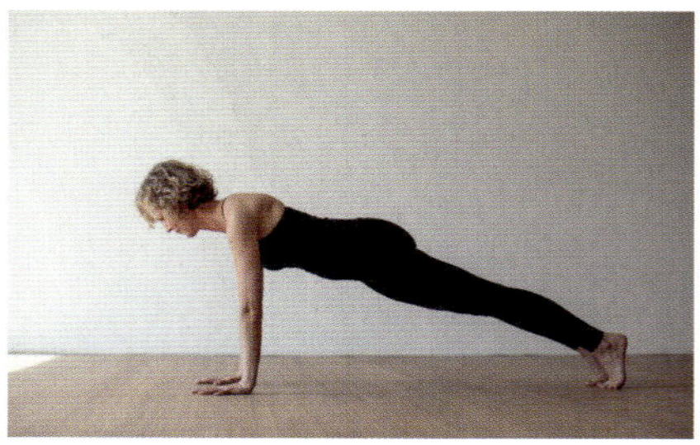

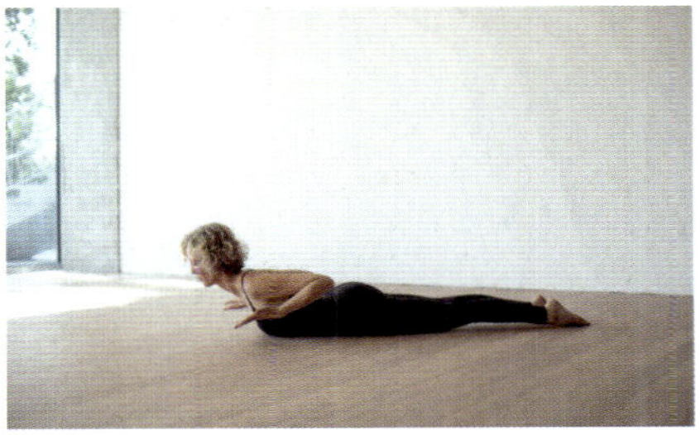
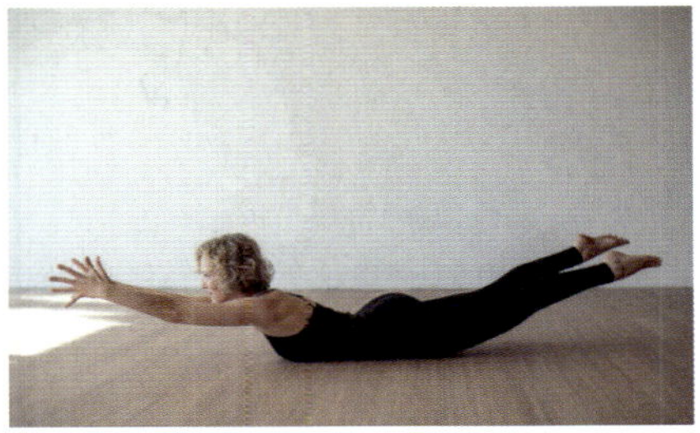
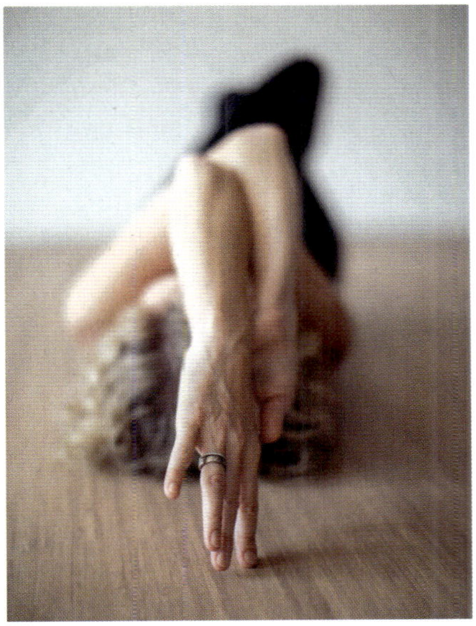
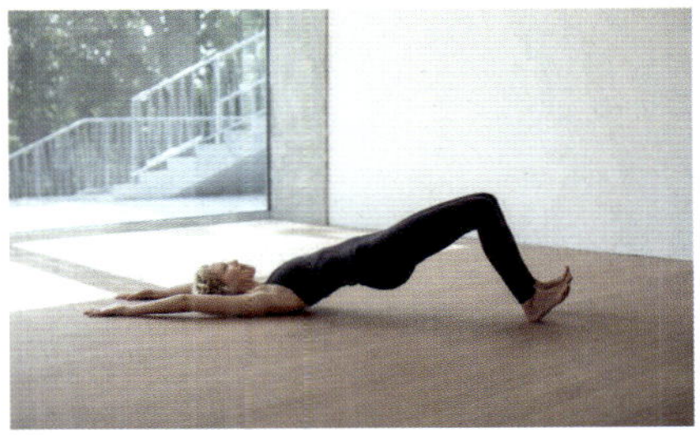
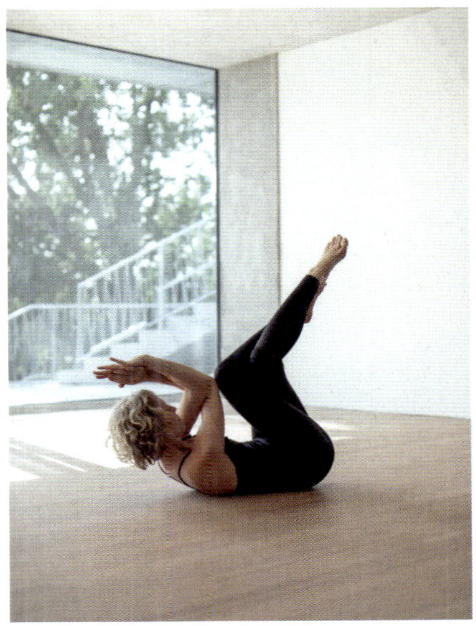
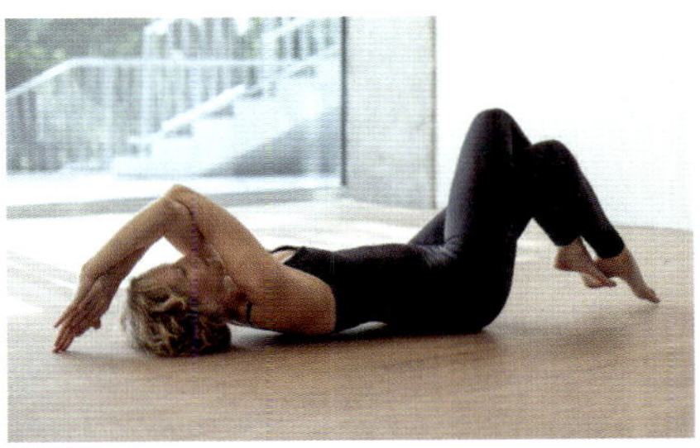

INSPIRATION 3 **YOGA FÜR FLEXIBILITÄT UND KRAFT**

Yoga ist das absolute „Wunderwerkzeug", wenn es um die Kombination von Kraft und Flexibilität geht. Ein Yogakörper ist beides: kraftvoll und flexibel. Die folgenden Asanas verbinden beide Qualitäten und gleichen uns aus. Das Bindegewebe von Männern und Frauen ist unterschiedlich strukturiert: Bei Männern ist es fester, bei Frauen muss sich das Bindegewebe, um Schwangerschaft und Geburt zu ermöglichen, mehr dehnen und weiten können. Dementsprechend begegnen mir in meinen Yogaklassen oft Männer, die etwas steifer sind und dafür sehr kraftvoll, und Frauen, denen Kraft fehlt, die aber sehr flexibel sind.

Wir sollten jeweils daran arbeiten, das zu trainieren, was uns schwerfällt: Hier liegt unser größtes Potenzial. Unsere Yogapraxis und damit unseren Körper zu entwickeln, findet meistens etwas außerhalb unserer Komfortzone statt. Bei diesen Yogastellungen liegt der Fokus also darauf, das zu fördern, was uns ausgleicht. Wir erweitern unseren Bewegungsradius, steigern unsere Energie, fördern die Durchblutung und sehen dadurch auch besser aus!

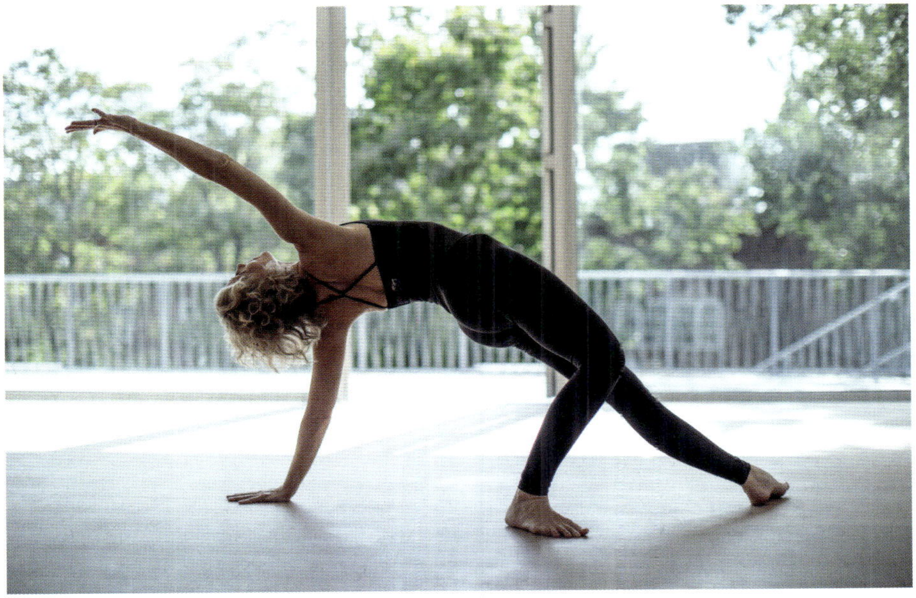

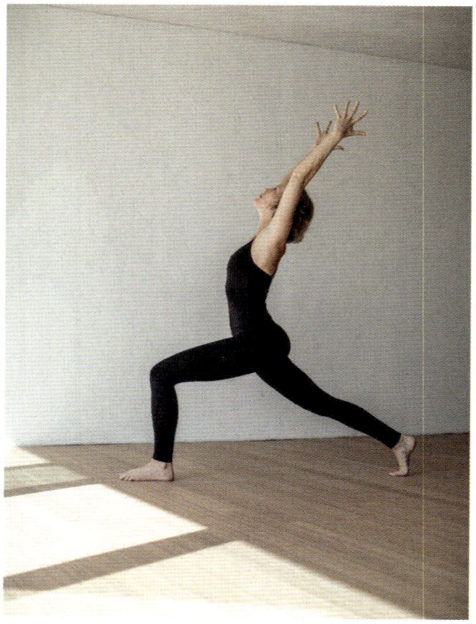
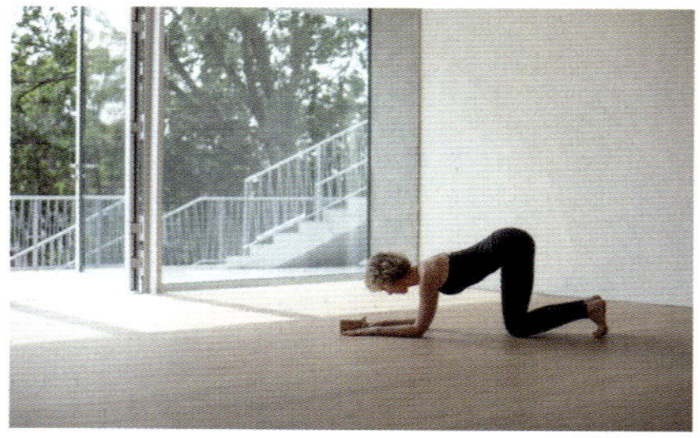
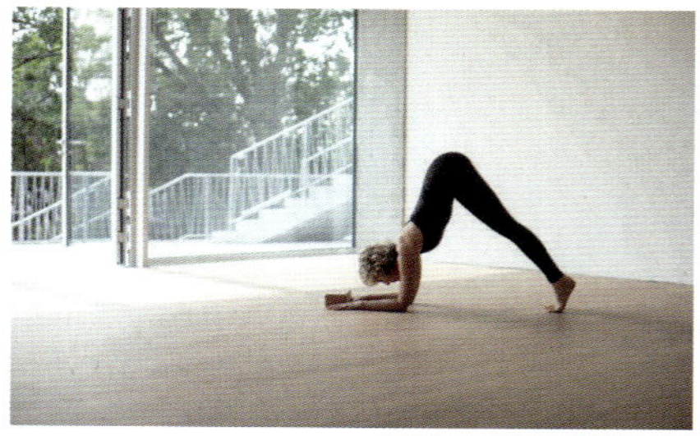
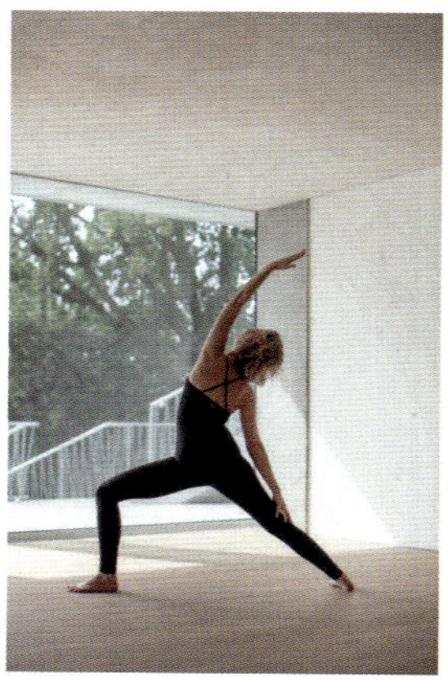
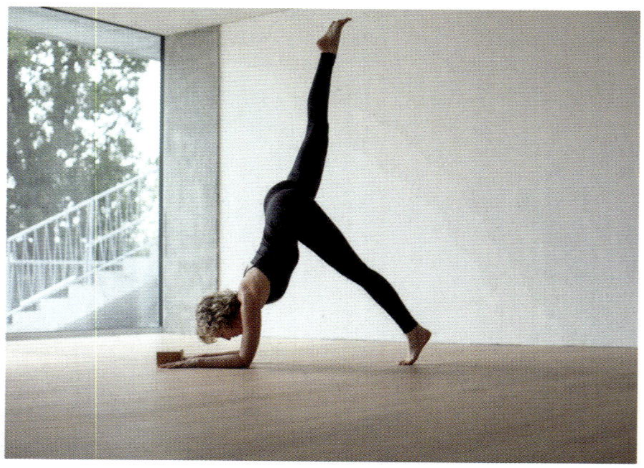

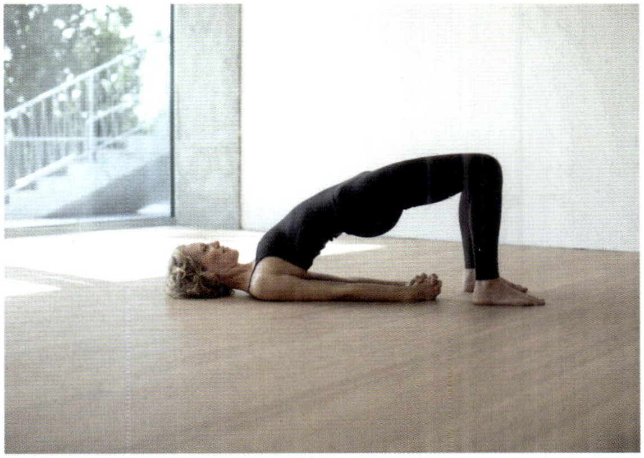
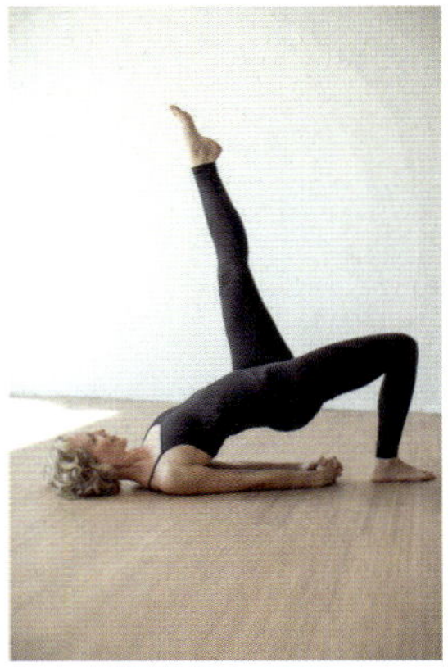
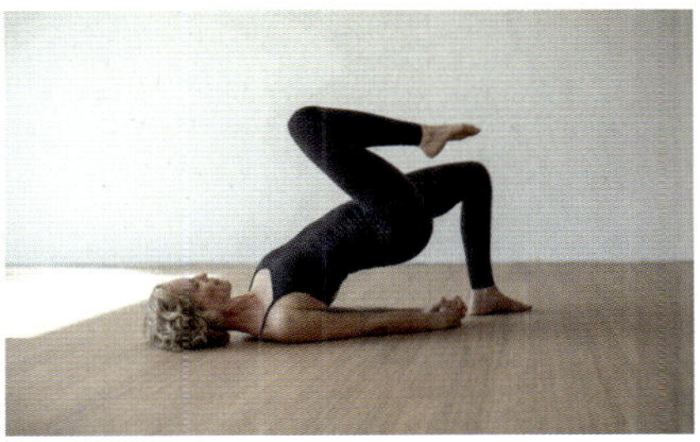
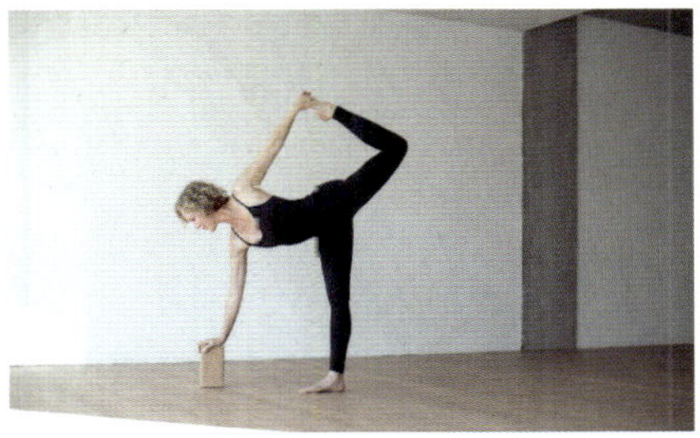
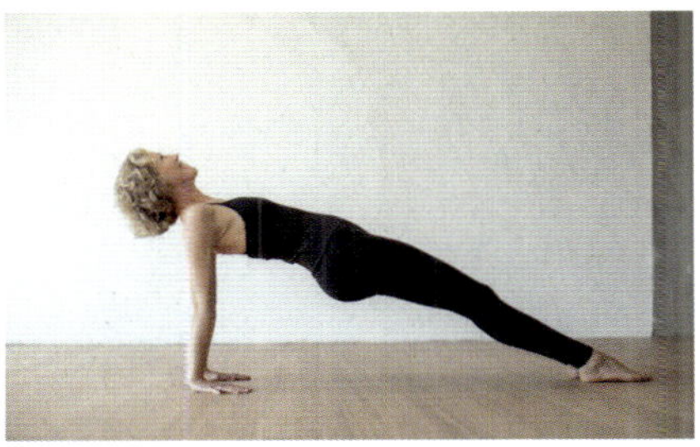
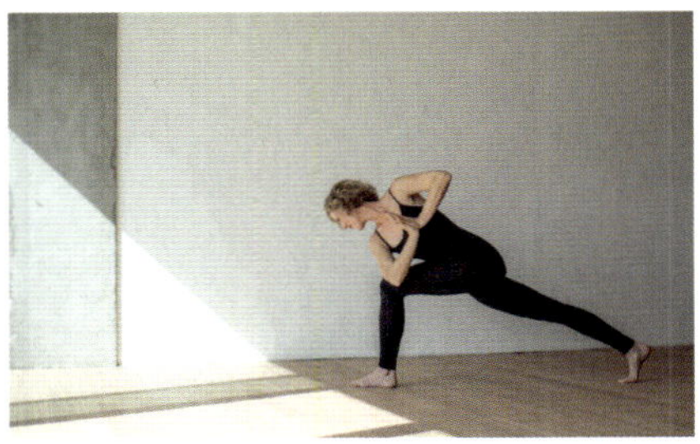

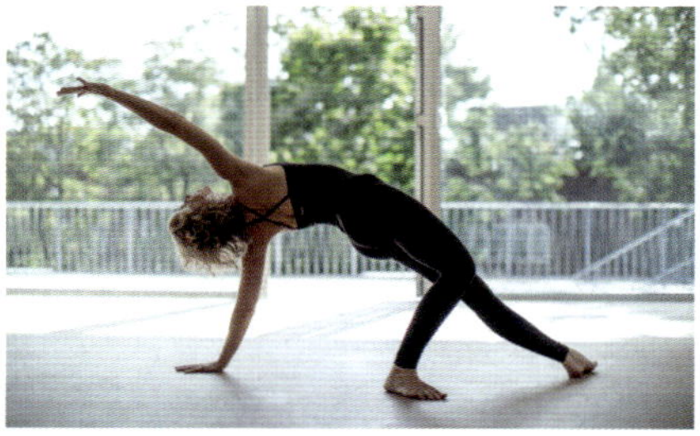
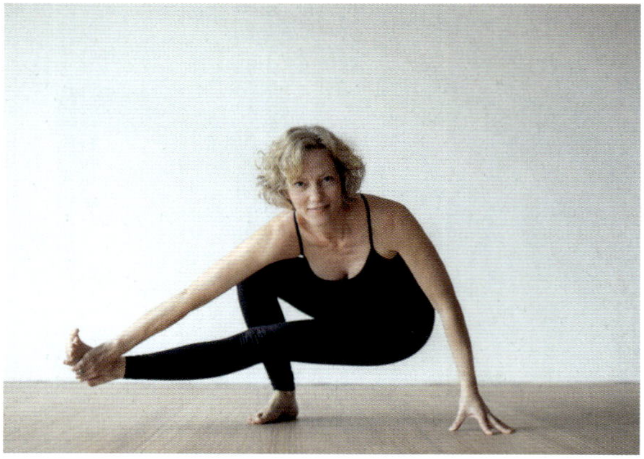
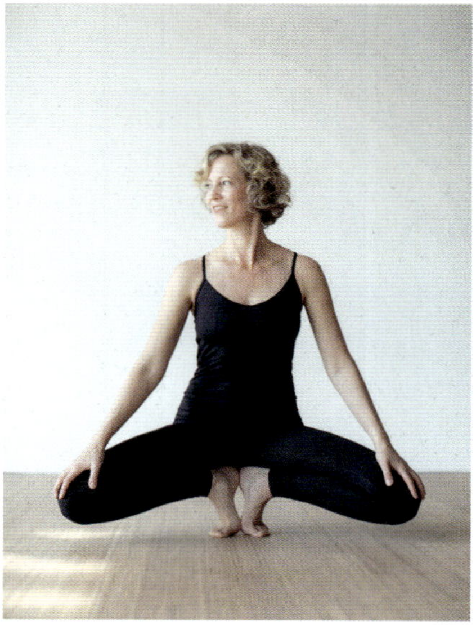
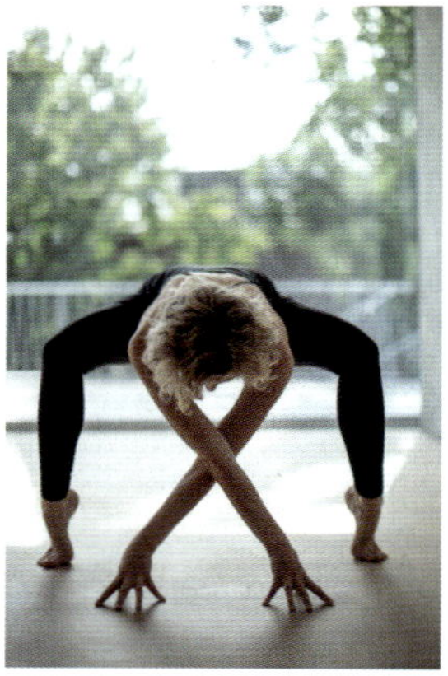
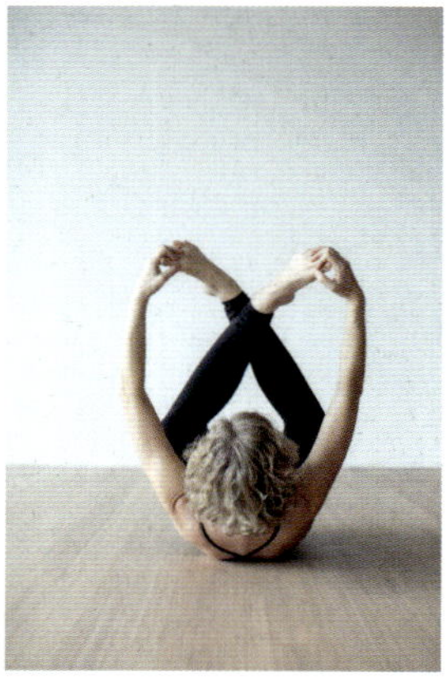

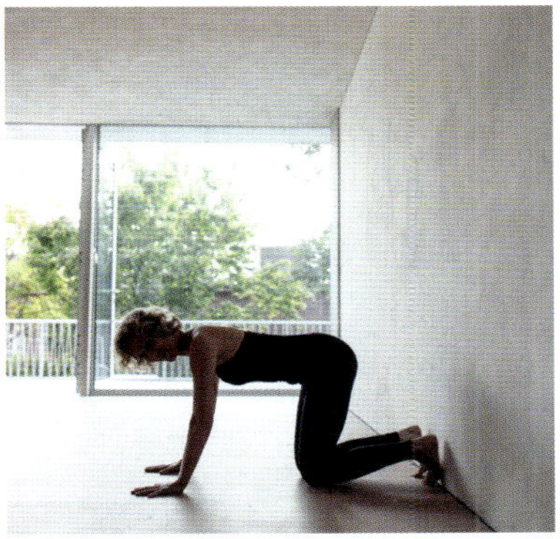
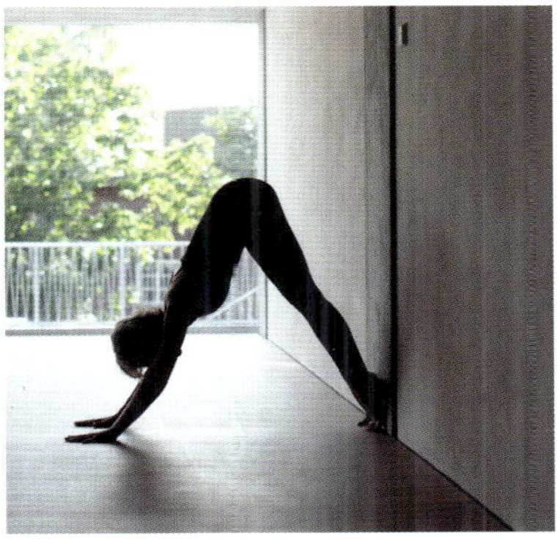
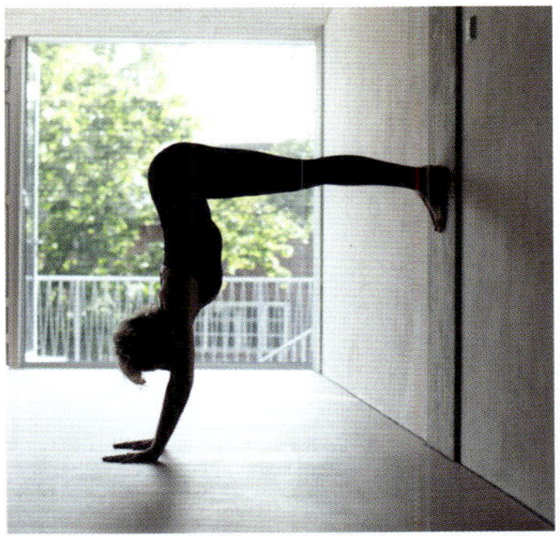
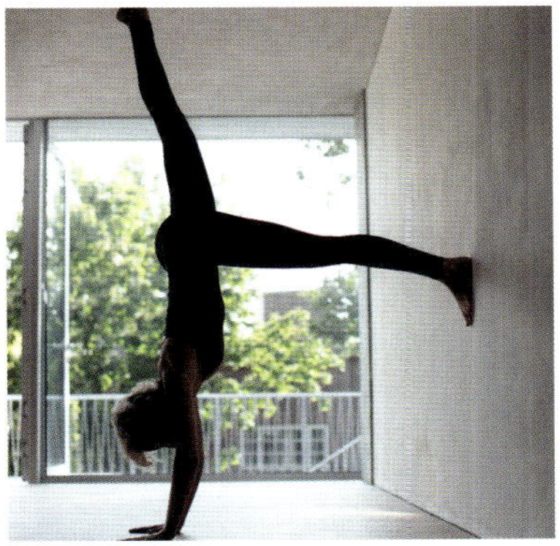
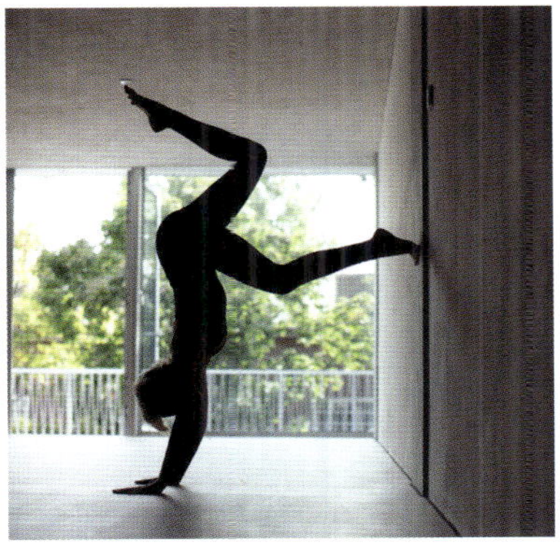
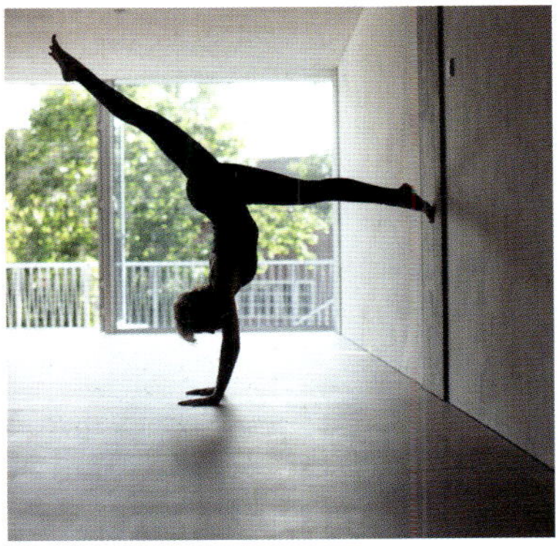

INSPIRATION 4 **YOGA ZUR ENTSPANNUNG**

Das eigentliche Ziel von Yoga ist es, den Geist zu entspannen und uns wieder mit unserer Quelle zu verbinden. Das funktioniert oft am besten nach der aktiven Yogapraxis. Da manche Menschen die Aktivität in der Yogapraxis brauchen, um ihren Geist zur Ruhe zu bringen, ist es für sie eventuell eine Herausforderung, sich etwas herunterzufahren und abzuschalten. Was passiert, wenn wir unseren Körper entspannen, wenn wir loslassen, wenn wir zur Ruhe kommen? Oft rasen dann unsere Gedanken erst recht. Es ist interessant, sich auf ein Date mit sich selbst einzulassen und einfach mal zu schauen, was kommt.

Enjoy!

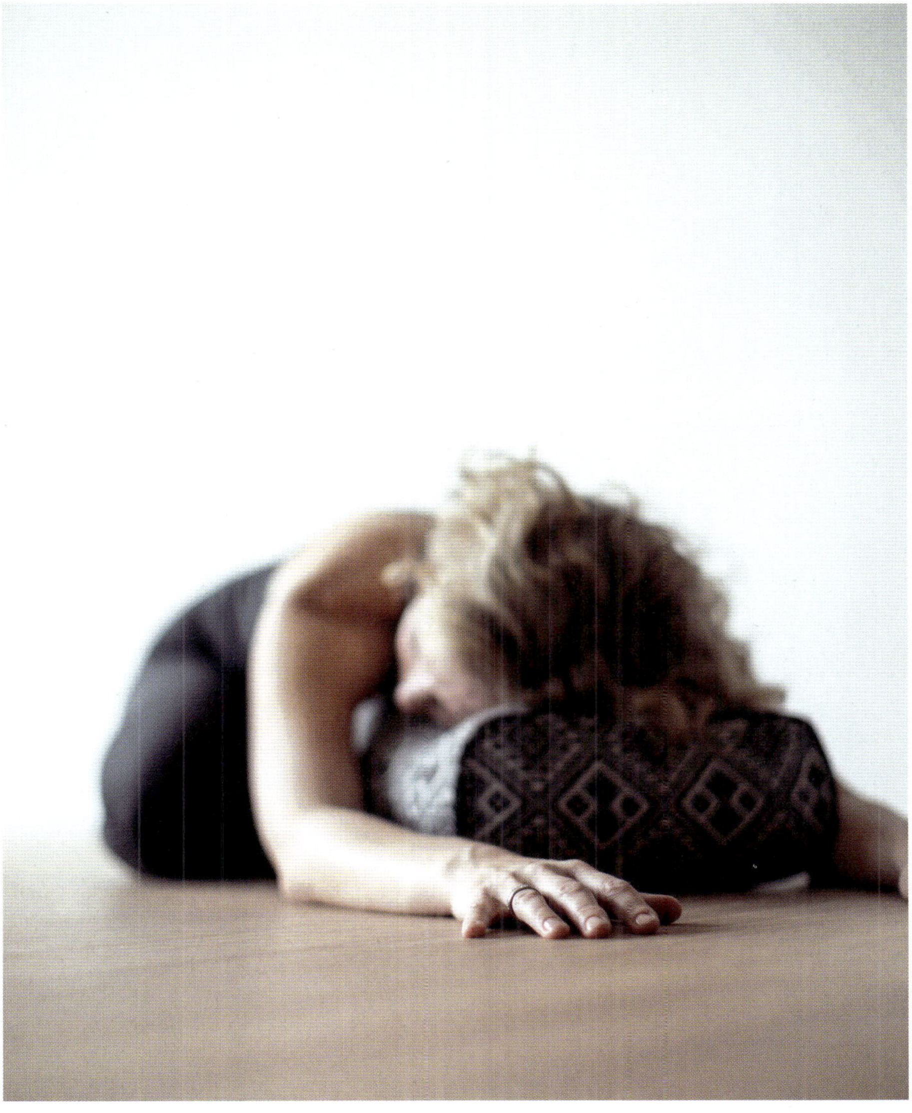

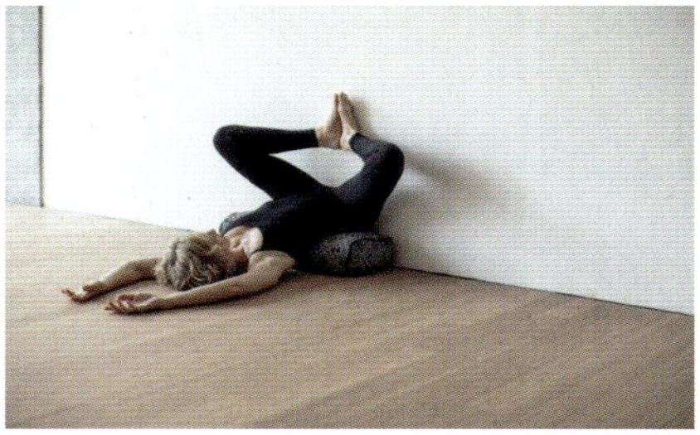
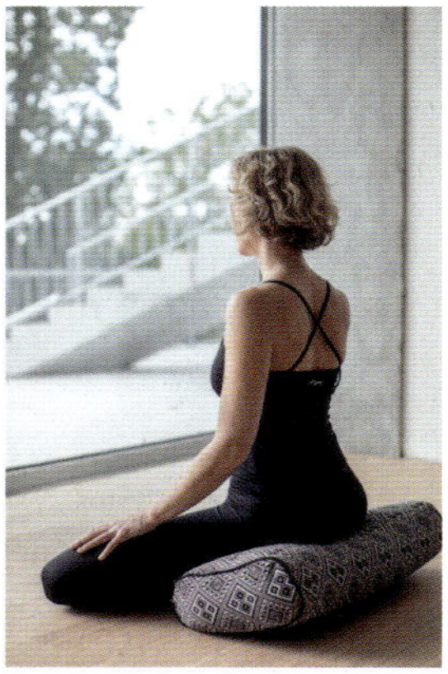
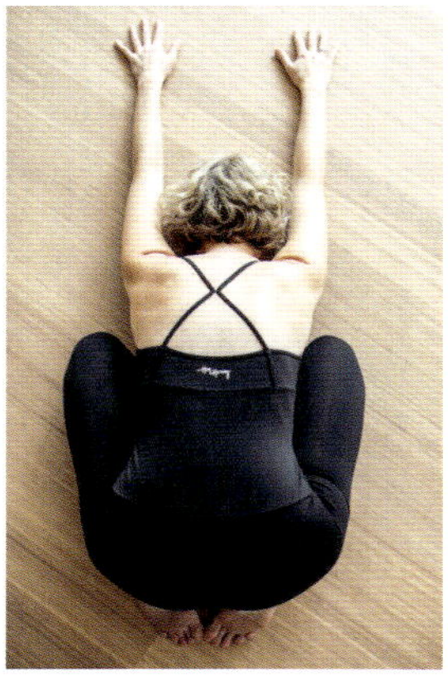
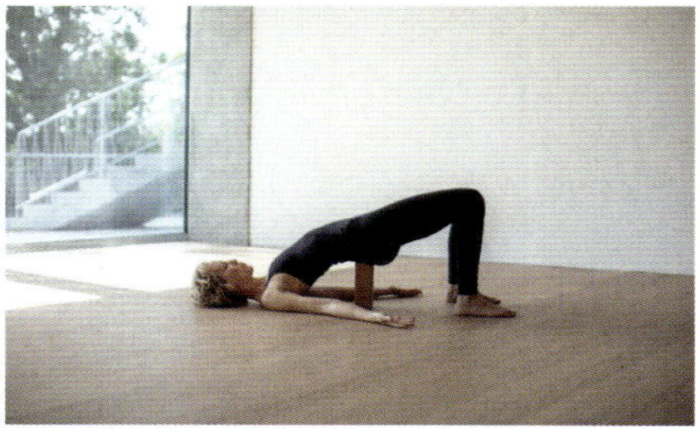
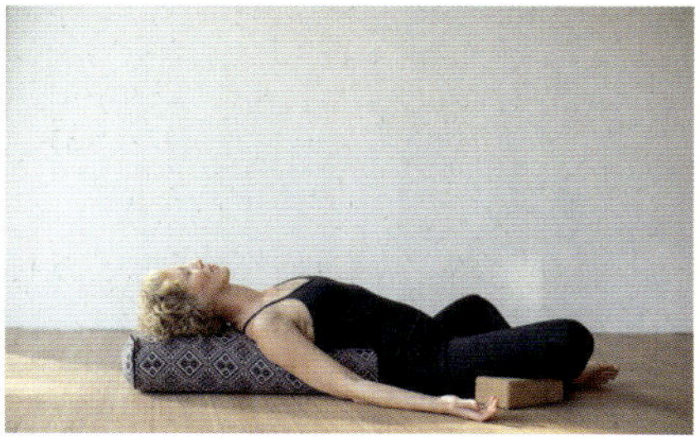
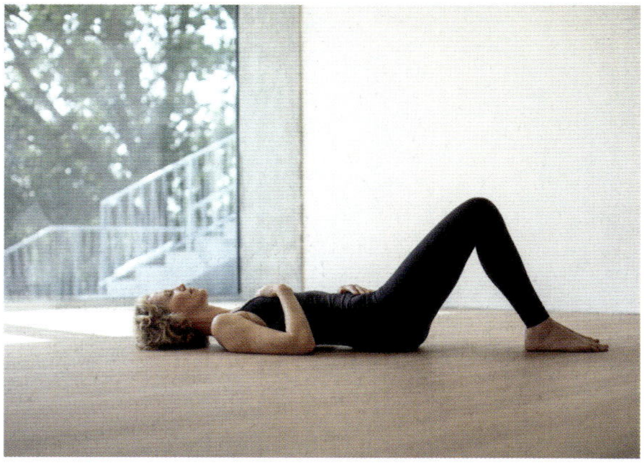

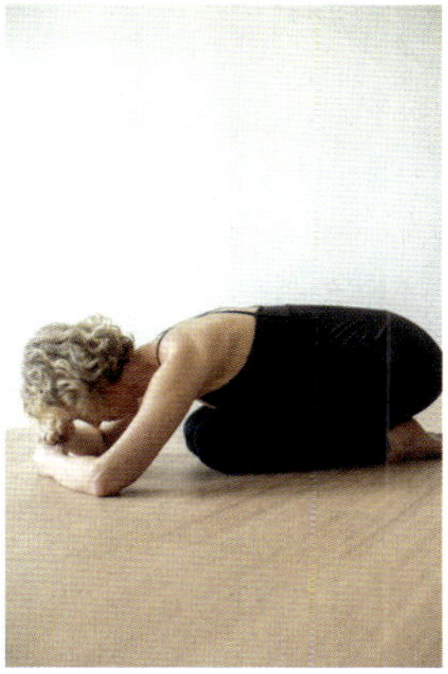
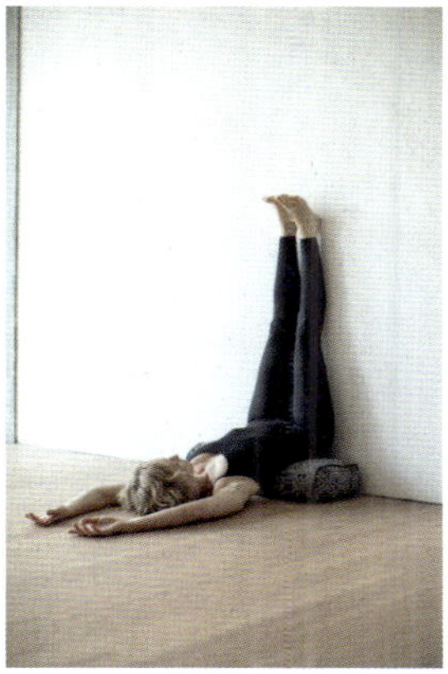
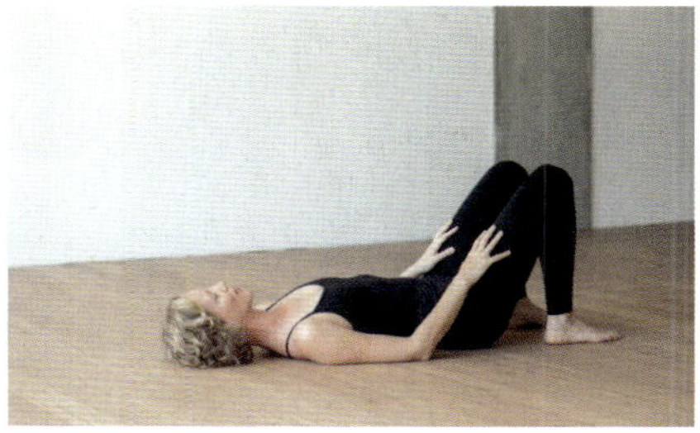
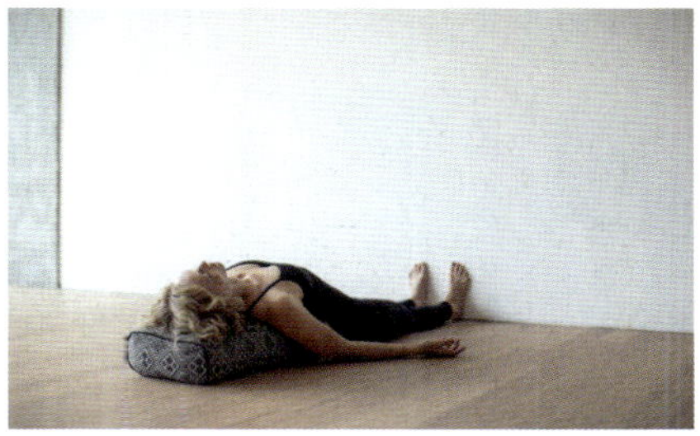
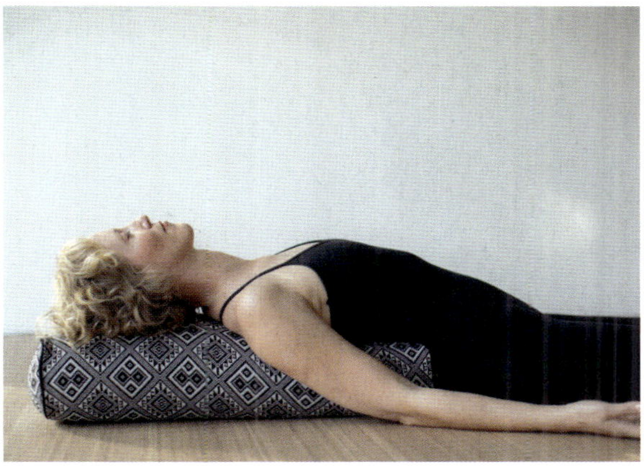
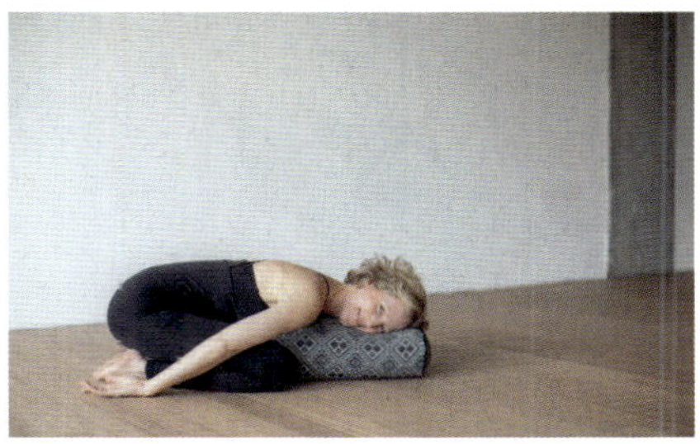

ALLES,

WAS ENDLICH IST,

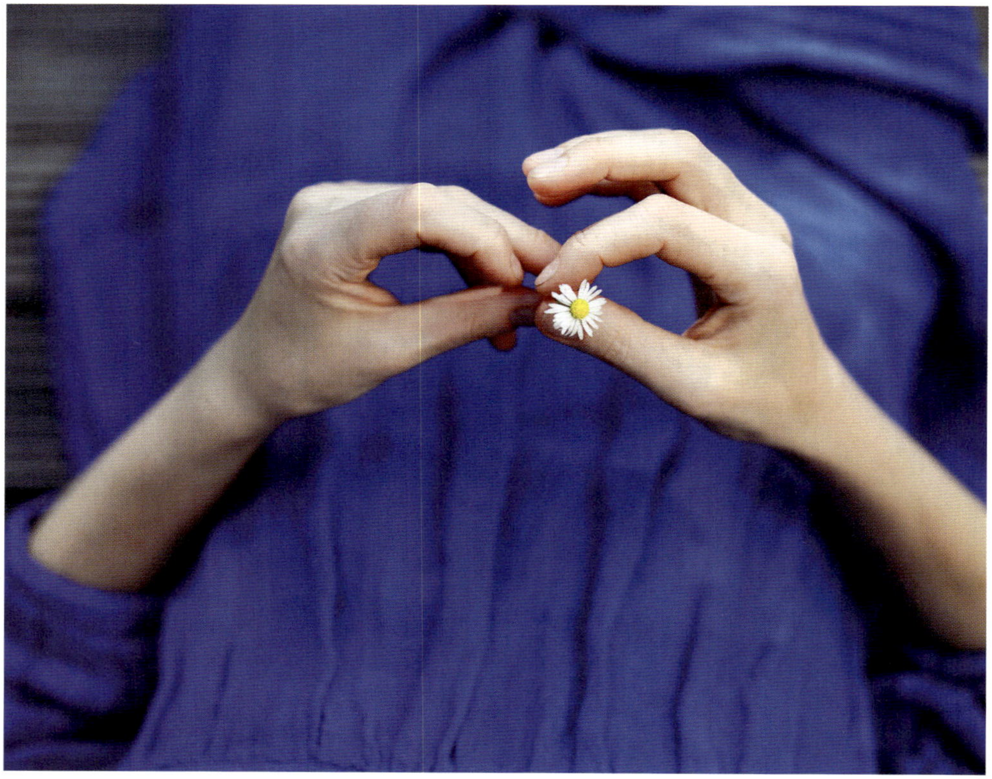

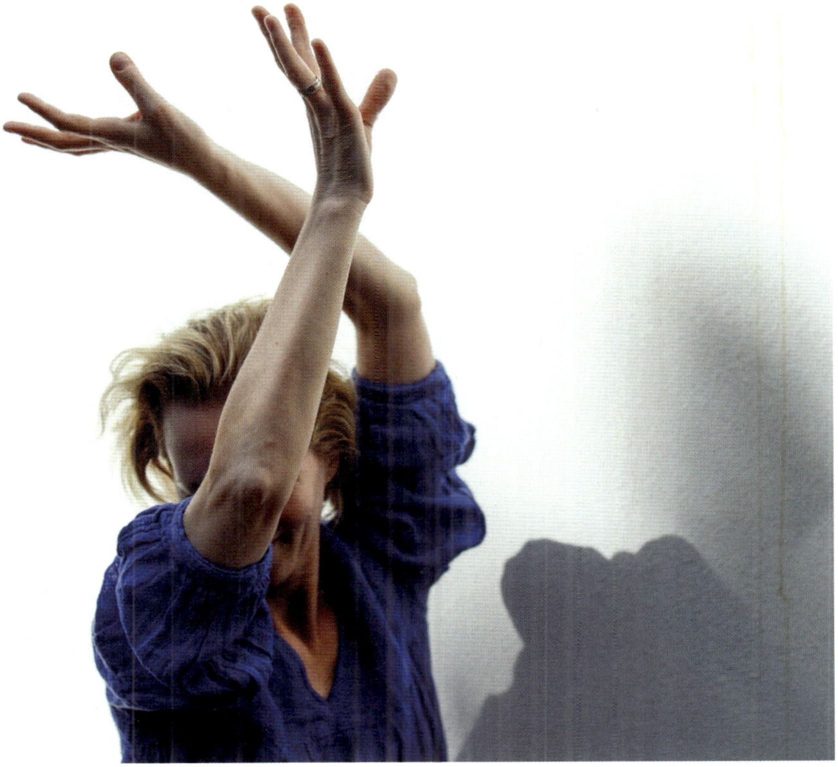

UND ALLES,
WAS SELTEN IST,
IST WERTVOLL.

KAPITEL 2

MIND

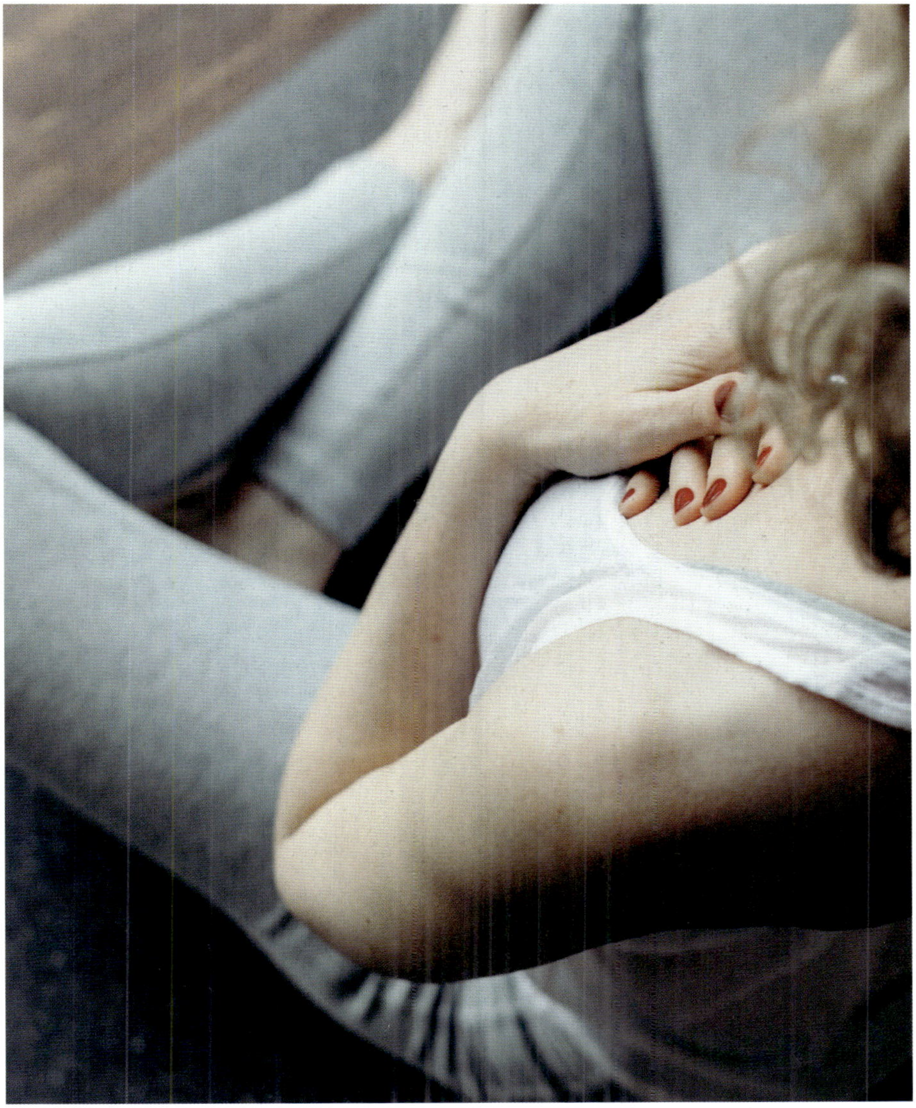

UNSER GEIST

Das englische Wort „Mind“ halte ich für diesen den Geist betreffenden Teil von Pro Age Yoga besser geeignet. Da ich aus der buddhistischen und yogischen Sichtweise heraus arbeite, hat das Wort „Geist“ für mich keinen religiösen Kontext. Ich verbinde es eher mit Begriffen wie Verstand, Denkvermögen und Intellekt. Mind bedeutet dagegen Herz und Verstand zusammen und umfasst so unsere Gedanken und Gefühle. Laut dem Cambridge Dictionary bezeichnen wir mit „Mind“ den Teil einer Person, der es möglich macht, zu denken, Emotionen zu fühlen und Dinge zu verstehen. Im Folgenden benutze ich also das Wort „Geist“ im Sinne von Mind.

Wo dieser Geist sitzt, woraus er zusammengesetzt ist, was ihn ausmacht, ist nicht so einfach zu beschreiben. Es gibt relativ wenig Forschung darüber, was der Geist selbst eigentlich ist. Allerdings finden sich in der Literatur viele philosophische Interpretationen darüber. Sicher ist, dass der Geist nichts Konkretes, Messbares oder Sichtbares ist. Er ist ein Teil unseres Selbst, ein Teil dessen, was wir „Ich“ nennen, wenn wir nicht unseren Körper meinen. Wir fühlen und wir denken, aber beides sind vorübergehende Phänomene. Der Geist selbst existiert unabhängig von unseren Gedanken und Gefühlen. Er ist das, was beständig ist, klar, rein und vollkommen.

Mit unserem Geist zu arbeiten heißt, das in uns freizulegen und zu erkennen, was unabhängig von äußeren Bedingungen in uns existiert, unsere wahre Essenz.

ANNEHMEN, WAS IST

Die meisten von uns wollen ganz alt werden, sich aber dabei möglichst jung fühlen und auch so aussehen. Das ist der Soll-Zustand bzw. unser Wunsch-Zustand. Der Ist-Zustand weicht davon leider oft ab. Selten laufen die Dinge so, wie wir sie gerne hätten. Wenn wir älter werden, verändert sich zwar unser Körper, aber nur selten verändert sich auch unser Wertesystem und damit das Bild, was wir von uns selbst haben, von allein. Unser Selbstbild passt sich nicht automatisch unseren körperlichen Veränderungen an. Im Gegenteil: Wir stellen vielleicht fest, dass die Lücke zwischen Soll-Zustand und Ist-Zustand immer größer wird. Was können wir also tun? Wie können wir das, was sein soll, und das, was ist, zusammenbringen? Da wir die Zeit nicht anhalten können, bleibt uns nur der Weg, unsere Haltung dazu und zu uns selbst zu verändern. Wenn wir das annehmen, was ist, ist Frieden. Klingt gut, ist aber verdammt schwer. Und wenn wir ehrlich sind: Gab es diesen Zustand in unserem Leben jemals dauerhaft? Vielleicht bekommen wir immer mal wieder einen Moment geschenkt, in dem wir spüren, wie es sich anfühlt, wunschlos glücklich zu sein.
Diesen Moment zu halten, in ihm zu ruhen, mit dem zufrieden zu sein, was ist, kann einfach sein, wenn wir loslassen. Und genau hier beginnt die Arbeit: Es bedeutet nämlich, dass wir uns erst einmal drüber klarwerden müssen, was wir alles erwarten, wie wir Dinge bewerten, was wir wollen und was wir nicht wollen. Wir müssen also aufmerksam in uns hineinschauen: Was passiert gerade mit mir? Was fühle ich, was denke ich und wie bewerte ich das? Die entscheidende Frage ist aber: Muss ich das, was ich fühle und denke, wirklich bewerten?

Im Buddhismus gibt es die vier edlen Wahrheiten. Die erste heißt: Leben bedeutet Leiden. Das reicht oft schon aus, dass viele Menschen an dieser Stelle nicht weiterlesen, nicht weiter zuhören und sich innerlich verschließen. Wer will schon etwas mit „Leid" zu tun haben? Allerdings geht es in den buddhistischen Lehren direkt weiter zu den drei nächsten Wahrheiten: Wie Leiden entsteht, wie es beendet werden kann und wie der Weg dahin aussieht.
Erst einmal müssen wir anerkennen, dass es in unserem Leben immer wieder Leid gibt, genauso wie auch alle positiven und schönen Gefühle. Aber unter denen leiden wir ja nicht. Wir leiden darunter, zu leiden. Wir wollen nicht traurig sein, wollen nicht wütend sein, nicht alleingelassen werden und uns auch nicht hilflos oder enttäuscht fühlen. Meistens entstehen diese Gefühle dadurch, dass etwas anders ist, als wir es haben wollen oder erwarten. Wir suchen ständig nach Glück und meinen sogar, einen Anspruch darauf zu haben. So rufen wir über unsere innere Haltung unser Leid sozusagen selbst hervor. Natürlich gibt es Dinge, unter denen wir zwangsläufig leiden: Wenn zum Beispiel jemand stirbt oder verunglückt oder wir Liebeskummer haben. Es geht nicht darum, dieses Leid zu ignorieren oder abzuwerten. Es geht nur darum, den Zusammenhang zwischen dem, was wir wollen, und dem, was ist, hervorzuheben und zu erkennen, dass aus der Differenz Leid entstehen kann.

Wenn wir also der Meinung sind, dass unser Körper immer schön, jung, kraftvoll und gesund sein sollte, ist Alter gleichbedeutend mit Leiden. Das Gleiche gilt für Krankheit, Schwäche und jegliche Art der Abweichung von dem, was wir für normal halten. Wir sind also permanent damit beschäftigt, unsere Erwartungen erfüllen zu wollen und mit der Enttäuschung klarzukommen, die die Realität für uns bereithält.
Buddhistisch formuliert schwanken wir ständig zwischen Anhaftung und Abneigung: Den Ist-Zustand können wir fast nicht wahrnehmen, ohne dass wir ihn nicht auch beurteilen oder bewerten, und wir sind uns dessen meistens nicht einmal bewusst.
Wir sind permanent damit beschäftigt, zu interpretieren und uns dazwischen zu entscheiden, ob wir das, was ist, haben wollen oder nicht haben wollen. Das, was wir als gut und schön bewerten, wollen wir möglichst nicht verlieren. Wenn wir etwas als nicht so gut bewerten, betreiben wir einigen Aufwand, um es zu verändern bzw. loszuwerden. So sind unser Geist und auch unsere Handlungen pausenlos darauf ausgerichtet, zwischen diesen Gegensätzen hin und her zu springen: bewerten und haben wollen oder bewerten und loswerden wollen. Wir binden damit eine Menge Energie, die letztendlich darauf abzielt, einen Zustand zu erschaffen, in dem wir endlich glücklich sind. Das Problem daran ist nur, dass wir dieses Glück von äußeren Umstände abhängig machen, die weder von Dauer noch unter unserer Kontrolle sind. Alles verändert sich, alles ist vergänglich und in den wenigsten Fällen läuft alles genau so, wie wir es uns wünschen.

Anzunehmen, was ist, bedeutet aber nicht, antriebslos zu werden. Es bedeutet vielmehr, wertfrei zu erfassen, was ist, um dann aus einer inneren Gelassenheit heraus zu entscheiden, ob Handlungsbedarf besteht. Das gelingt uns so gut wie nie.
Wenn wir uns zum Beispiel durch eine Botox-Behandlung so weit geglättet haben, dass wir uns schöner finden, sind wir dann glücklich? Vielleicht haben wir für einen kurzen Moment einen Zustand der Zufriedenheit geschaffen. Dann beginnt der Körper das Botox auch schon wieder abzubauen. Unser Hals wird leider weiterhin faltiger und auf unseren Händen mehren sich die Altersflecken. Wir können uns also nicht auf das Glück verlassen, das wir über unsere äußeren Umstände geschaffen haben. Es ist flüchtig und vergänglich.

Worauf ich hinaus möchte, ist, dass die Quelle der Zufriedenheit in uns selbst liegt. Ständig etwas verändern zu wollen führt nicht zum Glück. Es gibt so viele extrem reiche und/oder erfolgreiche Menschen, die nicht glücklich sind. Das Gleiche gilt umgekehrt für Krankheit oder Armut, die manche Menschen nicht unbedingt unglücklich sein lassen. Natürlich gilt im Allgemeinen: lieber reich und gesund als arm und krank. Wenn das aber der Schlüssel zum Glück wäre, dann wären alle reichen und gesunden Menschen glücklich und alle armen und kranken Menschen unglücklich. Dem ist aber bekanntermaßen nicht so.

Ein weiterer Schlüssel zu einem zufriedenen Geisteszustand ist Geduld: eine völlig unterschätzte Tugend in einer Zeit, in der alles am besten sofort passieren sollte. Wann nehmen wir uns Zeit, damit sich etwas entwickeln kann, oder auch für unsere eigene Entwicklung? Wie gehen wir mit Rückschlägen um? Was bedeutet es für uns, zu scheitern?

Das Scheitern lehrt uns oft am meisten, Rückschläge helfen uns, kreativ an einer neuen Lösung zu arbeiten. Wenn wir uns Zeit geben, sind wir weniger streng zu uns selbst und dadurch weniger gestresst. Wir lernen, den Fokus zu halten und nicht alle Bälle gleichzeitig in die Luft zu werfen. All diese Aspekte der Geduld bilden ein starkes und belastbares Fundament für eine nachhaltige Entwicklung. Ein wirksames Werkzeug, um Geduld zu kultivieren, ist die Meditation. Dazu später mehr.

Wenn wir bereit sind, das, was ist, anzuerkennen, und behutsam danach streben, uns so zu entwickeln, dass wir gelassen bleiben, auch wenn die Dinge nicht so laufen, wie wir es gerne hätten, dann haben wir einen guten Weg vor uns.

Beobachte deine Tendenz, alles, was du siehst, denkst und fühlst, zu bewerten und zu beurteilen.

Versuche einmal täglich, bewusst NICHT zu bewerten, also nicht abzulehnen oder anzuhaften.

Gib dir Zeit und reagiere nicht sofort auf alles.

ÄLTER, WEISER, KLÜGER

Das Oberhaupt des Stammes oder des Dorfes, der Häuptling, die weise Frau, die Priesterin – diese Rollen in der Gesellschaft waren früher in der Regel von älteren Menschen besetzt. Es braucht eine gewisse Lebenserfahrung, um ein Vorbild zu sein und eine wegweisende Rolle einzunehmen. Viel Lebenserfahrung zu haben bedeutet, reich zu sein: reich an Jahren und reich an Erkenntnissen. Alt zu sein ist in dem Zusammenhang erstrebenswert. Mentoren sind selten jung. Auch heute hat das Ältersein viele Vorzüge: Wir machen nicht mehr alles mit, können vor einer Handlung eventuell schon absehen, wohin sie führt, sehen dadurch klarer, erkennen Risiken, handeln umsichtiger und möglicherweise auch gelassener. Je älter wir werden, desto freier können wir in der Regel unsere Zeit einteilen. Unsere Verpflichtungen nehmen ab oder wir haben gelernt, die richtigen Prioritäten zu setzen, sodass wir idealerweise auch mehr Zeit haben.

Unser Konsumverhalten wird kritischer: Wir kaufen anders ein, nachhaltiger, gezielter, und wir haben meistens mehr Geld zur Verfügung als während der Anfangszeit unseres Berufslebens. Wir sind also einerseits eine interessante Zielgruppe, andererseits kosten wir die Gesellschaft spätestens als Rentner mehr Geld, als wir einbringen. Die Menschen werden immer älter und dadurch zur Belastung des Sozialsystems, weil es immer weniger junge Menschen gibt, die das schultern. Das ist nicht unbedingt der fruchtbarste Boden für eine positive Veränderung der Sichtweise auf das Älterwerden. Das Bild, das meist in Zeitungen und in den Nachrichten benutzt wird, wenn es um ältere Menschen geht, sind Grauhaarige in Rentnerbeige, die auf einer Bank sitzen. Ab wann setzen wir uns mental mit dazu? Ab wann denken wir: Jetzt bin ich alt? Womit identifizieren wir uns, wenn es darum geht, ein Vorbild für das eigene Älterwerden zu finden? Wir sollten unser eigenes Vorbild sein und dabei lernen, uns selbst zu definieren! Nur wenn wir zu dem stehen, wer wir sind, können wir andere inspirieren. Uns selbst in die Rolle des oder der Weisen zu setzen, unser Wissen zu teilen, zu lehren – das sind die Aufgaben, die uns zufallen oder sogar zustehen. Dabei ist es wichtig, sich nicht über andere zu stellen und zum Beispiel auf jüngere Menschen herabzuschauen. Klugheit durch Alter bedeutet, einen weiteren Erfahrungshorizont über die Möglichkeiten zu haben, wie wir handeln und denken können, und diese Möglichkeiten auch zu nutzen.

Ab wann werden wir älter?
Wenn wir volljährig sind oder wenn wir die ersten Falten bekommen?
Wenn wir das erste Mal übers Älterwerden nachdenken?
Wenn das erste graue Haar auftaucht oder wenn die Augen schlechter werden?
Wenn wir aufgrund unsrer Lebenserfahrung intuitiv die richtigen
Entscheidungen treffen?
Wenn jüngere Menschen uns um Rat fragen?
Wenn wir gelassen bleiben, wo wir früher ausgeflippt wären?
Wenn Ärzte und Politiker jünger sind als wir selbst?

Mache dir deine Lebenserfahrung bewusst und sei stolz auf alles, was du bisher geschafft hast.

Orientiere dich nicht an anderen, sondern verbinde dich mit deinen eigenen Erfahrungen. Sie sind so einzigartig wie du selbst.

Vertraue darauf, dass du ein Vorbild und Mentor sein kannst.

Vergleiche dich nicht mit deinem jüngeren Ich, und wenn doch, dann schaue auf das, was sich zum Positiven hin verändert hat.

SELBSTANNAHME UND SELBSTLIEBE

Sich klein zu fühlen bedeutet nicht, schlecht zu sein. Angst zu haben, neidisch oder enttäuscht zu sein heißt nicht, weniger wert zu sein. Alle Gefühle und Gedanken, die es gibt, gibt es. Aber wenn wir uns dafür abstrafen und uns ablehnen, dann schwächen wir uns selbst. Unsere „Schattenseiten" sind da, weil wir auch Licht ausstrahlen. Beide sind wie zwei Seiten einer Medaille: Ohne das Vorne gibt es kein Hinten. Es ist nur manchmal schwer zu erkennen, welche Funktion unsere Schattenseiten haben.

Nehmen wir zum Beispiel das Gefühl von Neid: Unser Selbstoptimierungsprogramm lässt uns in die Vergleichsfalle tappen und wir entwickeln Neid, weil es immer jemanden geben wird, der das ist oder hat, was wir gerade nicht sind oder haben. Wir versuchen dann oft, den Neid für uns erträglicher zu machen, indem wir das, was wir eigentlich erstrebenswert finden, abwerten. Oder wir werten die Person ab, die das hat oder so lebt, wie wir es eigentlich auch gerne wollen. So bleiben wir leider in diesem schwierigen Gefühl stecken und kultivieren Mangel.
Um aber das Geschenk dieser Schattenseite zu entdecken, können wir unsere Strategie ändern und uns fragen:

1. Ist das, was wir unbedingt haben möchten, wirklich so erstrebenswert? Oder können wir auch ohne dies gut leben? Dann wenden wir das Prinzip Loslassen an.
2. Welchen Weg hat dieser Mensch zurückgelegt, um so zu werden, und welche Qualitäten hat er/sie genutzt, die uns auch zur Verfügung stehen würden. Dann nutzen wir das Prinzip Inspiration.

Auf diesem Weg bekommt der Neid plötzlich eine Funktion. Wir können mit ihm arbeiten, er bringt uns weiter, darf da sein und wir müssen ihn nicht ablehnen. Neid kann also eine gute Grundlage zur Selbstmotivation sein.

Der Schlüssel zur Selbstliebe ist, uns mit allen unseren Seiten anzunehmen und auch in den dunklen Seiten das Potenzial zu erkennen. Wir müssen nicht perfekt sein, um liebenswert zu sein. Menschen werden gerade dadurch nahbar, dass sie nicht perfekt sind. Oft lieben wir an anderen ihre besonderen Eigenheiten, warum also nicht auch an uns selbst? Unsere Angst, unser Neid, Wut, Trauer, Selbstzweifel dürfen da sein. Diese Gefühle helfen uns dabei, realistisch zu bleiben, die Bodenhaftung nicht zu verlieren. Ohne Angst und Selbstkritik wären wir nicht in der Lage zu überleben, weil wir mit ihrer Hilfe unseren sozialen Kontext überprüfen. Diese Aspekte unseres Selbst zu umarmen und sie aus ihrem Schattendasein herauszuholen, ihnen Raum zu geben und sie liebevoll zu integrieren, das ist der Weg zu Selbstannahme und Selbstliebe.

Erkenne deine dunklen Seiten an.
Sie sind ein Teil von dir, genauso wie deine
strahlenden Seiten.

Erlaube dir, Sehnsüchte zu haben,
sie sind ein guter Wegweiser.

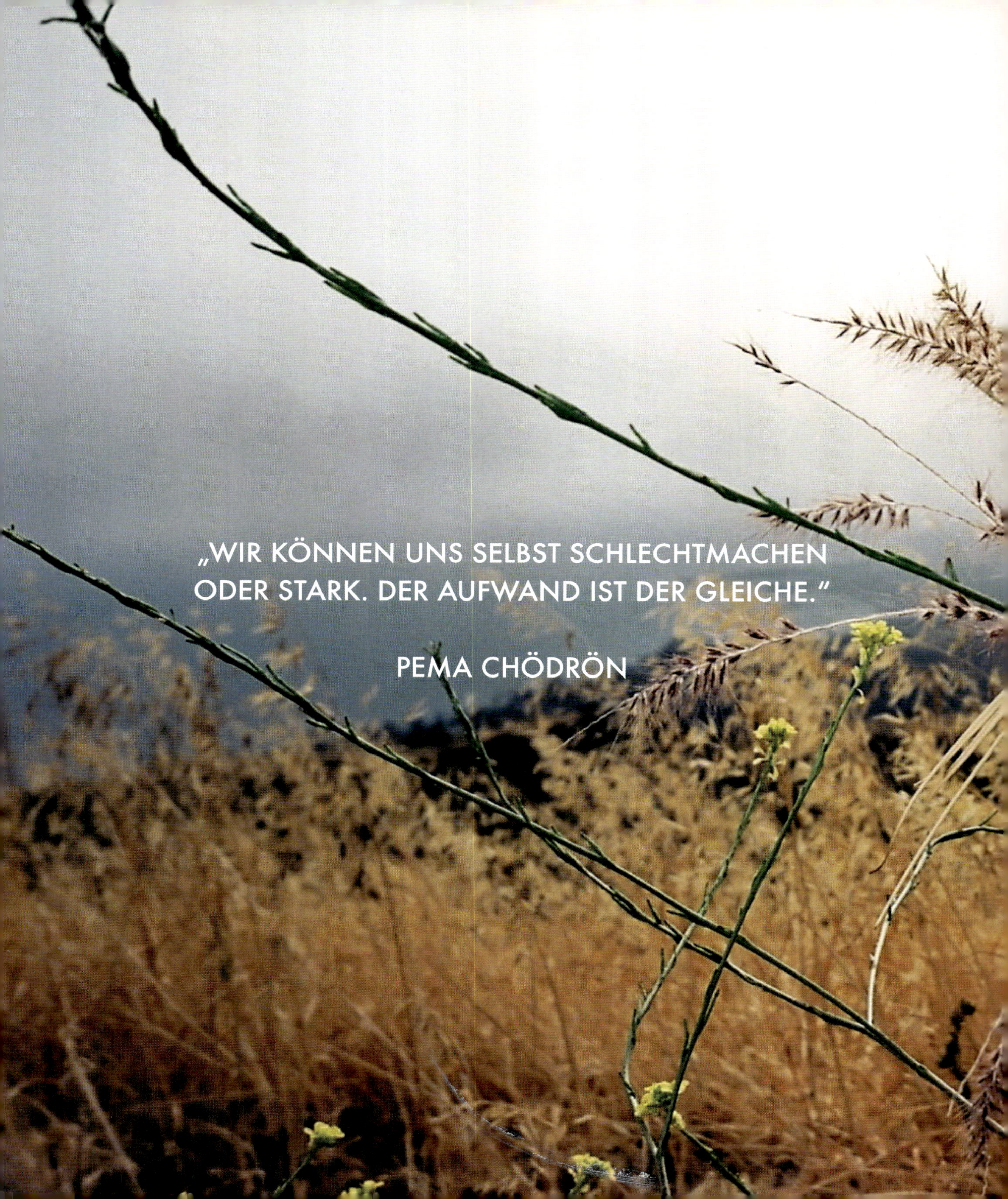
„WIR KÖNNEN UNS SELBST SCHLECHTMACHEN ODER STARK. DER AUFWAND IST DER GLEICHE.“
PEMA CHÖDRÖN

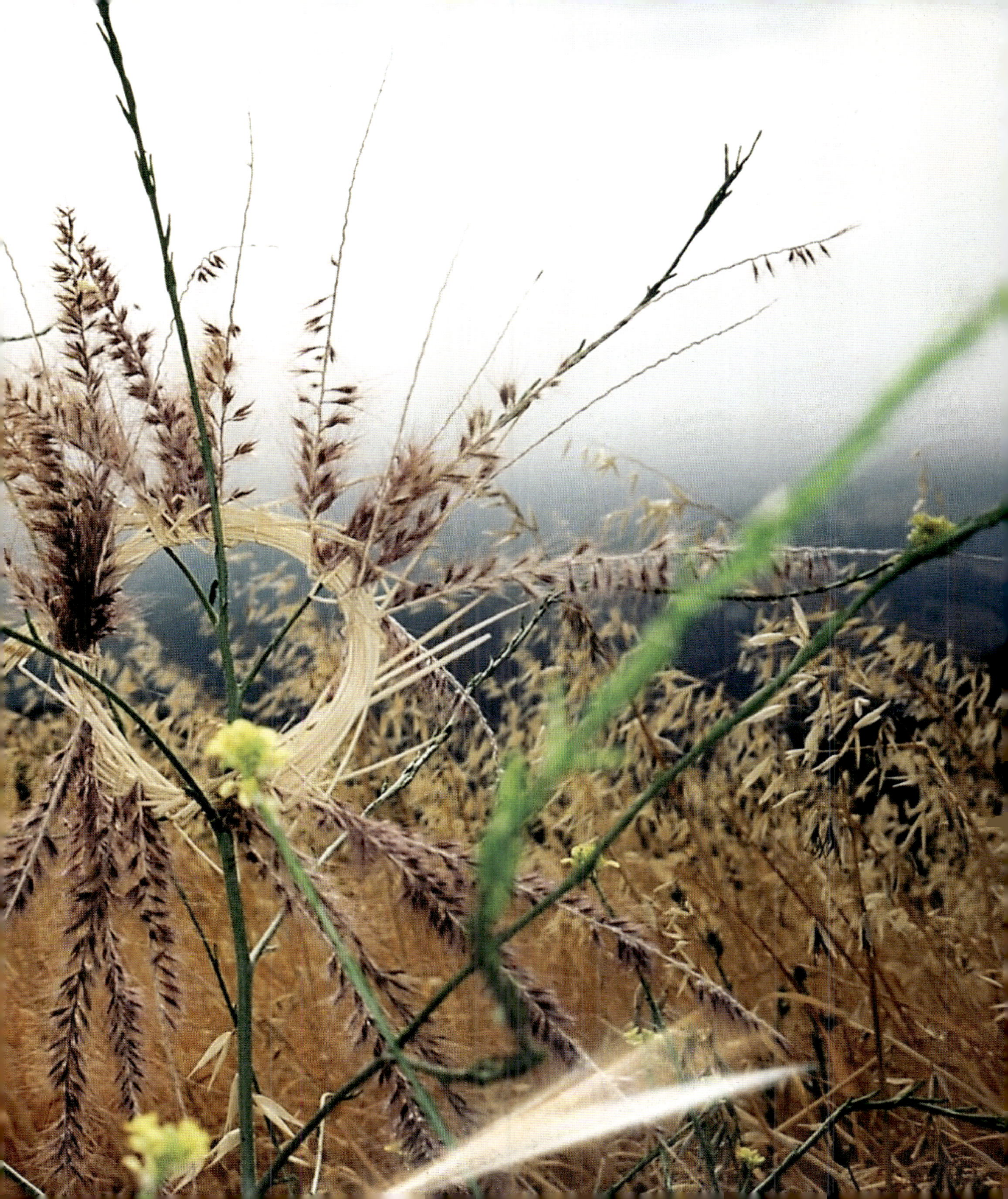

GLÜCKLICHSEIN

Wir alle wollen glücklich sein. Wir wollen gesehen und anerkannt werden. Wir suchen nach Bestätigung für das, was wir leisten, und wir brauchen andere Menschen, um diese Rückkopplung zu erhalten. Wir sind soziale Wesen, sind abhängig von anderen und wir wären nicht in der Lage, ohne andere Menschen zu überleben. Allein die Frage „Wie kommt mein Frühstücksei (die vegane Variante: mein Kokosmilch-Porridge) auf meinen Tisch?“ zeigt schon auf, dass wir ohne eine lange Produktions- und Lieferkette und all die vielen Menschen, die daran beteiligt sind, gar nichts zu essen auf dem Tisch hätten. Wir sind also Teil einer Kette von Brauchen und Gebrauchtwerden. Das ist die praktische Ebene.
Auf der ideellen Eben gibt es diese Abhängigkeiten auch: Das, was Menschen bei anderen anerkennen und schätzen, entspricht ihren eigenen Wertvorstellungen. Wenn ich etwas mache, was jemand anderes gut findet, bekomme ich Bestätigung – und umgekehrt. Wenn mich also jemand ablehnt, dann bedeutet das nicht, dass ich etwas falsch gemacht habe. Es bedeutet erst einmal nur, dass meine Handlung nicht den Wertvorstellungen des anderen entsprochen hat.

Wenn die Kette von Anerkennung und Bestätigung abreißt, fühlen wir uns schlecht. Social Media zeigt uns auf beeindruckende Weise, wie diese Anerkennung auf der digitalen Ebene funktioniert: je mehr Likes, je mehr Follower, desto besser. Wenn nichts passiert oder wenn Follower gar abspringen, fühlen wir uns, als existierten wir nicht mehr. Ich kenne viele Menschen, die Facebook und Instagram eigentlich schlimm finden und darunter leiden. Sie fühlen sich unter Druck, möglichst oft zu posten, zu kommentieren und zu teilen, damit sie Teil der digitalen Community sind, damit sie ihr Business voranbringen. Es macht ihnen keinen Spaß und sie fühlen sich unfrei, sind aber gleichzeitig nicht in der Lage, diesen Teufelskreis zu verlassen. Außerdem wird uns auf diesen Kanälen nur das vorzeigbare Glück der anderen vor Augen geführt, das aber weder mit deren noch mit unserer Realität sehr viel zu tun hat; es ist virtuell, also nicht echt erlebt.

Es gibt einen Zusammenhang zwischen individueller Zufriedenheit und dem Maß an Zuwendung und Unterstützung, das wir anderen Menschen zukommen lassen. Das Gefühl, ein erfülltes Leben zu führen, macht uns glücklich. Dazu gehören neben einem guten Berufsleben, Gesundheit und finanzieller Sicherheit vor allem ein unterstützender Freundeskreis und eine intakte Familie.

Unterschiedliche Studien zum Thema Zufriedenheit und Glück[9] zeigen, dass ganz oben auf der Liste dessen, was Menschen glücklich macht, Punkte wie soziale Bindungen, Zeit mit Familie und Freunden stehen. Und das ist gleichzeitig auch das, was Sterbende am meisten bedauern, wenn man sie fragt, was sie in ihrem Leben versäumt haben: nicht genug Zeit mit Familie und Freunden verbracht zu haben[10].

In unseren modernen westlichen Gesellschaften funktioniert der Generationenvertrag über soziale Sicherungssysteme. Es gibt eine Renten- und eine Pflegeversicherung für jeden. Menschen handeln dieses Thema also nicht mehr (nur) innerhalb ihrer direkten sozialen Beziehungen ab, sondern oft ist der Staat dazwischengeschaltet. Die Großfamilie, in der noch drei Generationen unter einem Dach lebten, gibt es schon lange nicht mehr oder nur noch äußert selten. Unsere Häuser und Wohnmodelle sind nicht danach ausgerichtet. Es gibt da keinen Platz für die Alten. Die meisten alten Menschen wohnen allein daheim oder in altersgerechten Wohnheimen – wenn sie, oder ihre Kinder, es sich leisten können. So aufreibend es auch sein mag, sich um seine alten Eltern zu kümmern, und so anstrengend es sein kann, sie vielleicht einmal zu pflegen, so erfüllend kann es aber auch sein.

Wie wollen wir selbst leben, wenn wir nicht mehr gut allein klarkommen? Wir selbst werden diese Lebensphase ja auch eines Tages erreichen, auch wenn sie noch weit weg zu sein scheint. Wollen wir ausschließlich andere alte Menschen um uns herumhaben und die Welt nur noch aus deren Perspektive betrachten? Oder sind wir bereit, uns auf Experimente und Lebensformen einzulassen, die anders sind? Familien mit Alten und Kindern in einer Community? Offenes Haus für Freunde und Familie? Eine WG?
Gesellschaften, in denen soziale Bindungen eine Überlebensfrage sind, bieten zwar für die Individuen weniger Freiheit, aber dafür sind sie eingebundener. Der Deal sieht so aus: Eingebunden zu sein bedeutet einerseits, gebraucht zu werden und als Teil einer Gruppe wichtig zu sein. Frei zu sein bedeutet andererseits, dass man auch fehlen kann, ohne dass es zu viel ausmacht. Wir müssen selbst entscheiden, was für uns richtig und wichtig ist und wie wir die für uns richtige Balance in unseren verschiedenen Lebensphasen finden. So wie eine gesunde Zelle im Körper die Gesundheit aller Zellen beeinflusst und so zu einem gesunden Organismus beiträgt, können wir zum Wohlbefinden unseres „Tribes“ beitragen, wenn es uns selbst gut geht. Wir sind ein Teil eines großen Ganzen.

Oft haben Menschen in späteren Lebensphasen das Gefühl, nicht mehr gebraucht zu werden. Und gleichzeitig gibt es unendlich viele soziale Einrichtungen, Organisationen, junge Familien, die für Unterstützung dankbar wären. Inzwischen werden viele generationenübergreifende Wohnprojekte entwickelt, in denen Alte und Kinder zusammen betreut werden und Menschen sich teilweise gegenseitig betreuen.

[9] Zum Beispiel der OECD Better Life Index, siehe unter www.oecdbetterlifeindex.org/de/topics/life-satisfaction-de oder der World Happiness Report, siehe unter: https://s3.amazonaws.com/happiness-report/2018/WHR_web.pdf (Stand: 01.05.2019; beides auf Englisch)
[10] Vgl. dazu: Bronnie Ware, „5 Dinge, die Sterbende am meisten bereuen“

Beide profitieren sehr voneinander und ich hoffe und wünsche mir, dass dieses Modell in Zukunft selbstverständlich wird. Wer anderen hilft, hilft auch immer sich selbst.

Letztendlich sind wir als soziale Wesen dafür gemacht, mit unserem Tribe zu leben, uns aufgehoben zu fühlen und für andere da zu sein. Die Grundlage dafür ist unsere Fähigkeit zu lieben. Die Existenz unserer gesamten Spezies ist darauf aufgebaut. Indem wir unsere Kinder lieben, beschützen wir sie und ziehen sie auf, so gut wir können. Wir kümmern uns um unsere Kranken und Bedürftigen. Liebe und Mitgefühl sind das, was unsere Gesellschaft zusammenhält. Die Quelle der Liebe für andere liegt wiederum in uns selbst und in unserem Potenzial zur Selbstliebe.

Wenn wir lernen, statt nach außen nach innen zu schauen, begegnen wir uns selbst. Es geht um unsere Essenz, die innere Wahrhaftigkeit, das, was jenseits von Dingen und Bewertungen liegt: unser wahrer Kern, unsere authentische Kraft. Uns selbst so zu lieben, wie wir sind, ist manchmal schwerer. Oft sind wir sehr streng mit uns selbst. Aber letztendlich schwächen wir uns damit und machen uns angreifbar. Wer schlecht von sich selbst denkt, ist für andere, die es vielleicht nicht so gut mit uns meinen, ein gefundenes Fressen. Durch Selbstachtung und Selbstliebe dagegen holen wir uns aus der Vergleichsfalle heraus und werden freier. Das ist allerdings leichter gesagt als getan. Es braucht viel Durchhaltevermögen, die Fähigkeit, genau hinzuschauen, Achtsamkeit und Kraft, um Rückschläge zu ertragen und daraus zu lernen, ohne dass wir uns selbst abwerten. Selbstliebe und Selbstannahme sind also die Voraussetzung, um andere zu lieben und so anzunehmen, wie sie sind. Nur so finden wir zu wahrem, tiefem und nachhaltigem Glück.

Buddha sagte sinngemäß: Jeder Mensch hat die Natur eines Buddha und ist reine Liebe und reines Mitgefühl. So kommen wir auf die Welt und alles, was ab unserer Geburt passiert, verschüttet diese wahre Natur. Unsere Aufgabe ist es also, diese Liebe in uns freizulegen, um uns wieder mit dem zu verbinden, was wir ursprünglich schon immer waren.

Verbinde dich mit Menschen oder auch Tieren, die du bedingungslos liebst und denen gegenüber du nachsichtig und liebevoll bist.

Übertrage diese Haltung der Liebe und Nachsicht auf dich selbst.

Übe, diese Haltung auch auf alle anderen Lebewesen zu übertragen.

Bitte um Hilfe und biete Hilfe an.

Beobachte dein Social-Media-Verhalten. Reduziere es bewusst und konsequent.

Schaffe echte Erlebnisse mit Menschen, die dir etwas bedeuten. Poste davon nichts auf Facebook oder Instagram.

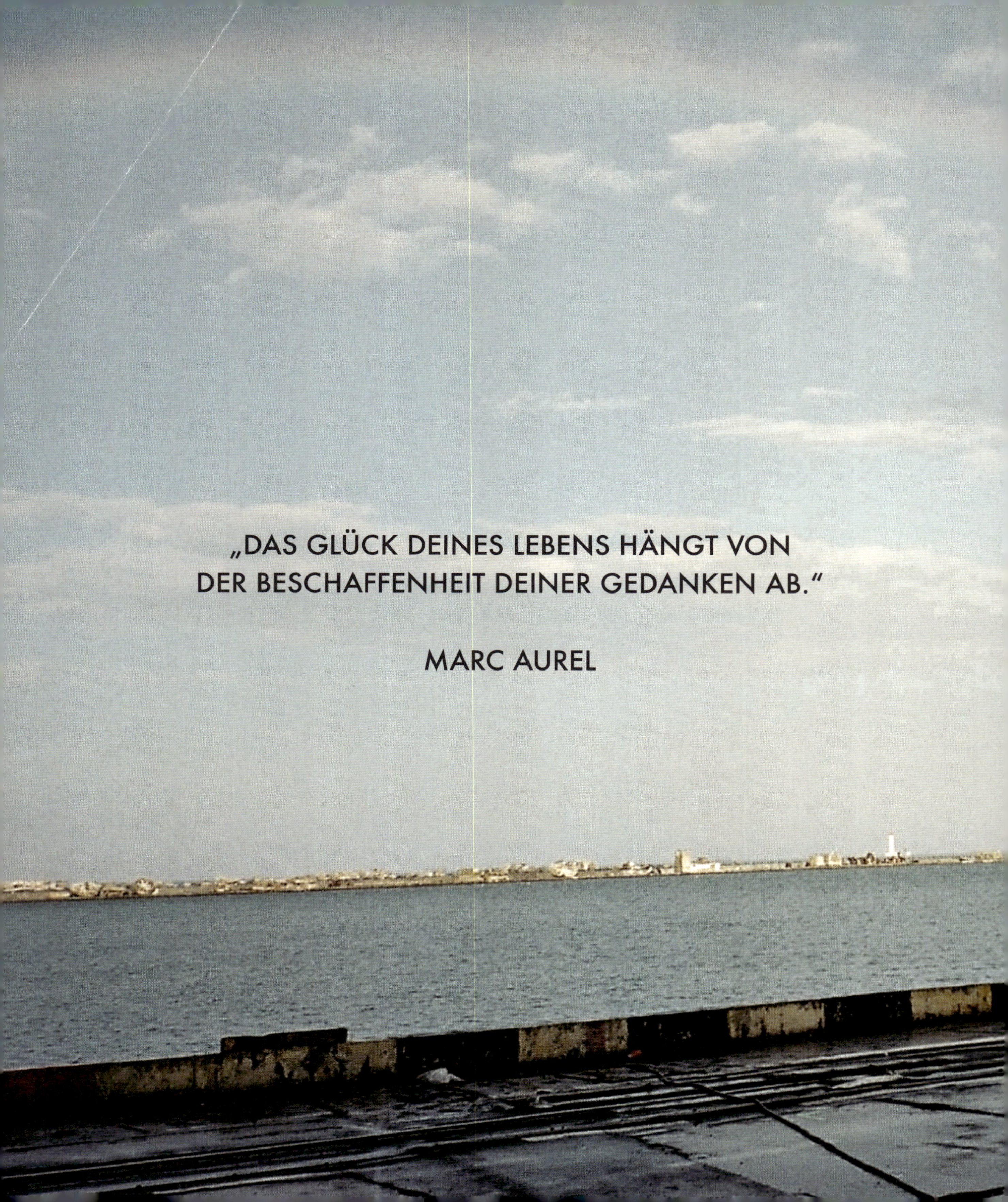

„DAS GLÜCK DEINES LEBENS HÄNGT VON
DER BESCHAFFENHEIT DEINER GEDANKEN AB.“

MARC AUREL

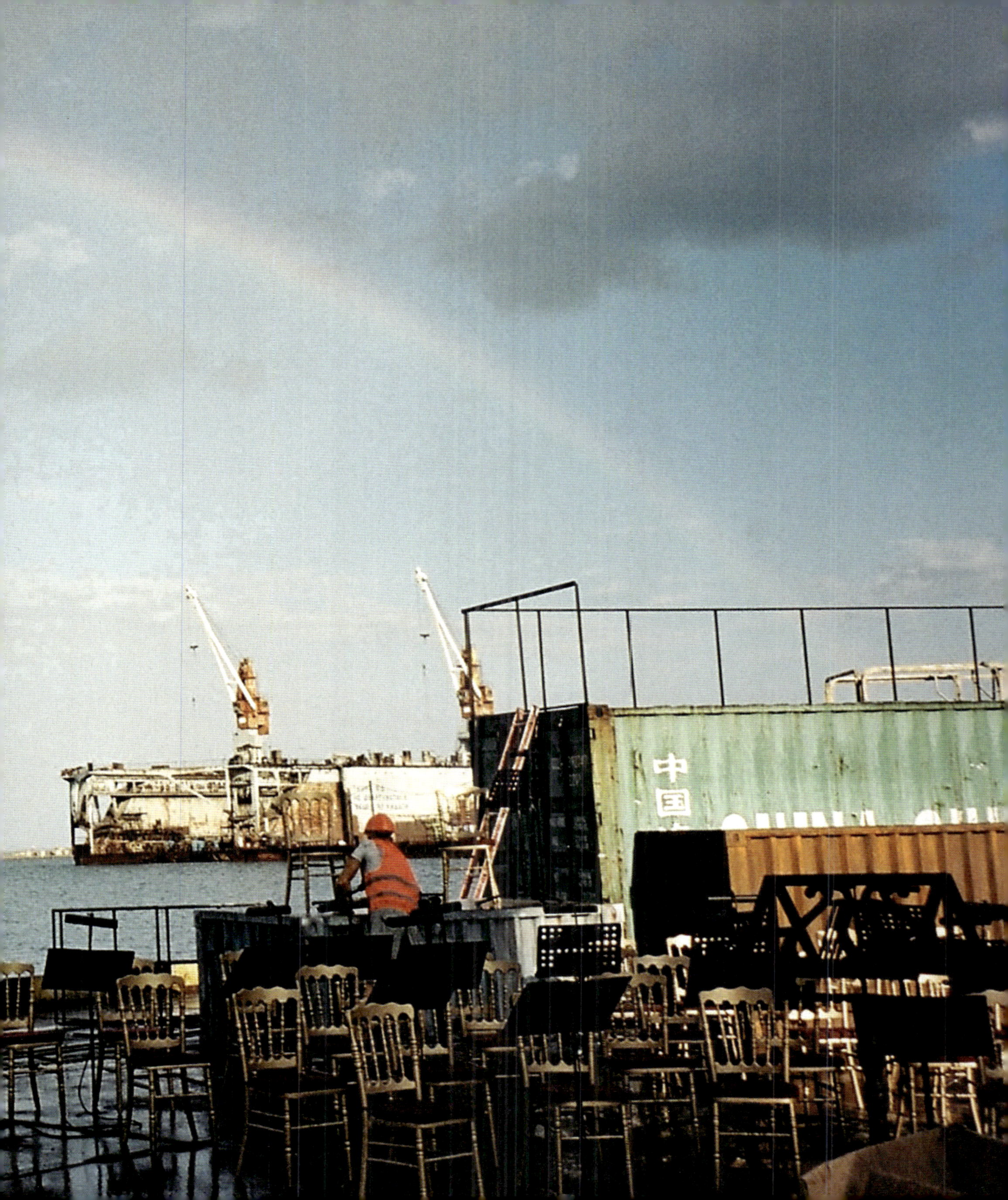
中国

INNERE AUSGEGLICHENHEIT UND ACHTSAMKEIT

Wir neigen dazu, alles persönlich zu nehmen. Das Abendessen, zu dem wir nicht eingeladen wurden, die Bestätigung oder Anerkennung, die wir nicht bekommen haben, der blöde Spruch, der von dem Kollegen am Morgen kam, die Chefin, die uns ignoriert hat, usw. Es hilft sehr, sich nicht jeden Schuh anzuziehen, der uns hingestellt wird. Oft kommen wir in solche Situationen, weil andere unachtsam sind und uns in unserer gegenwärtigen Verfassung gar nicht wahrgenommen haben; dann ist es also das Gegenteil von persönlich gemeinter Missachtung. Viele sind einfach so sehr in ihrem eigenen Kosmos unterwegs, dass es ihnen gar nicht auffällt, was sie bei anderen auslösen. Wir können sie dann darauf aufmerksam machen, dass wir uns übergangen und verletzt fühlen. Und wir können wiederum im Umgang mit anderen darauf achten, uns jeweils selbst zu fragen: Was macht diese oder jene Handlung von mir mit meinem Gegenüber?

Das Ganze läuft auf Achtsamkeit hinaus. Achtsam zu sein bedeutet, das, was im Moment passiert, wahrzunehmen und zuzulassen, sowohl auf der Ebene der Handlung als auch in Bezug auf unsere Gefühle. So finden wir Zugang zum Sein im Hier und im Jetzt. Wir sind dann weder mit dem beschäftigt, was war und was wir sowieso nicht mehr ändern können, noch mit dem, was sein wird und worüber wir keine Kontrolle haben. Wie ein Wissenschaftler, der etwas untersucht, schauen wir uns an, was gerade jetzt in unserem Geist entsteht und was wir daraus machen. Die wahre Herausforderung liegt darin, das Ergebnis dieser Beobachtung nicht sofort zu werten und mit Zustimmung oder Abwertung darauf zu reagieren. Das Ziel ist, dass wir lernen, die Gefühle in uns zu beobachten und uns damit aber nicht zu identifizieren. Wenn wir lernen, den Grundsatz „Ich habe dieses Gefühl, aber ich bin nicht dieses Gefühl“ wirklich in unsere Gedanken aufzunehmen, dann schaffen wir es, ein wenig Abstand zwischen uns und unseren Gefühlen aufzubauen. Je feiner wir in der Achtsamkeit unseren eigenen Gefühlen gegenüber werden, desto leichter fällt es uns zu spüren, was wir bei anderen auslösen.

Ich persönlich versage da immer wieder und übe mich entsprechend darin, mich deshalb nicht zu verurteilen. Wie oft habe ich früher Menschen verletzt und habe es noch nicht einmal gemerkt. Heute mache ich mir hingegen ewig Gedanken darüber, wie ich es hätte besser machen können, und vergesse oft dabei, dass es menschlich ist, Fehler zu machen.

Wenn wir uns unsere eigenen Fehler verzeihen können, dann lernen wir, weicher zu werden, um wiederum anderen Menschen verzeihen zu können. Achtsam zu sein bedeutet auch, dass wir uns schützen und abgrenzen, wenn wir spüren, dass wir Schaden nehmen. Achtsamkeit bringt vor allem Klarheit, und unsere Aufgabe ist es, diese auch anzuwenden und Achtsamkeit in Handlung umzusetzen.

Um Achtsamkeit zu üben, gibt es viele Methoden. Eine davon ist die Achtsamkeitsmeditation auf den Atem (wie sie weiter hinten im Buch beschrieben wird). Wenn wir Achtsamkeit im täglichen Leben üben, lernen wir die Momente des Tages wach und präsent wahrzunehmen. Meditation im Alltag sozusagen. Der nächste Schritt ist es, nicht zu bewerten und uns selbst nicht abzuwerten für das, was wir denken und fühlen. Schritt drei der Übung ist, dass wir unsere Gedanken und Gefühle loslassen können. Der Erfolg der Achtsamkeit ist also, dass wir immer noch Gedanken und Gefühle haben, wir aber lernen, sie nicht mehr in das Zentrum der Aufmerksamkeit zu stellen, sondern im Gegenteil: Wir nehmen sie wahr und lassen sie wieder ziehen. So können wir erfahren: Wir sind nicht unsere Gedanken und Gefühle, wir haben sie nur.

Auf diese Weise lernen wir in unserem Inneren eine Art konstante „Zufriedenheitstemperatur" zur kultivieren. Wir werden ausgeglichener und vieles erscheint uns leichter.

Versuche Dinge, die dich verletzen, weniger persönlich zu nehmen. Oft hat dein Gegenüber nur einen schlechten Tag oder ist mit sich selbst beschäftigt.

Zeige oder sage deinem Gegenüber, dass du verletzt bist, sonst merkt er oder sie es vielleicht nicht.

Achte darauf, was deine eigenen Worte und Taten für andere bedeuten und bei ihnen auslösen können.

Wenn du jemanden verletzt hast, bitte um Verzeihung. Ob er oder sie das annehmen kann, ist nicht dein Problem.

Wenn dich jemand verletzt hat, versuche ihm so zu verzeihen, wie du es selbst gerne erfahren würdest. Übe dich darin, die für dich schwierigen Gedanken und Gefühle anzuerkennen, aber gib ihnen nicht zu viel Zeit und Raum.

Wende dich dem zu, was du gerade jetzt tust.

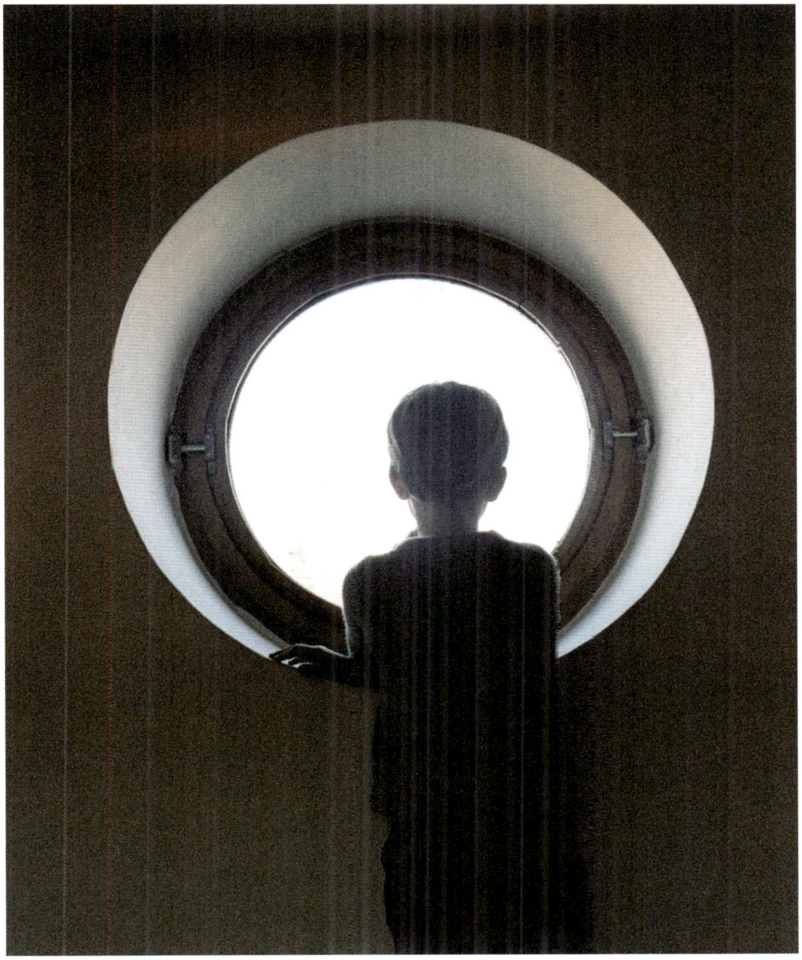

INNERE SCHÖNHEIT

Als Kind habe ich einmal in einer Talkshow eine Schauspielerin gesehen, an deren Namen ich mich nicht mehr erinnere. Sie war über 70 und sprach über ihr Leben, ihre Karriere und darüber, dass sie immer noch auf der Bühne oder vor der Kamera steht. Sie selbst war der Meinung, dass sie deswegen noch so fit sei, weil sie ständig neue Texte lernen musste und so gezwungen war, ihr Gehirn zu trainieren. Ich fand diese Frau faszinierend und sehr interessant und ich nahm mir damals vor, so zu werden wie sie, nicht was die Berufswahl angeht, sondern was das Leuchten in ihren Augen angeht und die Ausstrahlung, die sie hatte. Sie war für mich absolut schön. Wie wir wissen, liegt die Schönheit im Auge des Betrachters. Jeder Mensch findet etwas anderes schön. Es gibt in einigen Aspekten zwar einen gemeinsamen Konsens, aber das Empfinden von Schönheit ist individuell.

Für mich kommt wahre Schönheit von innen. Sie ist der Ausdruck von Lebendigkeit und Authentizität. Menschen, die ihre Bestimmung gefunden haben und darin aufgehen, sind für mich schön. Auch Menschen, die in sich ruhen, finde ich schön. Dabei ist es fast egal, wie sie aussehen, ob sie kurz oder lang, breit oder schmal, dunkel oder hell sind. Ihre sexuelle Orientierung spielt dabei genauso wenig eine Rolle wie ihr Alter.

Wenn ich Menschen, die ich schön finde, über ihr Leben befrage, so finde ich bei allen Antworten eine interessante Übereinstimmung: Alle mussten kämpfen, um zu sich selbst zu finden. Dieser Weg war für niemanden leicht und bedeutete auch, immer wieder zu scheitern, wieder aufzustehen, neu loszulegen, weiterzugehen. Viele mussten etwas opfern: Sicherheit, Beziehungen, Berufswahl, Kinderwunsch … Das, was sie bekommen haben, war die Erkenntnis darüber, wer sie sind und wofür sie leben wollen. Menschen, die so authentisch sind, sind für mich schön, denn ihre Schönheit kommt von innen. Und ich finde, das gilt umso mehr, wenn wir älter werden!

Erinnere dich daran, wie du schwierige
Situationen in deinem Leben gemeistert hast.

Mache eine Liste von Dingen, die du in
deinem Leben erreicht hast.

Schaue dir an, welche deiner Strategien
dir Erfolg gebracht haben.

Ziehe daraus deine Selbstsicherheit,
dass du schaffen kannst, was dir wichtig ist.

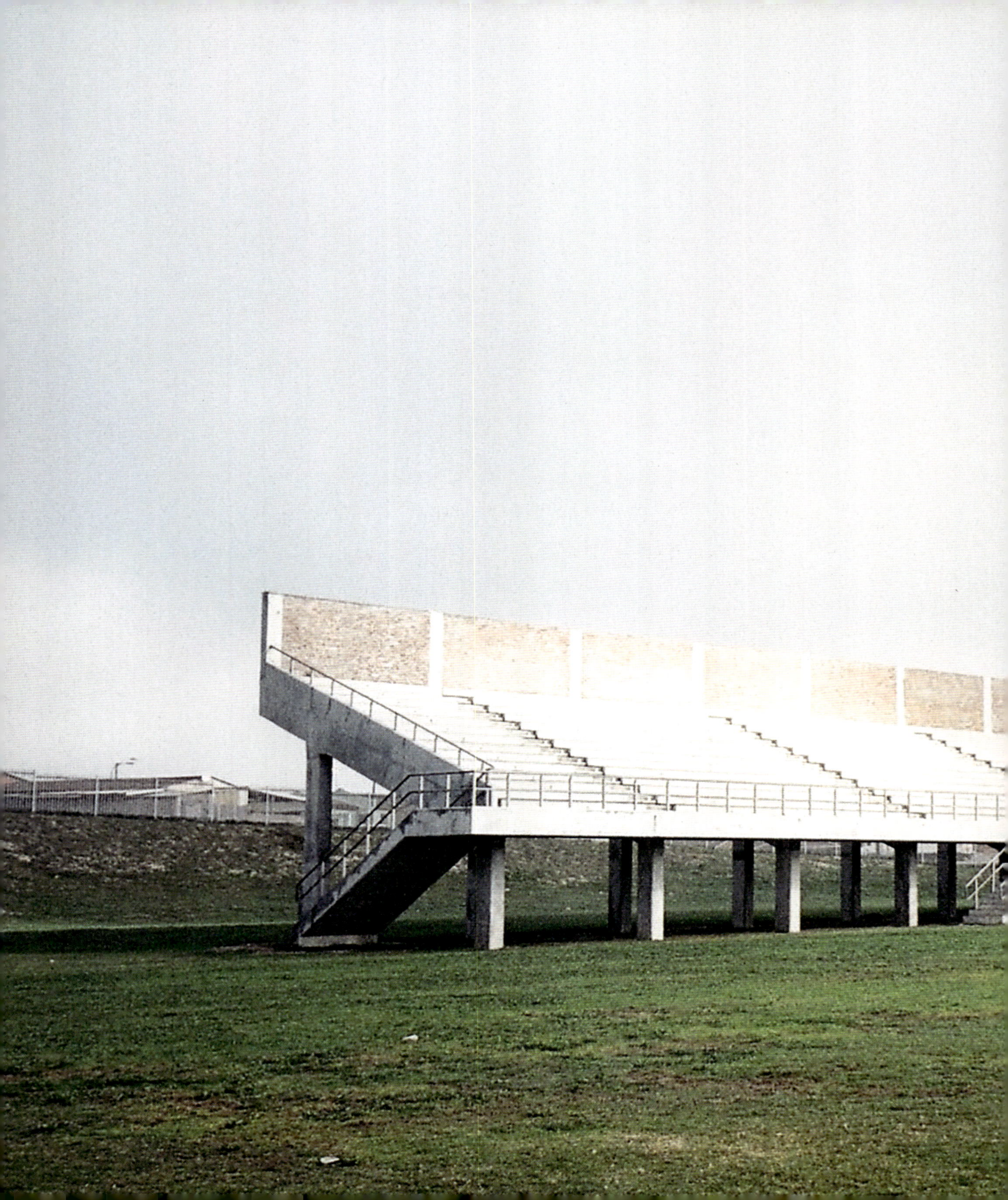

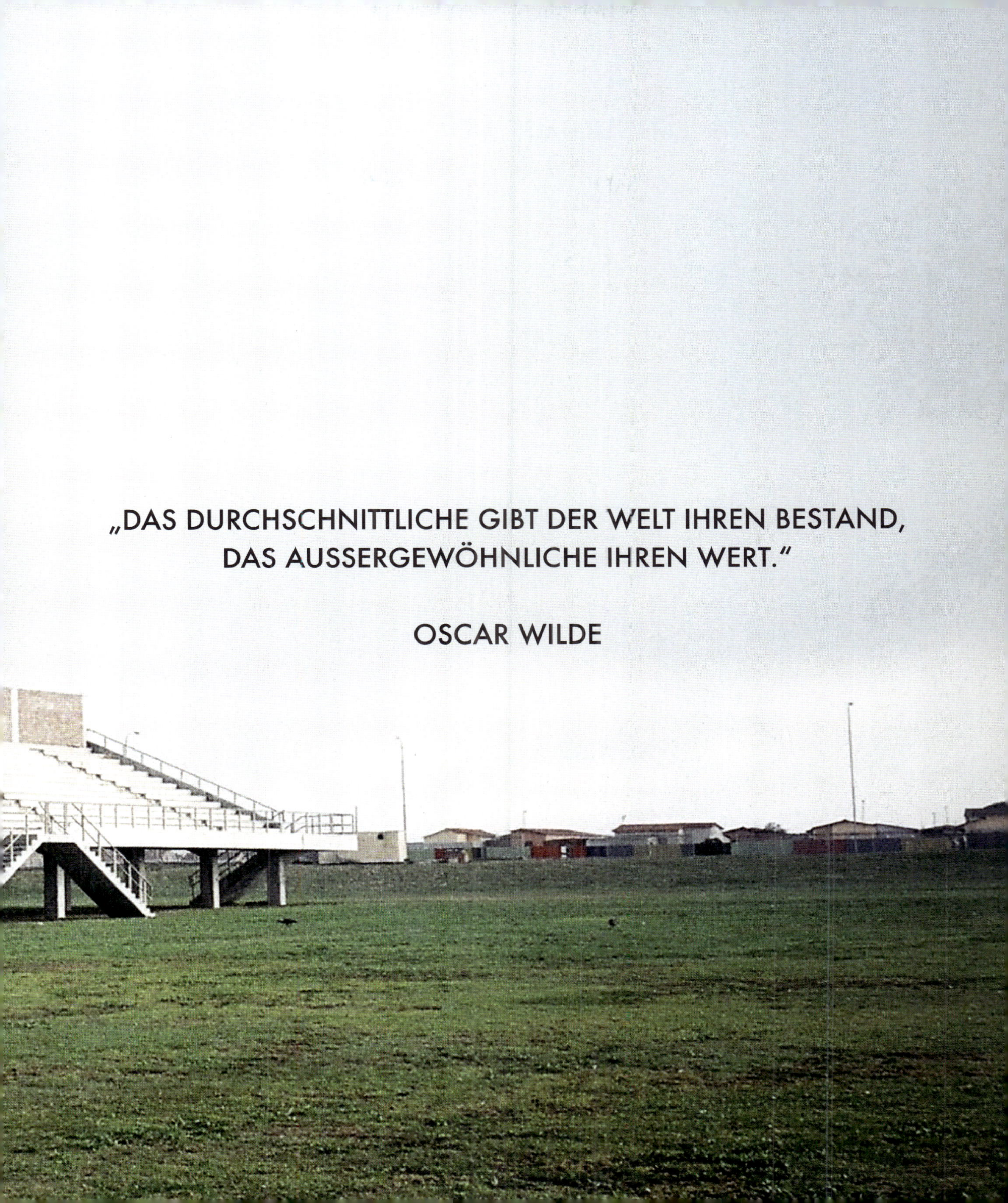

„DAS DURCHSCHNITTLICHE GIBT DER WELT IHREN BESTAND,
DAS AUSSERGEWÖHNLICHE IHREN WERT."

OSCAR WILDE

ANFÄNGER-GEIST, NEUGIER, TRÄUME

Wenn wir denken, dass wir alles wissen, können wir einpacken. Nicht zu wissen ist der Schlüssel zur Entwicklung. Ein Geist, der voll ist, kann nichts mehr aufnehmen, ein leerer Geist dagegen viel[11].

Wie oft wurden schon vermeintlich unumstößliche Wahrheiten von späteren Erkenntnissen überholt? „Die Erde ist eine Scheibe", „Die Sonne dreht sich um die Erde" und so weiter. Menschen, die die „Wahrheit" infrage stellten, wurden im Laufe der Jahrhunderte immer wieder verfolgt, gefoltert, mundtot gemacht oder sogar umgebracht, bis Forscher und Wissenschaftler Belege für eine neue Wahrheit gefunden hatten und so eine kleine Revolution nach der anderen auslösten. Sogar die Wissenschaft und Forschung selbst wurde sehr lange verteufelt – im wahrsten Sinne des Wortes.

Das, was wir für wahr und richtig halten, ist selten die Wahrheit. Es ist unsere Sicht auf die Dinge, unser Ausschnitt, unsere Perspektive, unser Erkenntnishorizont, unsere Fähigkeit zu messen und zu beweisen, was sich uns zum aktuellen Zeitpunkt präsentiert. Damit meine ich unsere individuelle Sichtweise genauso wie z. B. die eines bestimmen Kulturkreises oder einer Religion.
Wenn wir bereit sind, unsere Wahrheiten auf den Prüfstand zu stellen, und neugierig darauf schauen, wie man die Dinge auch noch sehen könnte, öffnen wir unseren Geist und unser Herz für alles, was das Leben zu bieten hat.

Mein Onkel Pierre aus Sao Paulo, der Professor für Astrophysik war, sagte immer: „Wir wissen es nicht, wir haben nur Modelle." Es gab wenige Studenten, die bei ihm promovieren wollten, weil er sie nicht mit Antworten belieferte, sondern sie mit weiteren Fragen konfrontierte. Er konnte darüber lachen, weil er sich sicher war, dass die Klügsten unter ihnen zu derselben Wahrheit finden würden.

Mit der Zeit zu gehen bedeutet, neugierig und offen auf die aktuellen Entwicklungen zu schauen. Das Internet, die Revolution der Neuzeit, können wir da mit der Erfindung des Buchdrucks und mit dessen Bedeutung für die damalige Zeit, im 15. Jahrhundert, vergleichen. Das Internet demokratisiert Wissen und bietet endlos viele Möglichkeiten, um sich zu informieren, aber auch um zu manipulieren und manipuliert zu werden. Hier bekommen wir inzwischen den Ausschnitt der „Realität und Wahrheit" präsentiert, den Algorithmen über uns und für uns gesammelt haben und der unser Weltbild bedient. Wachsamkeit und Offenheit helfen uns da, kritisch und wach zu bleiben, um unterschiedliche Quellen für unseren Wissensdurst anzuzapfen und unser Bild zu vervollständigen.

Wenn wir uns innerlich zur Ruhe setzen und glauben, dass es sich nicht mehr lohnt zu lernen, dann werden wir zuerst im Kopf alt. Ein „alter Kopf" schafft keinen lebendigen Körper. Es ist das Zusammenspiel von beiden, das uns hilft, unsere innere Jugendlichkeit in unser Alter zu integrieren und sie äußerlich spürbar zu machen. Denn wer neugierig ist und weitergehen will, bewahrt sich eine kindliche Qualität, und wer träumt, der lebt.

Wünsche und Träume geben uns eine zusätzliche Dimension. Sie öffnen Räume in unserem Inneren, die wir jederzeit betreten und wieder verlassen können. In unseren Träumen können wir alles sein, alles leben, alles denken. Träume haben eine große Kraft, und wenn wir beginnen, unsere Träume ernst zu nehmen, dann können daraus Visionen für wirklichen Wandel entstehen. Wir sind niemals zu alt, um Dinge zu verändern.

[11] Vgl. dazu: Shunryu Suzuki, „Zen-Geist – Anfänger-Geist"

Frage dich: Ist der Weg, den ich aus bestimmten Gründen einmal eingeschlagen habe, immer noch der Weg, der mich heute weiterbringt und erfüllt? Haben sich meine Lebensumstände geändert? Habe ich mich geändert?

Umgib dich mit Menschen, die schon da sind, wo du gerne hin möchtest.

Formuliere deine Träume, visualisiere sie. Je konkreter, desto besser.

Suche nicht nach Argumenten, die deine Träume platzen lassen. Suche nach Argumenten, sie umzusetzen.

Plane, handle, bitte um Hilfe!

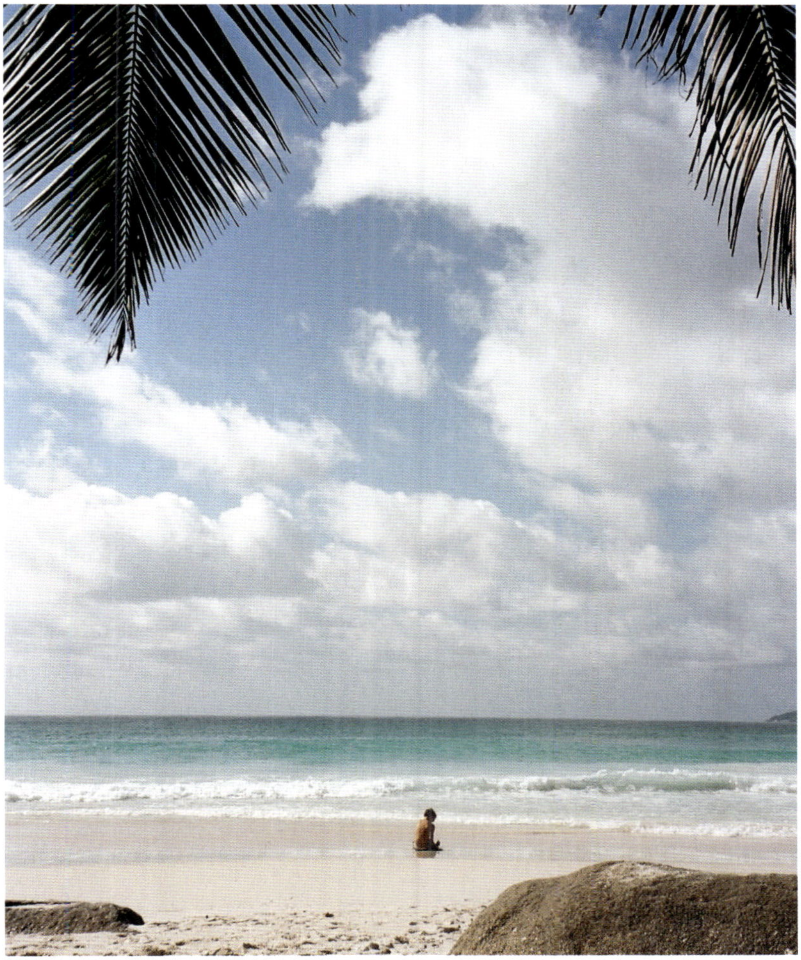

„IM ANFÄNGER-GEIST GIBT ES VIELE MÖGLICHKEITEN,
IM GEIST DES EXPERTEN NUR WENIGE.“

SHUNRYU SUZUKI ROSHI

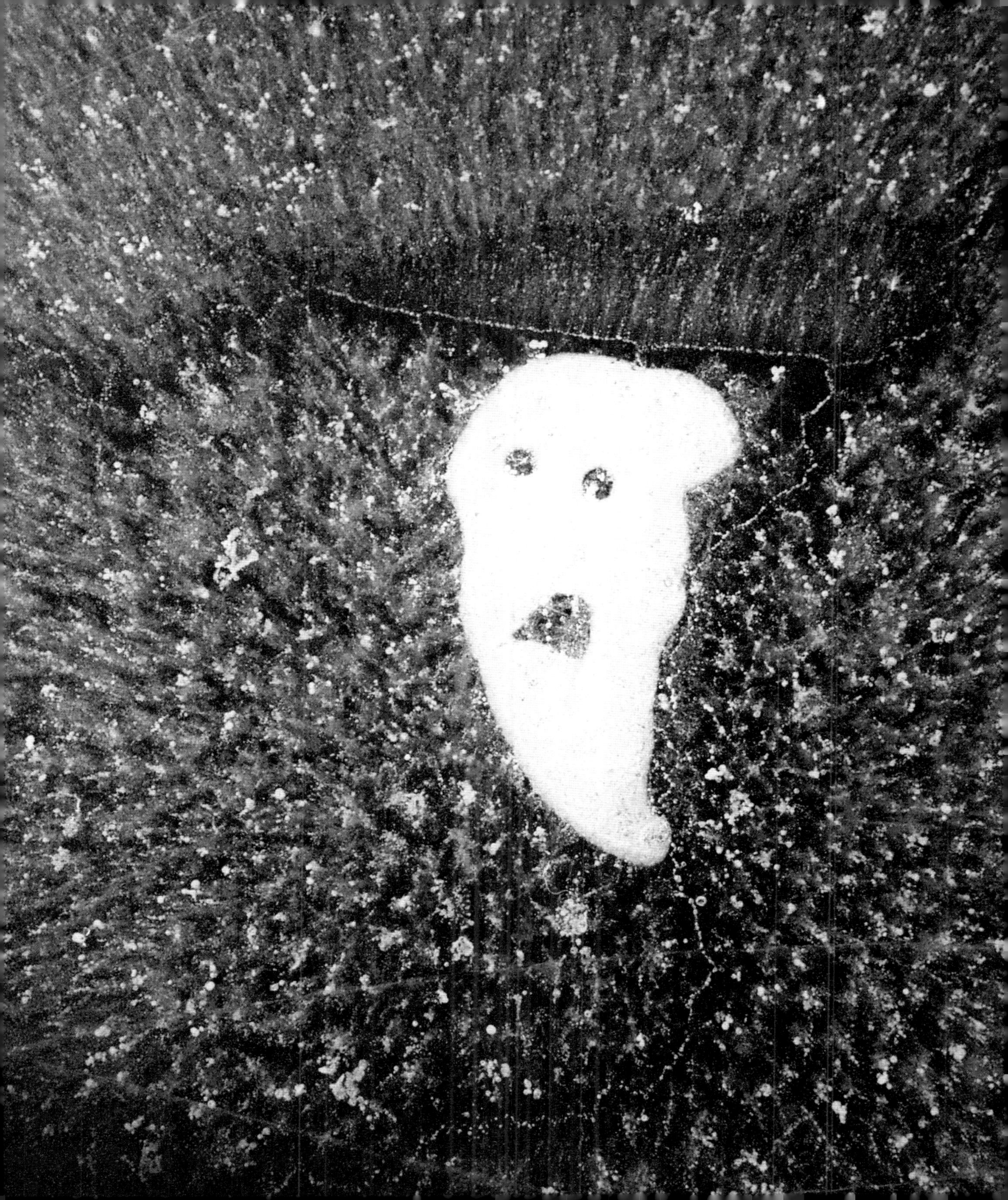

BESTIMMUNG

Die meiste Zeit des Lebens verbringen wir damit, etwas zu werden. Wir werden von Babys zu Kleinkindern, zu Schulkindern, zu Teenagern, zu Lehrlingen, Abiturienten, Studenten, Arbeitnehmern, Selbstständigen, zu Müttern, Vätern etc. Idealerweise kommen wir bei der Berufswahl auf die Idee, uns für etwas zu entscheiden, das uns entspricht und unsere Fähigkeiten fördert und bestätigt. Oft sind aber die Entscheidungen, die wir in Bezug auf unsere Zukunft treffen, geprägt von den Erwartungen anderer. Unser Wunsch nach Anerkennung treibt uns dazu, unsere innere Erfüllung zu opfern, weil uns der Preis dafür zu hoch erscheint. Sowohl privat als auch beruflich sind wir vollgestopft mit Konzepten, Bildern und Erwartungshaltungen anderer, die wir annehmen, ohne dass wir uns dessen bewusst sind.
Der Rat, den mir die meisten Erwachsenen gaben, als ich mit 20 auf der Suche nach einem für mich passenden Beruf war, bestand darin, mir zu sagen, ich solle mir etwas Sicheres suchen, also einen Beruf, der mich für den Rest meines Lebens ernähren würde. Damals waren meine Ratgeber in dem Alter, in dem ich heute bin, aber ich würde junge Menschen aus meiner heutigen Sicht ganz anders beraten. Was ich schon damals nicht verstanden habe: Was ist Sicherheit? Woher weiß ich, dass etwas, das mich mit 20 erfüllt, mit 40 oder mit 60 noch Bestand haben wird? Warum ist Sicherheit unser höchstes Gut? Ist Sicherheit nicht oft genau das, was verhindert, dass wir in unserer Wahrheit leben?
Gerade wenn wir jung sind, ist Zeit eine Dimension, die wir noch kaum erfassen. Sie erscheint uns für unser eigenes Leben unendlich zu sein. Aber spätestens in unserer zweiten Lebenshälfte ist der innere Ruf nach Authentizität immer schwerer zu überhören.

In meiner Arbeit als Coach begegne ich vielen Menschen, die sich neu aufstellen wollen, um so zu leben, wie es ihnen entspricht, die sich selbst treu sein wollen und nach dem suchen, was ihnen Erfüllung bringt – nicht nur auf der beruflichen Ebene. Die Suche nach der eigenen Wahrheit wird wichtiger und dringender, wenn wir merken, dass wir nicht mehr unendlich viel Zeit haben. Die meisten Frauen beginnen mit dieser Suche schon in dem Moment, in dem sie Mutter werden und sich nicht mehr uneingeschränkt auf ihren Job konzentrieren können. Sie müssen neue Modelle finden, sich anders organisieren und aufstellen. Und so wie sich unsere Lebensumstände immer wieder verändern, sind wir auch gut beraten, uns selbst mit zu verändern.
Ich spreche manchmal mit Menschen, die denken, dass sie jenseits der 40 zu alt sind, um nochmal neu anzufangen, auch wenn sie bisher das Gefühl hatten, auf das falsche Pferd gesetzt zu haben. Der innere Konflikt hat zwei Seiten: einmal die Sicherheit, die sie aus ihrem aktuellen Beruf und ihren Lebensumständen ziehen, und die Angst davor, sich auf etwas Unbekanntes einzulassen. Auf der anderen Seite steht die Sehnsucht nach Erfüllung, der Wunsch, eigenen Ideen und Vorstellungen Raum zu geben und sich weiterzuentwickeln.

Das eine muss das andere nicht ausschließen. Es gibt unendlich viele Möglichkeiten, sich dem eigenen Potenzial zu nähern und sich eine Lebenssituation zu schaffen, die das Sowohl-als-auch und nicht nur das Entweder-oder zulässt. Solange wir daran glauben, dass Veränderung und Wachstum möglich sind, solange sind sie möglich! Wir müssen uns nur manchmal einen Ruck geben, unsere Komfortzone verlassen und uns dem Gefühl der Unsicherheit stellen ... um dann daran wachsen zu können.

Im Yoga und im Buddhismus gibt es den Begriff „Dharma", der sehr weit gefasst ist. Er kann bedeuten: die Lehren, die persönliche Bestimmung, die Aufgabe im Leben, um nur einige zu nennen. Und es gibt den Begriff des „Karma", womit das Prinzip von Ursache und Wirkung gemeint ist: Jede Entscheidung, die wir treffen, jede Handlung, die daraus folgt, führt zu einem Ergebnis. Nicht zu handeln ist auch eine Form des Handelns. Unser Leben heute ist das Ergebnis der Entscheidungen, die wir in der Vergangenheit getroffen haben.

Die Bhagavad Gita, eine der wichtigsten yogischen Schriften und ein zentrales Werk des Hinduismus, ist ein Zwiegespräch zwischen dem Gott Krishna und seinem Schüler Arjuna, der Krishna um Hilfe und Rat bittet, weil er nach seinem Dharma sucht, seiner Aufgabe. Er verzweifelt fast an den Widrigkeiten, denen er ausgesetzt ist, und findet dank Krishnas Hilfe zu einer inneren Einstellung, die ihn klar den für ihn bestimmten Weg einschlagen lässt. Die Bhagavad Gita ist eine Metapher für unser eigenes Leben. Sie nimmt Stellung zu den grundlegenden Fragen wie Liebe, Freundschaft, Tod, Sinn und Ziel des Lebens. Sie ist eine von tiefer Weisheit erfüllte Schrift über Bestimmung und Auswirkung von Entscheidungen und umfasst sämtliche Aspekte des Yoga, also des Geistestrainings. Als weiterführende Lektüre kann ich sie sehr empfehlen.

Spätestens in unserer zweiten Lebenshälfte sollten wir also anfangen, danach zu suchen, was uns im Innersten erfüllt. Denn da heraus können wir die Entscheidungen treffen, die unsere Zukunft zu dem werden lassen, was und wie wir leben wollen: frei, authentisch und verbunden mit uns selbst. Die wichtigste Entscheidung, die wir dabei immer wieder neu treffen müssen, ist: Wann handeln wir und wann lassen wir geschehen und nehmen an, was ist?

Lass dich nicht entmutigen. Die meisten Menschen stellen Sicherheit über Erfüllung. Ihre Angst ist nicht deine Angst.

Schreibe deine Werte auf: Was ist für dich wichtig? Was ist richtig? Was brauchst du, um authentisch leben zu können?

Was fällt dir leicht? Was kannst du gut?

Schaue auf deine jetzige Lebenssituation und frage dich: Wer – außer mir selbst – hat mich dahin gebracht?

Entscheide, ob du weiterhin die Erwartungen anderer erfüllen möchtest, ob es einen Kompromiss geben kann oder ob du harte Schnitte machen musst, um dich nicht selbst zu opfern.

Auch wenn du kein eindeutiges Talent in dir findest, kennst du das Gefühl, „im Fluss“ zu sein. Erlaube dir dieses Gefühl und erarbeite dir die passenden Umstände. Es lohnt sich!

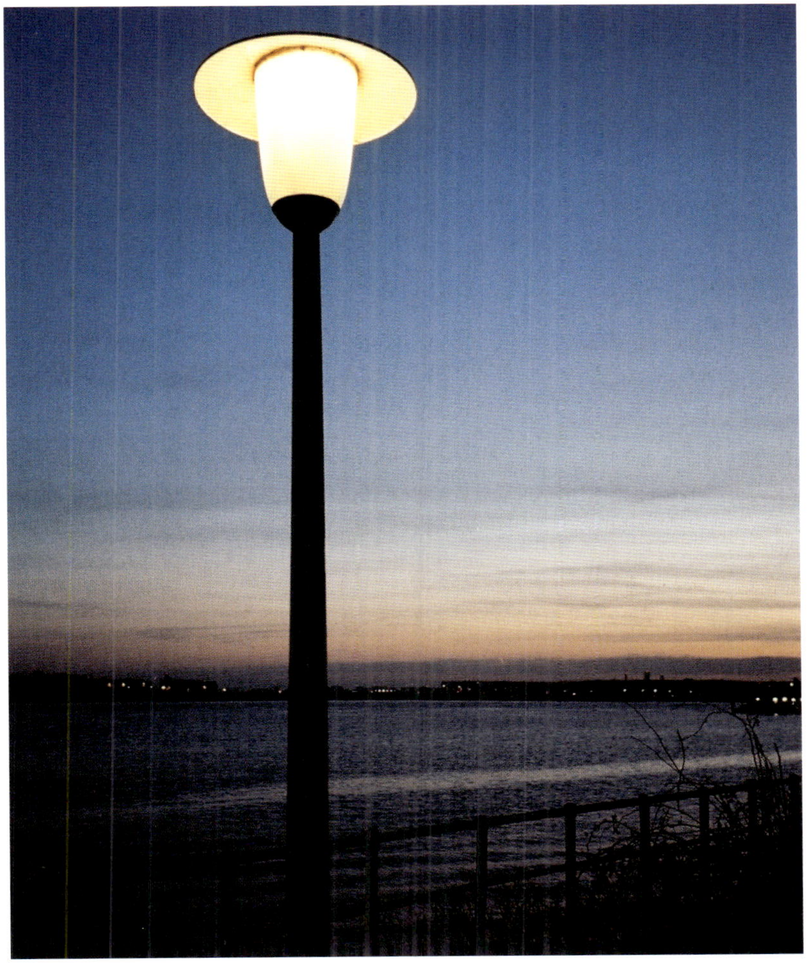

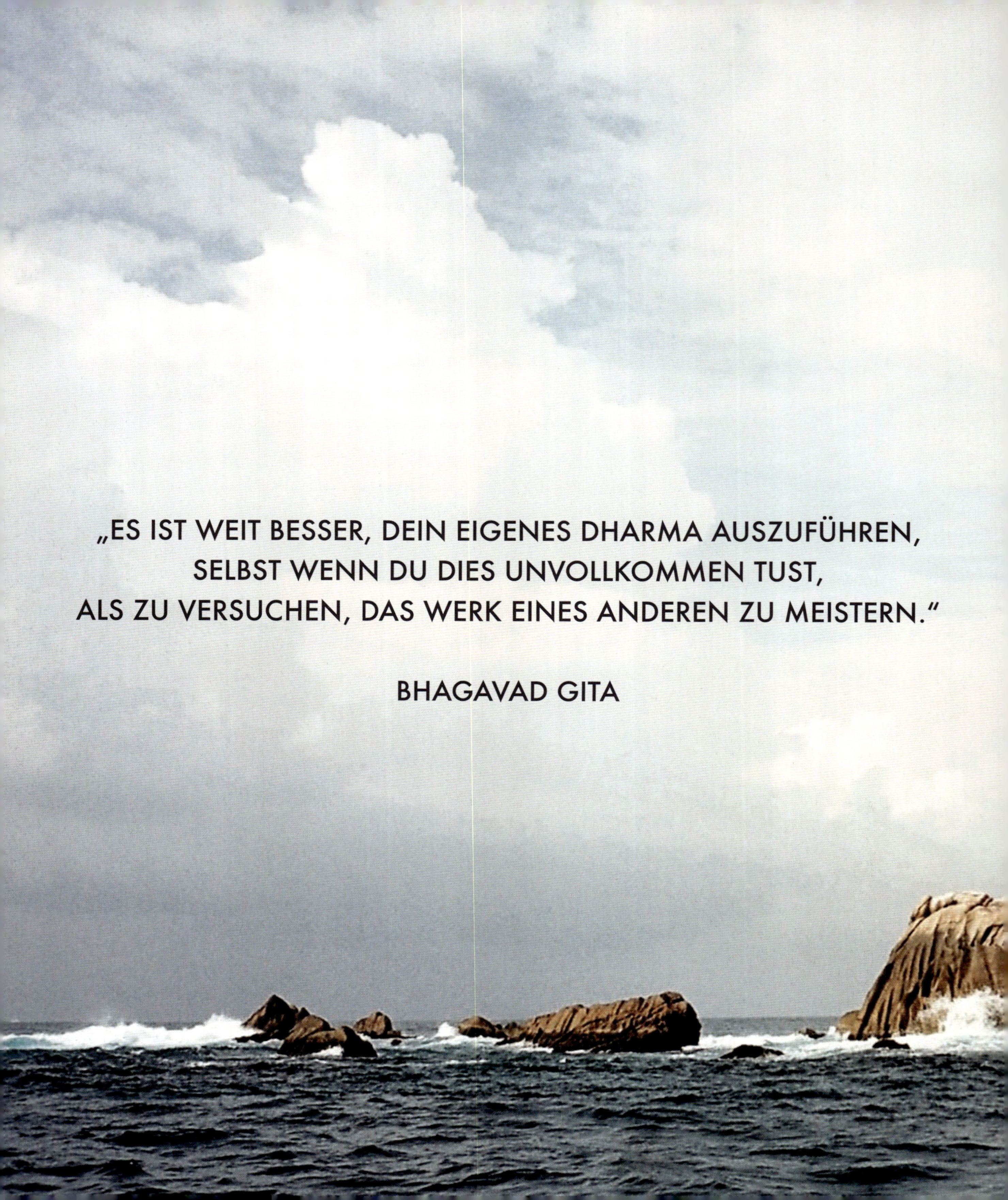

„ES IST WEIT BESSER, DEIN EIGENES DHARMA AUSZUFÜHREN,
SELBST WENN DU DIES UNVOLLKOMMEN TUST,
ALS ZU VERSUCHEN, DAS WERK EINES ANDEREN ZU MEISTERN."

BHAGAVAD GITA

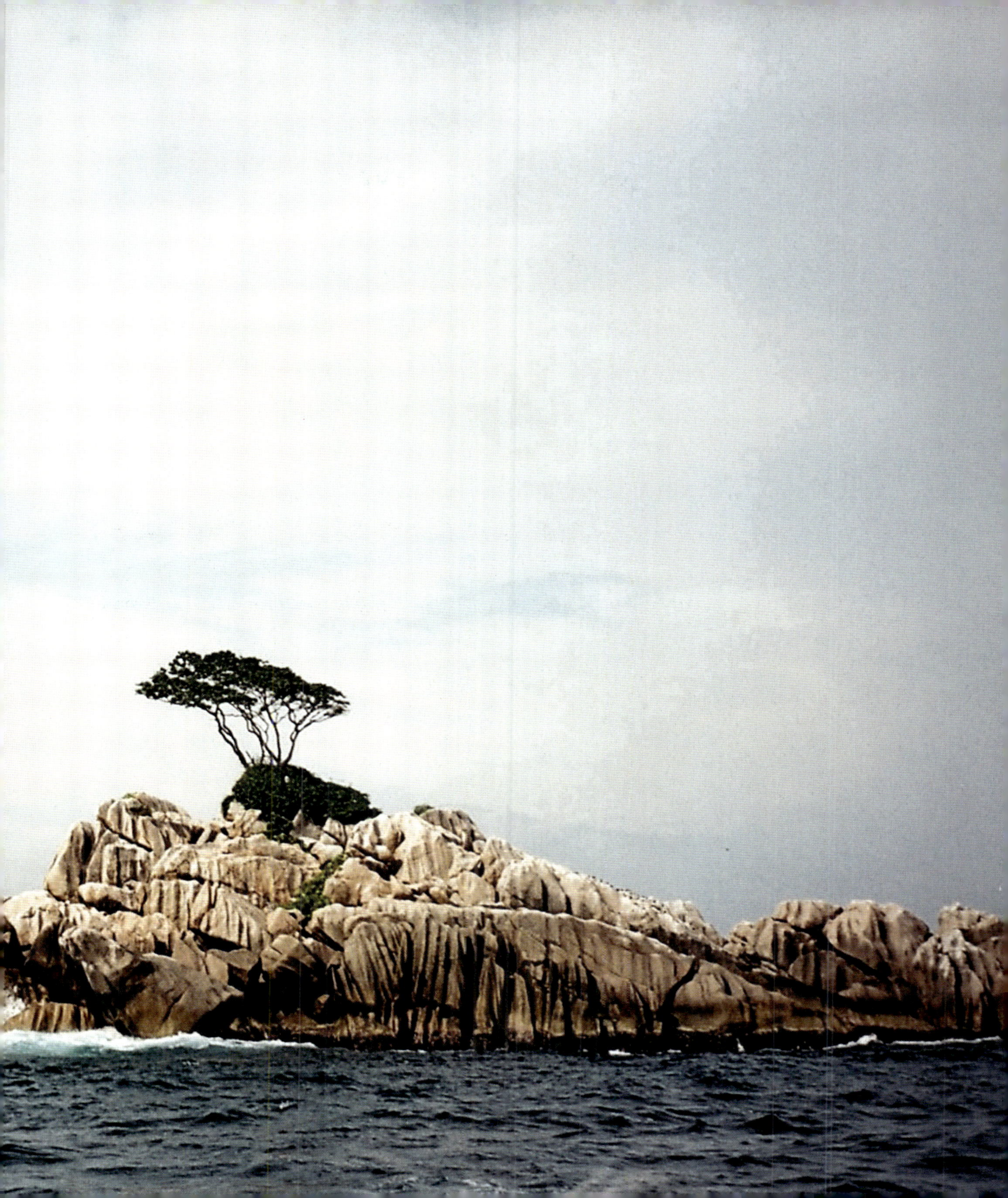

DEN GEIST FÜTTERN – GEISTIGE NAHRUNG

Inspiration ist laut Duden „eine erhellende Idee, die jemanden, besonders bei einer geistigen Tätigkeit, weiterführt". Der Duden erwähnt in diesem Zusammenhang sogar das Wort „Erleuchtung". Genau wie bei der Nahrung, die unseren Körper gesund und fit hält, ist es nicht egal, womit wir unseren Geist füttern. Wir sollten darauf achten, was wir hineinlassen, was dann in uns arbeitet und uns natürlich auf die eine oder andere Weise auch wieder verlässt in Form von Worten und Taten. Unseren Worten und Taten liegen Gedanken und Gefühle zugrunde. Sie sind die Quelle unserer Handlungen. Wenn wir uns anschauen, was wir denken und fühlen, dann können wir einen Zusammenhang erkennen zu dem, was uns im Alltag passiert und wie unser Leben verläuft.
Diese Erkenntnis ist unbequem und sogar unpopulär, weil sie uns dazu zwingt, Verantwortung für unser Leben zu übernehmen: Das, was wir denken und fühlen, lässt uns entsprechend handeln. Das, was wir tun, hat Konsequenzen.

„Achte auf deine Gedanken, denn sie werden deine Worte.
Achte auf deine Worte, denn sie werden deine Handlungen.
Achte auf deine Handlungen, denn sie werden deine Gewohnheiten.
Achte auf deine Gewohnheiten, denn sie werden dein Charakter.
Achte auf deinen Charakter, denn er wird dein Schicksal."
Dieses Zitat wird Mahatma Gandhi zugeschrieben, ist aber tatsächlich aus unbekannter Quelle und vermutlich sehr alt.

Wir sollten also genau darauf achten, womit wir uns beschäftigen und auch mit wem. Dabei geht es nicht darum, permanent auf höchstem Niveau Wissen und Weisheit in uns hineinzuschaufeln oder uns nur noch mit superschlauen Menschen zu umgeben. Wir sollten vielmehr darauf achten, ob wir inspiriert werden. Manchmal liegt die größte Inspiration in sehr „einfachen" Momenten. Es können ganz kleine Dinge sein, die uns eine Erkenntnis bescheren, oder auch Menschen, die ein ganz einfaches Leben führen. Es kann sogar einfach die Ein- und Ausatmung sein oder ein Naturerlebnis, das uns erleuchtet.

Vor dem Hintergrund unserer Endlichkeit sollten wir anfangen, wirklich geizig mit unserer Zeit zu werden, und in gewisser Weise „Zeitgeiz" entwickeln. Wir sollten bewusst auswählen, welche Filme wir anschauen, weil sie etwas in uns auslösen. Wir sollten aus den vielen Büchern, die jährlich veröffentlicht werden, die heraussuchen, die für uns eine nachhaltige Bedeutung haben können. Wir sollten uns unsere Zeit nicht stehlen lassen von Menschen, die ihren „Müll" bei uns abladen wollen. Wir sollten uns weiterbilden, uns austauschen, uns gegenseitig fördern und fordern. Wir sollten in Betrieben und Firmen Fortbildungen anbieten oder einfordern, die das Miteinander verbessern und der Kommunikation dienen. So füttern wir nicht nur unseren Geist, sondern auch den Geist der Menschen, mit denen wir zu tun haben.

Wähle sorgfältig aus, mit wem und womit du deine Zeit verbringst.

Halte dich fern von toxischen Beziehungen und Menschen, die dir nicht guttun.

Plane immer wieder Zeit für dich selbst ein. Allein zu sein ist eine wichtige Voraussetzung, um nach innen schauen zu können.

Entwickle Gewohnheiten und Routinen, die dir Stabilität und Sicherheit geben und dir guttun.

Beobachte, ob du schlecht über andere sprichst. Wenn ja, versuche es zu reduzieren und ganz sein zu lassen.

Lebe das, was du wichtig und richtig findest. So wirst du ein Vorbild und zur Inspiration für andere.

SELBSTZWEIFEL, VERLETZUNGEN, SCHEITERN

Je älter wir werden, desto mehr tragen wir mit uns herum: die Hochs und Tiefs, durch die wir gegangen sind, und auch die ruhigen Zeiten dazwischen. Wir haben geliebt und wurden wiedergeliebt, doch wurden wir auch verlassen oder sind selbst gegangen. Wir haben Geburt und Tod erlebt, Freude und Trauer. Wir haben Dinge versucht und sind gescheitert oder wir waren erfolgreich. Wir haben uns oft genug die Finger verbrannt und machen immer weiter. Die „negativen“ Erfahrungen in unserem Leben fühlen sich oft intensiver an als die positiven. Und am schlimmsten ist es wohl, wenn wir Freunde oder Partner verlieren.

Ich selbst habe zum Beispiel in den letzten Jahren einige Freundschaften eingebüßt. In manchen Fällen, weil ich mich dazu entschieden habe, in anderen, weil ich aussortiert wurde. Beides fühlte sich nicht gut an und war begleitet von vielen Fragen, Zweifeln, Mutmaßungen und, ehrlich gesagt, auch heftigen Krisen. Meine Gedanken gingen von „Ich bin einfach total unzumutbar“ bis „neidische Freundinnen brauche ich nicht“. Beides ist natürlich total extrem und völlig aus der Luft gegriffen, aber darunter lagen immer die Annahme, ich sei selbst schuld, dass mir so etwas passiert, und Gedanken wie: „Wäre ich ein besserer Mensch, weniger egoistisch, achtsamer, dann …“

Warum kommen diese Selbstzweifel immer wieder auf und halten uns klein? Je älter wir werden, desto mehr prägen uns die Erfahrungen unseres Lebens. Angefangen mit den Menschen, die uns aufgezogen haben, und jenen, mit denen wir aufwuchsen. Wer erinnert sich nicht an Hänseleien, die wir wegen unseres Namens, unseres Aussehens oder unserer Leistungen in der Schule einstecken mussten? Wie schon weiter vorn im Kapitel „Selbstbild versus Wahrnehmung von außen“ thematisiert, werden wir unser ganzes Leben lang damit konfrontiert, was andere über uns denken, und wir speichern einiges davon ab. So zimmern wir uns langsam unser Selbstbild zusammen. Und weil wir irgendwann „wissen“, wer wir sind und wie wir uns verhalten, wiederholen sich unsere Erfahrungen, weil wir auf unsere eingeübten Muster zurückgreifen.

Doch haben wir die Wahl, ob wir unser Scheitern als Versagen ansehen oder ob wir lernen, diese Erfahrung umzudrehen und mit dem Alter auch weiser zu werden.
Wie unterschiedlich wir mit unseren Erfolgen und Misserfolgen umgehen, ist faszinierend zu beobachten. Wir suchen das Positive und lehnen das Negative ab. Wir wollen Harmonie, Liebe und Glück und nicht Misserfolg, Trennung, Scheitern … Wenn eine Freundschaft zerbricht, ist das immer eine Einladung an uns selbst, uns nach der Art der Beziehung zu fragen, die wir mit diesem Menschen hatten. Wozu haben wir ihn/sie in unser Leben gelassen und was waren die schönen Momente? Was haben wir von diesem Menschen gelernt? Und vor allem: Was hat das Ende dieser Beziehung für uns mit sich gebracht, nachdem die Tränen geweint und die Geschichten über Schuld erzählt waren?

Meistens werden wir unabhängiger, erfahrener, stärker, weiser und dadurch verbundener mit uns selbst. Auch wir selbst erfüllen einen Zweck im Leben der Menschen, die dann ohne uns weiterziehen. Wahrscheinlich haben auch sie von uns gelernt und sind an uns gewachsen. Wir haben uns womöglich gegenseitig ein Geschenk gemacht: erst durch das Zusammensein und dann durch die Trennung. Das heißt nicht, dass Trennungen generell gut sind, aber es gibt welche, die müssen sein. Nicht die Beziehungen sind zwangsläufig gut, die ewig halten, sondern die, die uns und unsere Freunde wachsen lassen. Wachstum ist nicht unendlich und nur selten können wir wirklich über lange Zeit mit jemandem wachsen.

Wenn wir lernen, unser Scheitern deshalb als wertvoll zu erkennen, weil wir dadurch oft am meisten über das Leben lernen, dann beginnt dieses Wort einen ganz anderen Geschmack zu bekommen, nämlich den, dass wir diesen Schritt brauchten, um uns selbst näherzukommen und wieder ein Stück auf das zuzugehen, was uns eigentlich ausmacht. Wir sind gut und wir sind wertvoll, gerade weil wir nicht perfekt sind und gerade weil wir scheitern. Hier liegt das Geschenk, uns selbst zu verzeihen und den anderen zu verzeihen. Das Scheitern anzunehmen und es zu einem Teil unseres positiven Selbstbildes zu machen, das ist das Geheimnis.

Inzwischen gibt es auf öffentlichen Bühnen eine regelrechte Kultur des Scheiterns: Bei sogenannten Fuckup-Nights oder Failure-Nights berichten Teilnehmer vor einem großen Publikum von ihren Fehlschlägen und auch in der Geschäftswelt, und in Unternehmen spricht sich langsam herum, dass zum Erfolg auch ein Gegenstück gehört. Scheitern ist nicht das Gegenteil von Erfolg, sondern ein Teil davon!

Wenn du merkst, du kommst nicht weiter, dann versuche deine Strategie zu ändern. Mehr vom Gleichen bringt dich dann nicht länger voran.

Erkenne an, dass dich das Scheitern weiterbringen kann, und versuche selbst in dem Moment, in dem es wehtut, eine Qualität darin zu erkennen.

Sei dir selbst gegenüber großzügig und erlaube dir, fehlbar zu sein.

Verzeihe deinen Freunden großzügig, wenn sie etwas falsch gemacht haben.

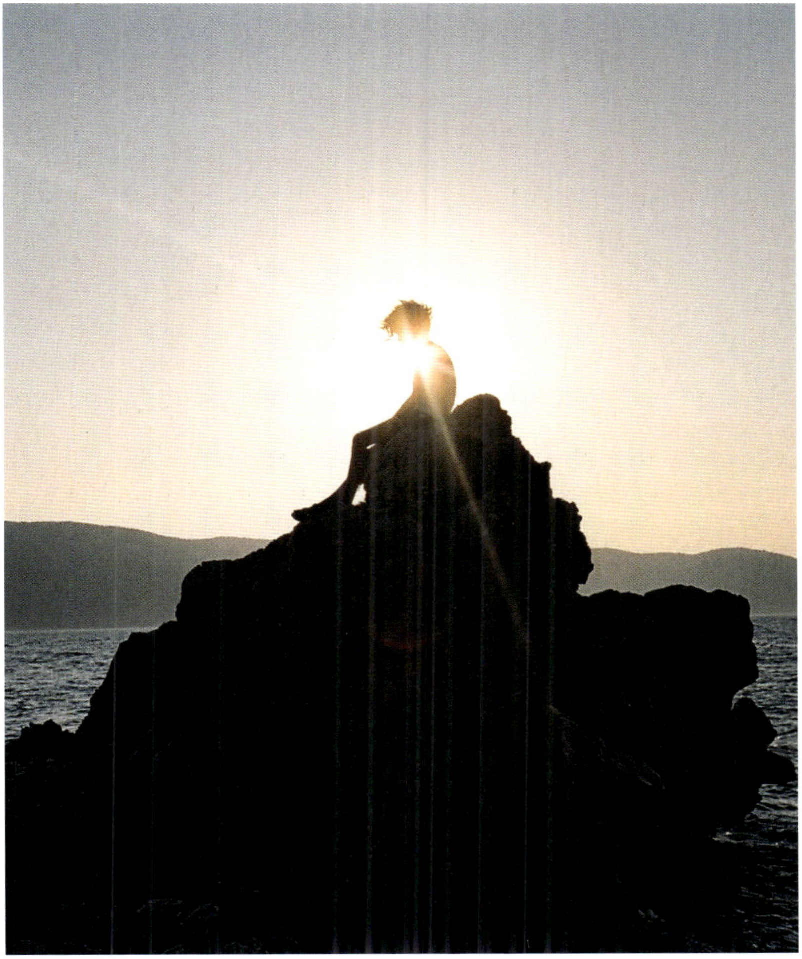

ENDLICHKEIT

Nichts kann zu Ende gehen, ohne angefangen zu haben. Dazwischen liegt das Leben. Aber was liegt zwischen Ende und Anfang? Wo setzt der Kreislauf ein, wo hört er auf? Unser gesamtes Sonnensystem ist zyklisch. Die Planeten, der Mond, die Jahreszeiten, der Zyklus der Frau, alles ist bestens aufeinander abgestimmt.
Wenn wir uns den Zyklus der Jahreszeiten näher anschauen, stellen wir fest, in welchen zyklischen Symbiosen Pflanzen und Tiere leben, und wir sehen, dass das Sterben der einen das Leben der anderen ermöglicht. Abgestorbene Pflanzen sind Dünger für keimenden Samen. Tote Tiere werden von anderen Tieren gefressen oder von Organismen aufgelöst und als Nahrung verwendet, um selbst wieder die Kraft für Fortpflanzung aufzubringen. Auch das weiter vorn bereits erwähnte Prinzip von Ursache und Wirkung zeigt, dass alles, was wir tun, wieder zu uns zurückkommt. Zu denken: „Ich handele so, dann passiert als Nächstes das", suggeriert eine lineare Abfolge, aber die Konsequenz dieser Handlung kehrt zu mir zurück, also schließt sich der Kreis.

Fast niemand findet die Vorstellung erstrebenswert, ewig zu leben. Wenn alles, was wir schon kennen, immer wieder und aufs Neue auftaucht – ohne Ende –, dann wirkt das eher erschreckend. Gäbe es unseren Tod nicht, dürften wir auch keine Kinder bekommen. Wir müssen Platz machen, um neues Leben zu erschaffen und Nachkommen großzuziehen. In ihnen leben wir weiter und geben ihnen die Werte mit, die wir für richtig und gut halten. So wie auch schon unsere Eltern und die Generationen davor dafür gesorgt haben, dass wir groß werden, nicht verhungern, lernen unabhängig zu leben usw. Genau genommen ist es sogar gut, dass wir sterben werden, denn nur so können wir die Welt von unseren veralteten Vorstellungen befreien und der nächsten Genration Raum geben für neue Ansätze und Ideen.

Unsere sozialen Netze sind das, was uns trägt, hält und einbindet. Die verschiedenen Generationen helfen uns, die Welt unterschiedlich zu sehen und zu erfahren. Dabei ist es nicht wichtig, ob wir leibliche Kinder haben. Jeder Mensch hat Eltern. Und fast jeder Mensch hat mit Kindern zu tun. Wir wählen selbst, welche Kinder wir in unser Leben lassen, welche wir unterstützen und welchen wir beim Aufwachsen helfen. Das können Nichten und Neffen, Patenkinder, Nachbarskinder, Kinder von Freunden sein. So kommen wir in Kontakt mit neuem Leben und sehen, wo wir selbst herkommen.
Die Alten, um die wir uns kümmern, unsere Eltern oder Verwandten, Freunde, Paten etc., lassen uns spüren, wohin unser eigener Weg uns führen wird. Es ist also ein ständiger Austausch, ein Geben und ein Nehmen. Wir sind gut beraten, uns dessen bewusst zu sein: Gerade dann, wenn es uns selbst gut geht und wir in der Fülle unserer Kraft stehen, sollten wir uns mit denen verbinden, die am Anfang oder am Ende ihrer Lebenszeit stehen. So können wir unsere eigene Lebensphase bewusster wahrnehmen, dankbar sein für alles, was da ist.

Unsere Kraft, unsere Energie, unsere Liebe finden dann am meisten Erfüllung, wenn wir sie intensiv wahrnehmen, leben und vor allem teilen. Oft passiert das im Angesicht des Todes. Der Tod dient uns also dazu, das Leben zu feiern, indem wir unsere eigene Zerbrechlichkeit wahrnehmen und uns so mit der Zerbrechlichkeit anderer verbinden. Sich liebevoll um Kranke und Sterbende zu kümmern ist herausfordernd, aber sehr bereichernd.

Aus buddhistischer Sicht ist der Tod der wichtigste Moment der Transformation. Wir lösen uns aus allen Konzepten und Anhaftungen. Kaum etwas, das uns bisher im Leben wichtig erschien, zählt im Moment des Todes noch. Es geht darum, den Weg in eine neue Daseinsform zu bereiten und die guten Bedingungen zu schaffen, die wir brauchen, um anderen zu helfen. Reinkarnation kann man – gemessen an unseren heutigen wissenschaftlichen Standards – nicht beweisen. Ich persönlich finde die Frage sehr interessant, wie wir mit unserer Erde, der Natur und den Menschen umgehen würden, wenn wir wüssten, dass wir wiederkommen. Würden wir dann nicht viel konsequenter versuchen, Bedingungen zu schaffen, die lebenswert sind? Der Spruch „Nach mir die Sintflut“ zeichnet aber leider eher das gängige Bild unserer Gesellschaft. Das ist leider kein zyklischer Denkansatz.
Zyklisch zu denken bedeutet, integrativ zu denken und nicht ausbeuterisch. Verbindung und Erfüllung entstehen nur, wenn wir erkennen, dass wir ein Teil der Natur sind, ein Teil des Zyklus und ein Teil einer Gemeinschaft. Genau genommen gibt es, wenn wir so denken, keine Endlichkeit, denn auch das Ende ist wiederum ein Anfang.

Wie bereits weiter vorn im Kapitel zu Vergänglichkeit schon thematisiert, ist die einzige Konstante im Leben, dass alles sich immer verändert. Es gibt nichts, was so bleibt, wie es ist. Die Zeit transformiert alles, manches langsamer, manches schneller. In den Momenten, in denen wir die Zeit gerne anhalten möchten, spüren wir unsere Machtlosigkeit. Wir können versuchen festzuhalten, aber irgendwann werden wir mit der Realität konfrontiert: Nichts bleibt, wie es ist. Die gute Nachricht daran ist, dass etwas, das uns nicht gefällt, vorbeigeht. Leider geht auch das vorbei, was wir lieben. Loslassen zu lernen und so in den Kreislauf von Entstehen und Vergehen einzutauchen hilft uns dabei, unsere eigene Endlichkeit nicht mehr als Bedrohung zu empfinden, sondern als einen Teil unserer Natur.

Versuche deine Zeit und deine Energie dahingehend einzusetzen, dass du nicht mehr Dinge anhäufst, sondern eher Erfahrungen machst und Erkenntnisse gewinnst.

Verbringe so viel Zeit wie möglich mit deinen Freunden und deiner Familie und bilde ein Netzwerk, das dich nährt und unterstützt und in dem du auch selbst andere unterstützen kannst.

Sei für andere da, aber achte darauf, dass du auch für dich selbst da bist!

Habe den Mut, dein eigenes Leben zu leben, damit du am Ende nichts bereuen musst.

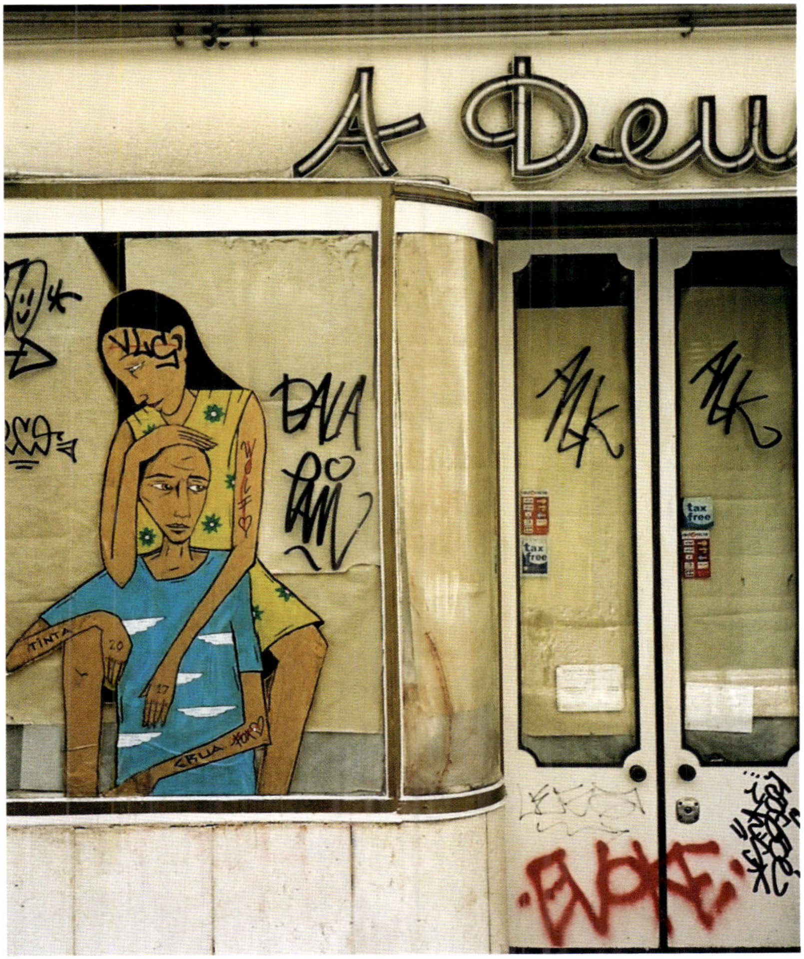
A Deu
tax free
tax free

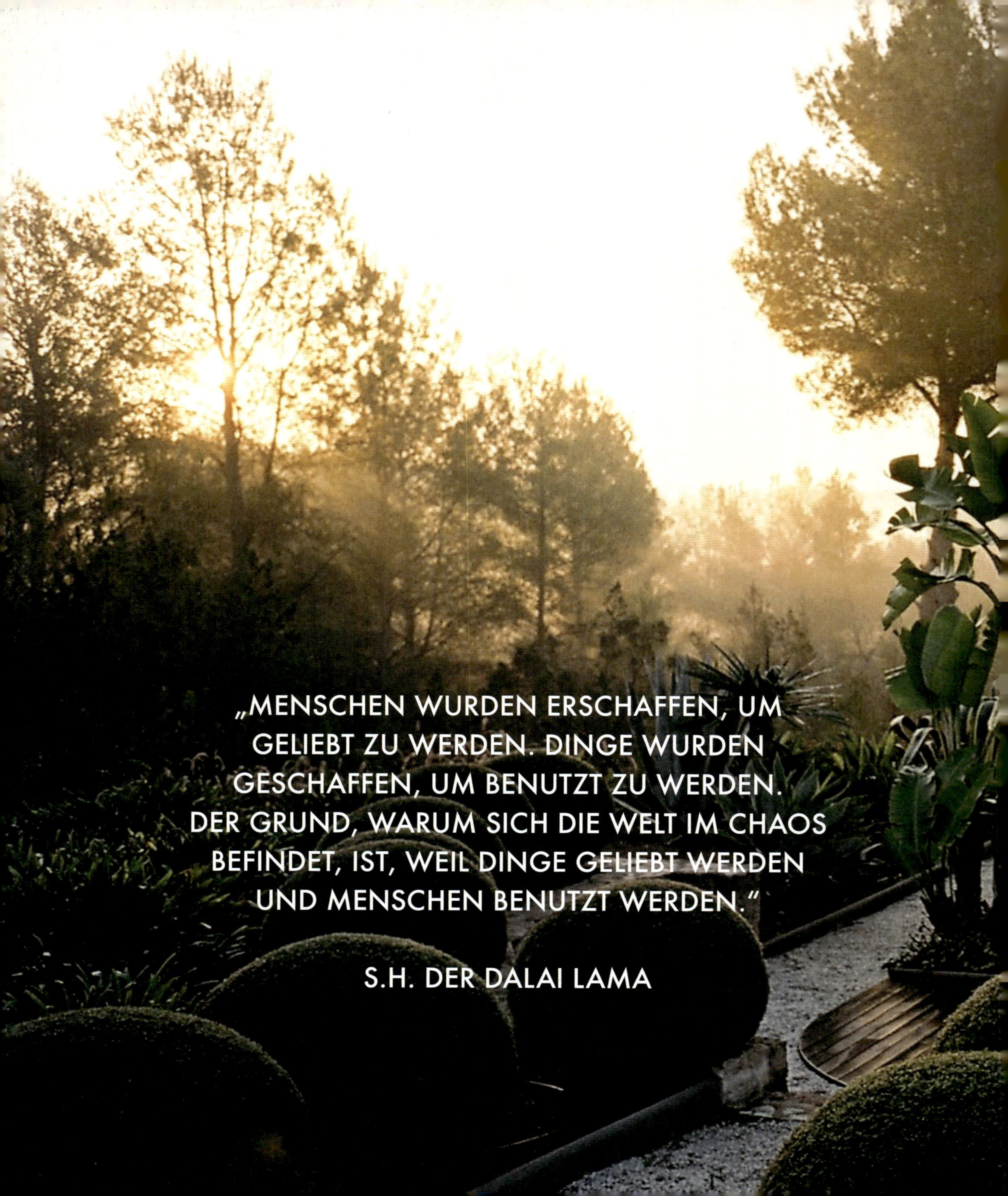
„MENSCHEN WURDEN ERSCHAFFEN, UM
GELIEBT ZU WERDEN. DINGE WURDEN
GESCHAFFEN, UM BENUTZT ZU WERDEN.
DER GRUND, WARUM SICH DIE WELT IM CHAOS
BEFINDET, IST, WEIL DINGE GELIEBT WERDEN
UND MENSCHEN BENUTZT WERDEN."
S.H. DER DALAI LAMA

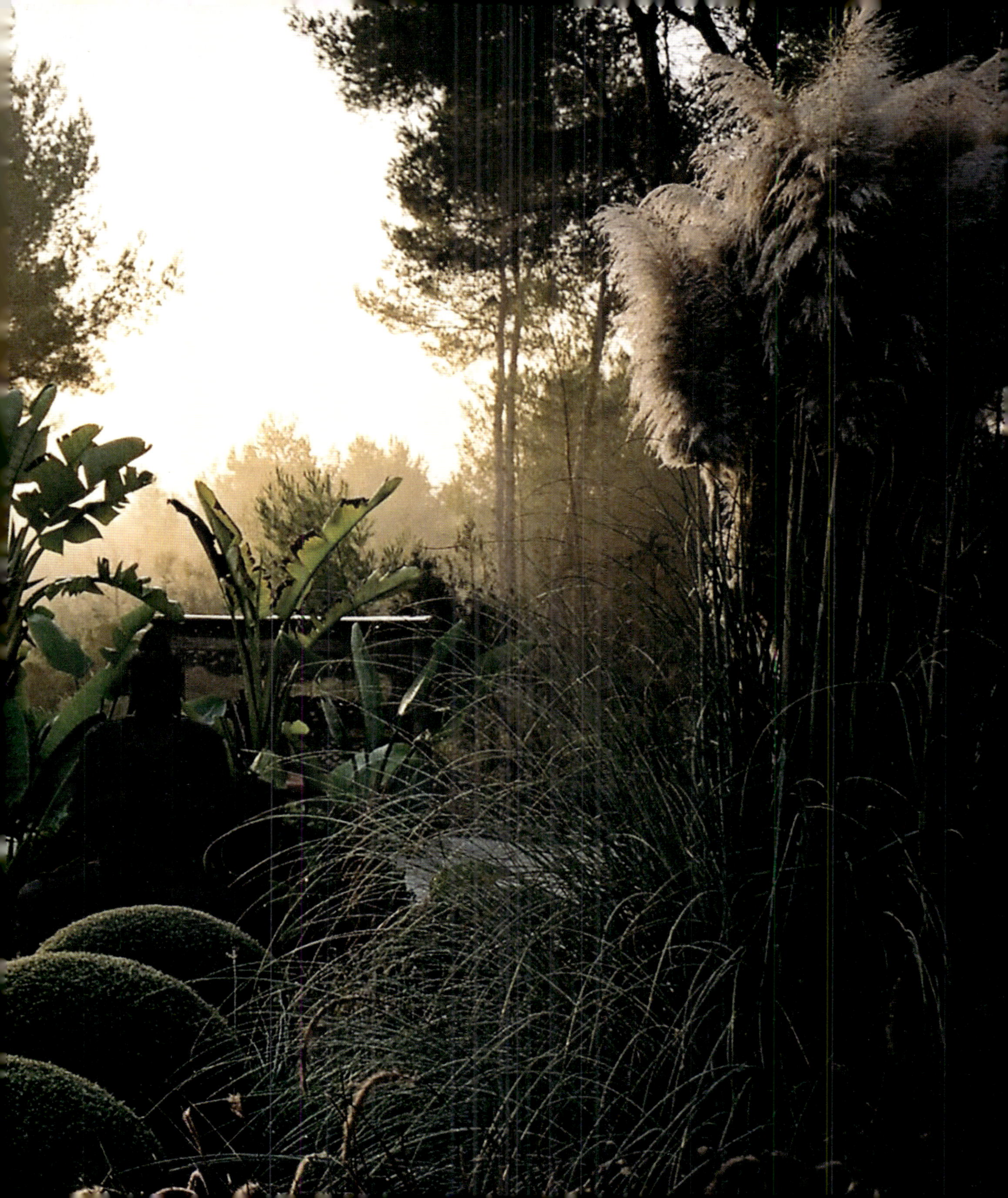

LOSLASSEN – STERBEN, TOD UND TRAUER

Es gibt nur eine Sicherheit im Leben: Wir werden sterben. Alles andere ist optional.

Die meisten Menschen verdrängen den Gedanken an den Tod, so lange es geht. Für mich ist das so, als ob ich mich auf einen Test oder eine Klausur nicht vorbereite und dann nicht weiß, was ich schreiben soll. Wenn wir sterben, dann müssen wir loslassen. Wir können nichts mitnehmen, außer vielleicht gute Energie. Alle Dinge, jeglichen Besitz, Menschen, die wir lieben: Alles bleibt da und wir selbst gehen. Es ist unglaublich hart, völlig unvorbereitet alles loslassen zu müssen. Das macht den Prozess des Sterbens vielleicht so mühsam. Wir haben nie gelernt loszulassen, wir haben es so gut wie nie bewusst geübt. Es gibt viele spirituelle Praktiken, die zum Ziel haben, sich von allen Anhaftungen zu lösen. Buddhistische Mönche legen zum Beispiel monatelang aus gefärbten Sandkörnern wunderschöne Mandalas, nur um sie dann mit einem Handstreich wieder zu verwischen. Es gibt Meditationen, die sich nur darum drehen, alles aufzulösen, wegzugeben, herzuschenken. Natürlich geht es nicht darum, dass wir nun alles, was wir besitzen, weggeben sollen. Wir dürfen unseren Besitz sogar lieben. Wir sollten uns nur dessen bewusst sein, wie sehr wir an Dingen, Menschen und Orten hängen und wie stark unser Bedürfnis ist, festzuhalten und zu kontrollieren. Wenn wir unsere Prioritäten verlagern und den Blick immer wieder eher auf Werte als auf Dinge legen, könnte das eine kluge und gute Investition in unseren Sterbeprozess sein.

Das eigene Leben vom Ende her zu denken ist eine gute Übung, um sich auf das zu fokussieren, was für uns wirklich von Bedeutung ist. Die meisten Menschen bereuen auf dem Sterbebett, nicht genug Zeit mit ihrer Familie und ihren Freunden verbracht zu haben, und sie bereuen auch, sich nicht erlaubt zu haben, glücklich zu sein[12]. Da wir nicht wissen, wann und wie wir sterben werden, sollten wir uns auch nicht damit herausreden, dass wir ja noch viel Zeit haben. Das ist leider oft ein großer Irrtum. Sich immer wieder damit zu konfrontieren, dass es morgen vorbei sein könnte, ist anstrengend. Es zwingt uns nämlich dazu, wirklich achtsam zu sein und unsere sozialen Verbindungen und Lebensumstände zu überprüfen.

Und auch die Art, wie wir mit den Menschen umgehen, die uns wichtig sind, steht dadurch immer wieder auf dem Prüfstand. Gerade wenn wir in einer langjährigen Partnerschaft sind, fühlt sich das Zusammensein mit unserem Partner oft wie eine Selbstverständlichkeit an. Wir fangen an, nachlässig zu werden, lassen unsere Launen an ihm oder ihr aus, machen ihn verantwortlich für unsere Probleme und so weiter. Was wäre aber, wenn wir unseren Partner ganz plötzlich verlieren würden? Was würde uns dann fehlen? Wie sehr wären wir plötzlich auf uns allein gestellt? Was wäre das Letzte gewesen, was wir miteinander geteilt hätten? Solche Fragen können uns ins Bewusstsein bringen, was wir in unseren Beziehungen vielleicht vernachlässigt haben. Und deswegen ist es wichtig, in Harmonie miteinander zu leben, und falls das nicht möglich ist, sich so zu trennen, dass wir uns und dem anderen möglichst wenig Leid zufügen. Wenn wir uns dafür entscheiden, authentisch zu leben, heißt das, dass wir uns selbst treu sind. Wir opfern uns nicht auf, sondern haben Zugang zu unseren Bedürfnissen. Das bedeutet nicht, dass wir egoistisch leben, sondern dass wir die Verantwortung für unser Leben übernehmen, sodass am Ende niemand außer wir selbst daran schuld sind, wenn wir etwas nicht gelebt haben. Die richtige Balance zu finden, das ist die Kunst dabei. Wie schaffen wir es, gemeinsam mit unserer Familie und unseren Freunden so zu leben, dass alle auf ihre Kosten kommen? Es ist nicht unsere Aufgabe, nur unsere eigenen Interessen durchzusetzen, es ist aber genauso wenig unsere Aufgabe, den anderen alles recht zu machen. Die Wahrheit liegt in der Mitte: Ein erfülltes Leben ist ein Leben, in dem wir zusammen mit anderen unsere Bestimmung gefunden haben. Wenn wir das im Moment unseres Todes spüren, müssen wir auch nichts bereuen.

[12] Bronnie Ware, „5 Dinge, die Sterbende am meisten bereuen“, Seite 107 ff.

Mache dir bewusst, dass du, wenn du stirbst, nichts mitnehmen kannst.

Wenn jemand in deinem engen Umfeld stirbt, versuche nicht, möglichst schnell wieder zu funktionieren und den Erwartungen der anderen nachzukommen. Gib dir die Zeit, die du brauchst, um zu trauern.

Sei nachsichtig mit anderen. Nicht jeder trauert so wie du. Auch wenn ihr um denselben Menschen trauert, hat jeder seine eigene Art, damit umzugehen.

Erwarte nicht von jedem Mitgefühl und Verständnis. Wer seine eigenen Gefühle nicht kennt oder unterdrückt, kann sich auch nicht mit den Gefühlen anderer verbinden.

Erkenne an, dass Trauer verschiedene Phasen durchläuft und auch nach Jahren immer wieder auftauchen kann. Lass es zu und fühle mit dir selbst mit.

Nimm die schweren Zeiten in deinem Leben an, um Mitgefühl für andere daraus schöpfen zu können.

Alles verändert sich, auch Trauer.

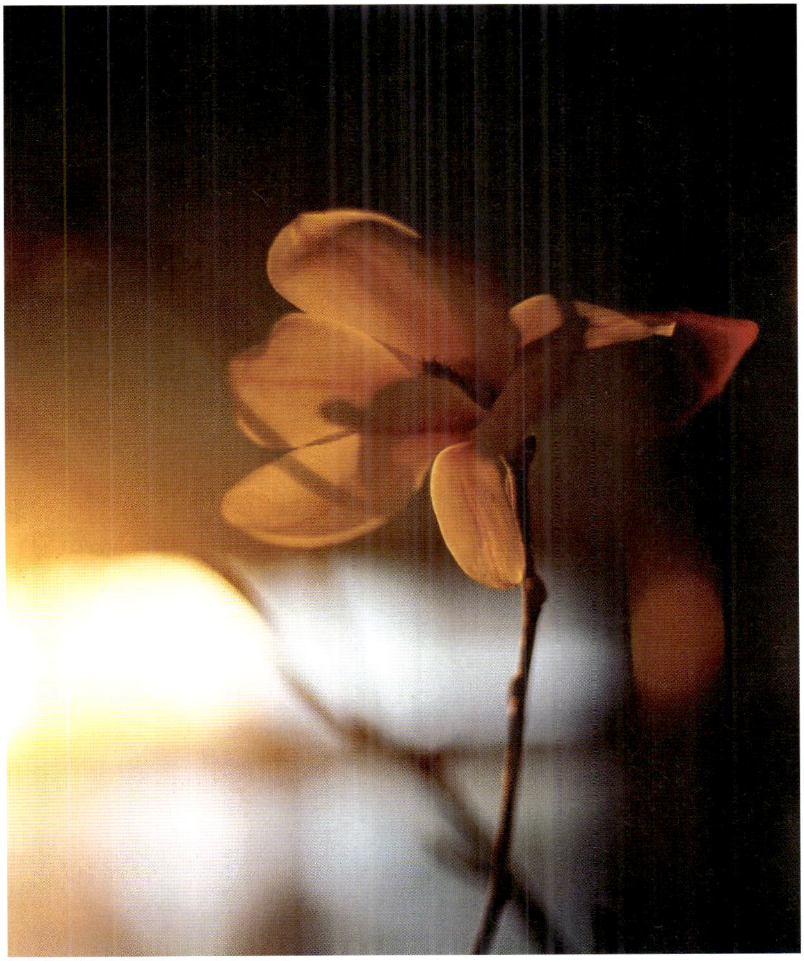

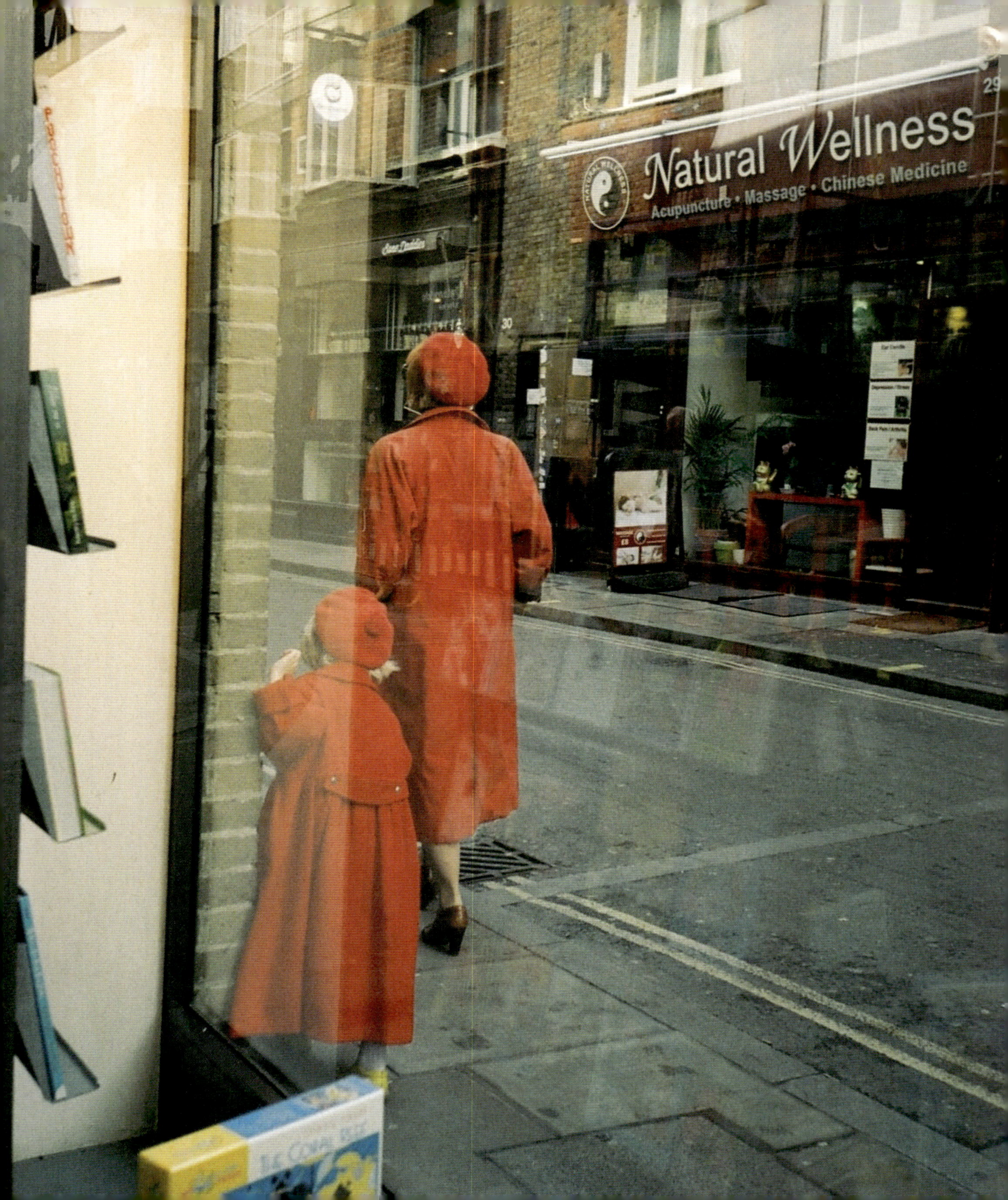
29
Natural Wellness
Acupuncture • Massage • Chinese Medicine
30

„ERFOLG IM LEBEN ZU HABEN BEDEUTET:
OFT UND VIEL ZU LACHEN; DIE ACHTUNG INTELLIGENTER MENSCHEN UND DIE ZUNEIGUNG VON KINDERN ZU GEWINNEN; DIE ANERKENNUNG AUFRICHTIGER KRITIKER ZU VERDIENEN UND DEN VERRAT FALSCHER FREUNDE ZU ERTRAGEN; SCHÖNHEIT ZU BEWUNDERN, IN ANDEREN DAS BESTE ZU FINDEN; DIE WELT EIN WENIG BESSER ZU VERLASSEN, OB DURCH EIN GESUNDES KIND, EINEN BESTELLTEN GARTEN ODER EINEN KLEINEN BEITRAG ZUR VERBESSERUNG DER GESELLSCHAFT; ZU WISSEN, DASS WENIGSTENS DAS LEBEN EINES MENSCHEN LEICHTER WAR, WEIL DU GELEBT HAST – DAS BEDEUTET, NICHT UMSONST GELEBT ZU HABEN."

R.W. EMERSON

DEN PROZESS VON TRAUER UND TOD BEGLEITEN

Viel häufiger als mit unserem eigenen Tod werden wir immer wieder mit dem Tod uns nahestehender Menschen konfrontiert. Wenn jemand stirbt, der uns nahestand, müssen wir einen Weg finden, mit unserer eigenen Trauer klarzukommen und auch mit der Trauer der Freunde und Familie umzugehen.
Wenn uns der Tod eines Menschen nicht direkt betrifft, sondern Freunde von uns trauern, sind wir oft überfordert und wissen nicht, wie wir am besten reagieren sollen. Aus Unsicherheit entscheiden sich viele Menschen dafür, gar nicht zu reagieren oder sich auf Floskeln zurückzuziehen. Dabei ist die Gefahr, etwas falsch zu machen, in einer solchen Situation nicht sehr groß. Zuwendung, Aufmerksamkeit und Empathie sind immer richtig: Hier können wir diejenigen sein, die Trost und Ablenkung bringen und so das Leid der anderen teilen, damit es nur noch halbes Leid ist.

Es gibt eine Geschichte über den Buddha, in der er von einer verzweifelten Mutter angefleht wird, ihr gerade verstorbenes Kind wieder zum Leben zu erwecken. Der Buddha schickt die Frau ins Dorf und verspricht ihr, dass er ihren Wunsch erfüllen werde, wenn sie ein Haus fände, in dem der Tod noch nicht vorbeigeschaut habe. Natürlich wird die Frau nicht fündig, erkennt aber, dass sie mit ihrer Trauer nicht allein ist. Alle im Dorf teilen diese Gefühle mit ihr, und so kann sie sich schließlich damit abfinden, ihr Kind loslassen zu müssen.

Meine Erfahrung ist, dass die meisten Menschen sehr dankbar sind, wenn sie in dieser Zeit nicht allein gelassen werden – sowohl die Sterbenden selbst als auch die, die sie begleiten. Wir können vor allem durch unser Mitgefühl vieles für andere leichter machen, manchmal einfach dadurch, dass wir da sind und zuhören.

Denjenigen, die schwer kranke Menschen pflegen und begleiten, können wir helfen, indem wir sie wieder mit dem Leben und dem Alltag verbinden, mit ihnen etwas unternehmen und ihnen dabei helfen, für sich selbst da zu sein. In einer Zeit, in der alle Sorgen auf einen anderen Menschen ausgerichtet sind, neigen Menschen dazu, sich selbst zu vergessen und zu vernachlässigen. Aber wenn die eigenen Batterien leer sind, wo soll dann die Kraft herkommen, für andere da zu sein?

Ich selbst habe meine Mutter während ihrer Krankheit und bei ihrem Sterbeprozess begleitet. Diese Phase zog sich über viele Monate hin. Ich konnte nicht durchgehend anwesend sein, aber auch wenn ich nicht bei ihr war, fühlte ich mich schwer und voller Sorge. Es war klar, dass sie bald sterben würde, und es gab keine Hoffnung darauf, dass sie sich erholen könnte. Jedes Abendessen mit Freunden, jeder Gang in die Sauna, jeder Spaziergang im Wald waren für mich wahre Lebens-Tankstellen.
Ich war zusammen mit meinem Mann und meinem Vater bei meiner Mutter, als sie aufhörte zu atmen und ihr Herz stehen blieb. Dieser intensive Moment wird für immer einer der wichtigsten in meinem Leben bleiben. Und ich bin so dankbar für die

Unterstützung meiner Freunde und Familie im Prozess der Krankheit, der Trauer und des Loslassens. Wir sind zusammen durch alle Phasen gegangen und haben uns gegenseitig getragen. Wir haben miteinander gelitten, Mitleid erfahren, Mitgefühl gegeben. Daraus ist unglaublich viel Nähe entstanden.

Egal ob jemand plötzlich stirbt oder wir uns länger darauf vorbereiten können, egal ob es ein alter oder ein junger Mensch ist, egal ob der Tod durch einen Unfall oder Selbstmord passiert ist: Es ist immer ein Prozess. Für denjenigen, der geht, genauso wie für die, die bleiben. Wir sitzen alle in einem Boot, nur befinden wir uns an unterschiedlichen Punkten auf unserer Zeitachse.

Es gibt unzählige Möglichkeiten, sich auf den Tod von Angehörigen oder sogar den eigenen vorzubereiten. Man muss dabei nicht unbedingt einen spirituellen Ansatz wählen. Es gibt Kurse zum Thema Sterbebegleitung und viele Bücher (siehe Literaturempfehlungen am Ende dieses Buches). Sie alle haben den gleichen Ansatz: den Tod als etwas Natürliches anzuerkennen und ihn nicht bekämpfen zu wollen. Dieser Kampf ist aussichtslos. Wir können ihn nur verlieren. Daher tun wir gut daran, uns friedlich und offen damit zu beschäftigen, dass er uns alle betreffen wird.

Wenn jemand schwer krank ist, tröste ihn so gut du kannst. Versuche zu vermeiden, dass er dich trösten muss, weil du darunter leidest, dass er so krank ist.

Wenn jemand dem Tod ins Auge schaut, versuche mutig zu sein und dich zu verabschieden. Das muss nicht unbedingt direkt ausgesprochen werden, aber um einen Kreis zu schließen, ist es hilfreich, keine Lücke zu lassen. Sei einfach da und bringe Liebe und etwas Leichtigkeit mit.

Versuche den Sterbenden dabei zu unterstützen loszulassen. Dieser Prozess ist so schwer, dass es ihm nicht hilft, wenn du ihn nicht gehen lassen kannst. Mach diesen Teil mit dir selbst aus und suche dir dafür eventuell Hilfe.

Versuche, wenn möglich, den verstorbenen Menschen noch einmal zu sehen, wenn er dir nahegestanden hat. Das hilft dir, zu begreifen und zu erkennen, dass sein Leben wirklich vorbei ist. Verabschiede dich endgültig und in Liebe.

Vergiss nicht, während du einen schwer kranken Menschen begleitest, dich um dich selbst zu kümmern. Nimm dir Auszeiten, grenze dich ab, erlaube dir auch Ablenkung und bitte andere um Hilfe!

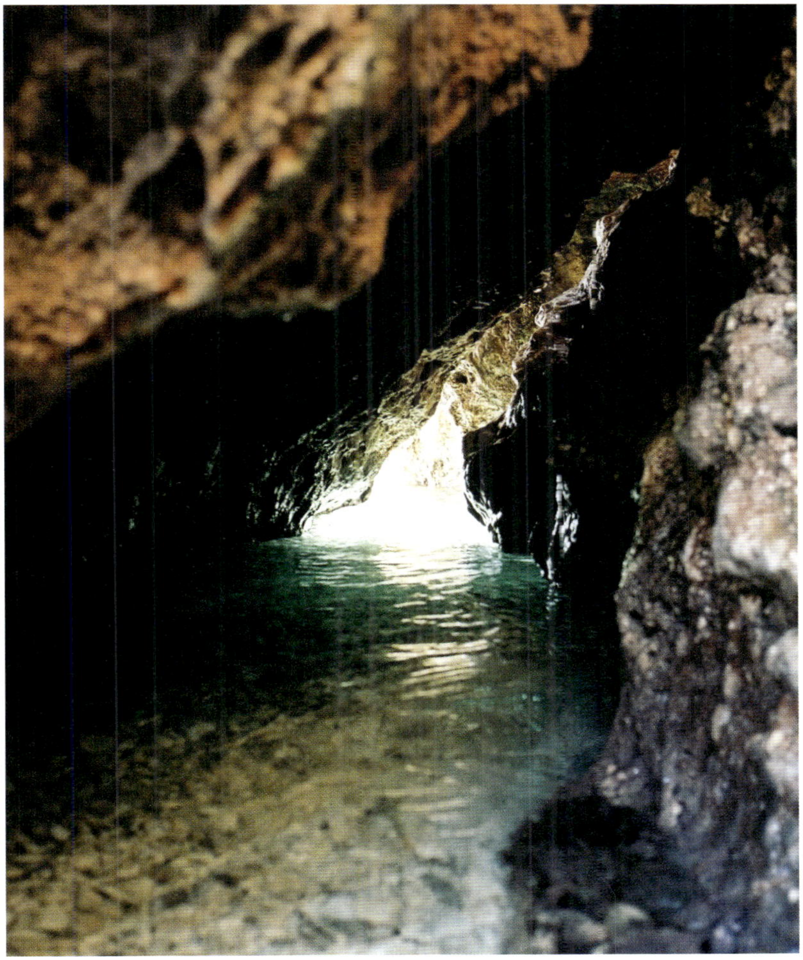

DANKBARKEIT

Unser Leben ist kurz und es ist fragil. Es ist ein Geschenk, das nicht selbstverständlich ist. Die Wahrscheinlichkeit, in einer Weltgegend und zu einer Zeit geboren zu werden, in der wir keinen Krieg, keinen Hunger, keine Verfolgung etc. erleben müssen, ist sehr gering. Wenn wir ein Leben in Sicherheit und Frieden gewöhnt sind, kommt uns das jedoch normal vor. Wenn wir gesund sind, ist es unser Anspruch, auch gesund zu bleiben. Aber ist uns wirklich klar, wie besonders es ist, im Europa von heute fast jede Freiheit zu haben, die wir uns überhaupt vorstellen können? Selbst Menschen, die gegen diese Freiheit sind, dürfen diese Antihaltung hier ausdrücken.

Wir Europäer können in jedes Land der Erde reisen, wir bekommen jedes Visum. Wir leben in einem demokratischen Rechtsstaat mit Gewaltenteilung und in einem Sozialstaat. Wir haben Pressefreiheit und Religionsfreiheit. Niemand darf wegen seiner sexuellen Orientierung verfolgt oder unterdrückt werden. Die Polizei ist nicht korrupt. Universitäten stehen jedem offen, das öffentliche Schulsystem ist gut und kostenlos. Bildung ist ein hohes Gut und hier für jeden zugänglich.

Alles das ist für uns normal. Anderswo sterben Menschen für das Recht, wählen zu dürfen, andere werden wegen ihrer sexuellen Orientierung oder ihrem Glauben umgebracht, ganz zu schweigen von den perfiden Methoden, mit denen Frauen fast überall auf der Welt unterdrückt und klein gehalten werden oder ihrer sexuellen Lust beraubt werden. Das alles ist für viele von uns fast unvorstellbar und ganz weit weg. Natürlich gibt es auch bei uns Probleme, die ich hier nicht ignorieren oder totschweigen möchte. Zu jedem der hier genannten Themen gibt es Beispiele, die das Gegenteil illustrieren. Es geht mir aber darum, den Blick auf das zu wenden, was bei uns gut funktioniert, um Dankbarkeit für den gegenwärtigen Moment zu entwickeln. Zum Älterwerden gehört meiner Meinung nach auch, einen Blick für die größeren Zusammenhänge zu entwickeln und dabei auch eine gewisse Wertschätzung für den Reichtum zu entwickeln, den wir in vielerlei Hinsicht genießen.

Wir sollten lernen, immer wieder innezuhalten, um uns dessen bewusst zu werden, was uns gerade geschenkt wird: Wie sauber die Luft ist, die wir atmen, wie klar das Wasser, das aus der Leitung kommt, dass jeder in diesem Land ärztlich behandelt werden kann, wenn er krank ist, usw. Es sind gerade die Dinge, die uns selbstverständlich vorkommen, die besonders sind. Wir nehmen sie nur meistens nicht mehr wahr. Daher hilft es sehr, sich immer wieder mit den kleinen Dingen des Alltags zu verbinden, in jedem Moment zu erkennen, was alles funktioniert, und weniger Gewicht auf das zu legen, was nicht funktioniert. Der Alltag, das Hier und das Jetzt, geben uns immer wieder Gelegenheit dazu.

Schiebe wichtige Dinge nicht auf die lange Bank. Wenn du es doch tust, frage dich warum?

Versuche dein Chaos aufzuräumen.

Beschäftige dich mit den Lebensumständen, den Begrenzungen und den Freiheiten der Menschen in anderen Kulturen. Es gibt viele Orte, an denen das Leben, oder sogar das Überleben, sehr viel schwieriger ist. Versuche aus dieser Erkenntnis heraus Dankbarkeit für das zu entwickeln, was du für selbstverständlich hältst.

Nimm wahr, wie wenig in deinem Leben ohne das Zutun von anderen Menschen funktionieren würde. Nimm die Menschen wahr, die mithelfen, dein Leben so reibungslos wie möglich verlaufen zu lassen. Schenke ihnen Respekt und Anerkennung.

HIER UND JETZT

Was wir tun und woran wir dabei denken, stimmt oft nicht überein. Wir sind selten wirklich präsent. Jede Tätigkeit, die eine gewisse Routine beinhaltet, lässt uns in Gedanken abschweifen. Je alltäglicher die Verrichtungen sind, desto weniger beschäftigen wir uns im Geiste damit. Wir schalten auf Autopilot. Unsere Gedanken und Emotionen bekommen eine Menge Raum, um unkontrolliert umherzuschweifen und sich mit allem, was war, und allem, was sein könnte, zu beschäftigen. Wir verlieren uns dabei in Interpretationen der Vergangenheit und in Szenarien für die Zukunft. Dabei können wir weder die Vergangenheit verändern noch die Zukunft kontrollieren.

Hoffnung und Furcht sind sich da genau genommen sehr ähnlich: Beides sind Projektionen in die Zukunft, die unser Handeln beeinflussen. Natürlich verhalten wir uns anders, wenn wir vor etwas Angst haben, als wenn wir uns auf etwas freuen, und allein durch unsere Überzeugung entwickeln sich die Dinge in eine bestimmte Richtung. Und natürlich können wir nicht einfach den Hebel im Kopf umlegen und von Angst auf Zuversicht schalten. Es ist jedoch hilfreich, sich damit zu beschäftigen, was wir bewusst visualisieren können und wie wir unsere Absichten formulieren können, um das von uns gewünschte Ergebnis zu erreichen.

Um unsere Angst zu bezähmen, hilft es sehr, im Hier und Jetzt zu sein. So schenken wir nicht nur uns selbst mehr Aufmerksamkeit, sondern lernen auch, uns von den Interpretationen und Projektionen zu befreien, die die Zukunft eventuell auf der problematischen Seite für uns bereithält.

Ich kenne einige Menschen, die sich gerne das schlimmste Szenario ausmalen, um gewappnet zu sein vor Enttäuschung und Frustration, falls das Worst-Case-Szenario eintritt. Sie sind also im Geist permanent mit der negativsten Version aller Möglichkeiten beschäftigt und wundern sich dann, dass daraus keine pulsierende, mit positiver Energie aufgeladene Realität entsteht.

Realität ist nur der gegenwärtige Moment. Das spüren wir gerade, wenn wir mit anderen Menschen zusammen sind und ihnen unsere ungeteilte Aufmerksamkeit schenken. Es entsteht dann wesentlich mehr Verbundenheit und Nähe. Mit unserer Präsenz im Hier und Jetzt intensivieren wir also nicht nur den Moment, sondern auch unsere Beziehungen.

Achte darauf, wie oft du mit deinen Gedanken woanders bist, während du etwas tust.

Versuche, bei alltäglichen Verrichtungen ganz präsent zu sein, z. B. wenn du dir die Zähne putzt oder Auto fährst. Tauche immer wieder bewusst aus dem Strom der Gedanken auf, um dich in diesem Moment – also im Jetzt – zu verankern.

Lege dein Smartphone weit weg, wenn du mit Freunden und Familie am Tisch sitzt.

Überprüfe immer wieder, was genau deine Bedenken sind, wenn du sorgenvoll in die Zukunft schaust. Untersuche sie auf ihren Realitätsgehalt.

Stelle dir dein Lieblingsszenario so konkret wie möglich vor. Was müsste passieren, damit das eintritt?

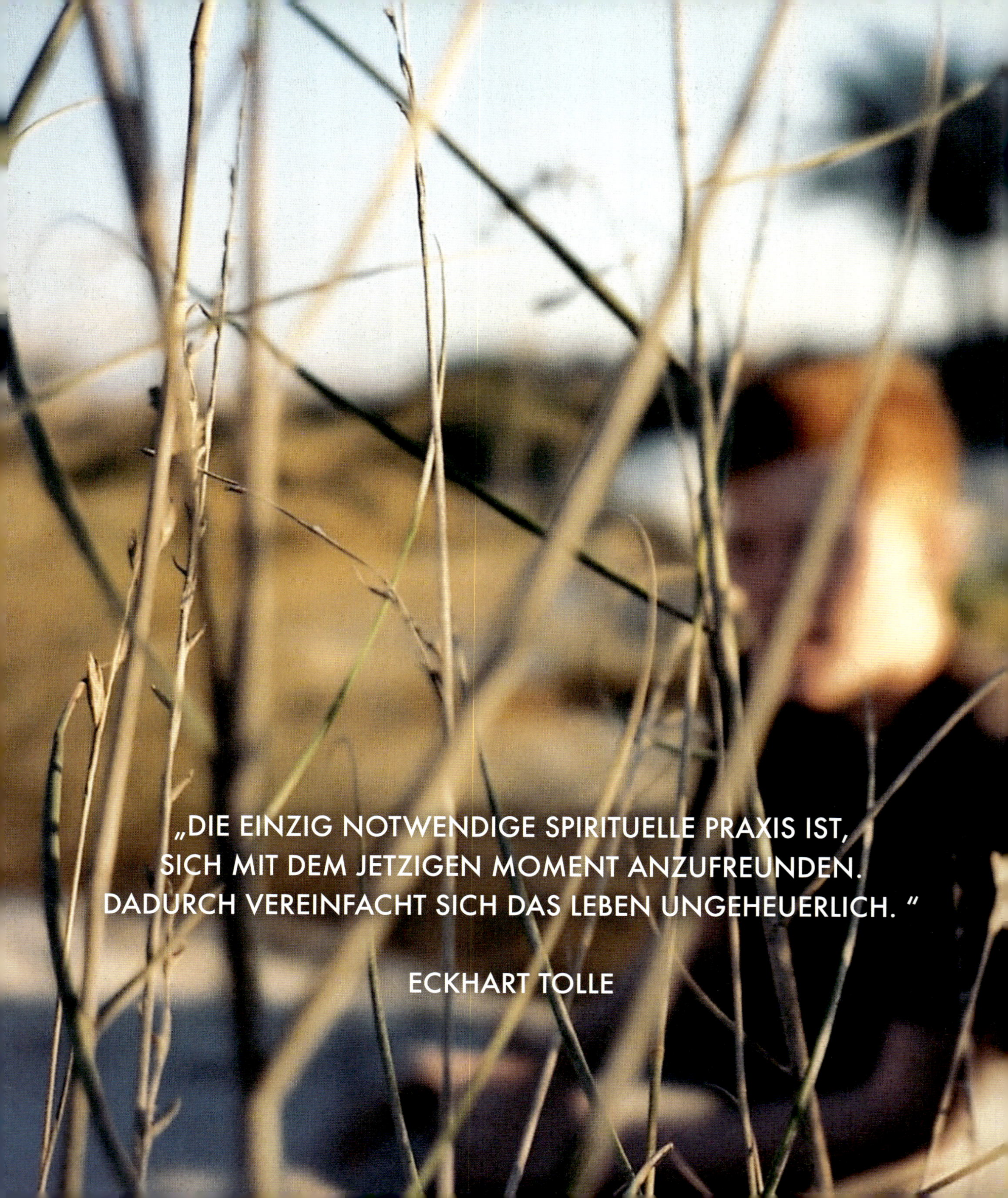
„DIE EINZIG NOTWENDIGE SPIRITUELLE PRAXIS IST,
SICH MIT DEM JETZIGEN MOMENT ANZUFREUNDEN.
DADURCH VEREINFACHT SICH DAS LEBEN UNGEHEUERLICH. “
ECKHART TOLLE

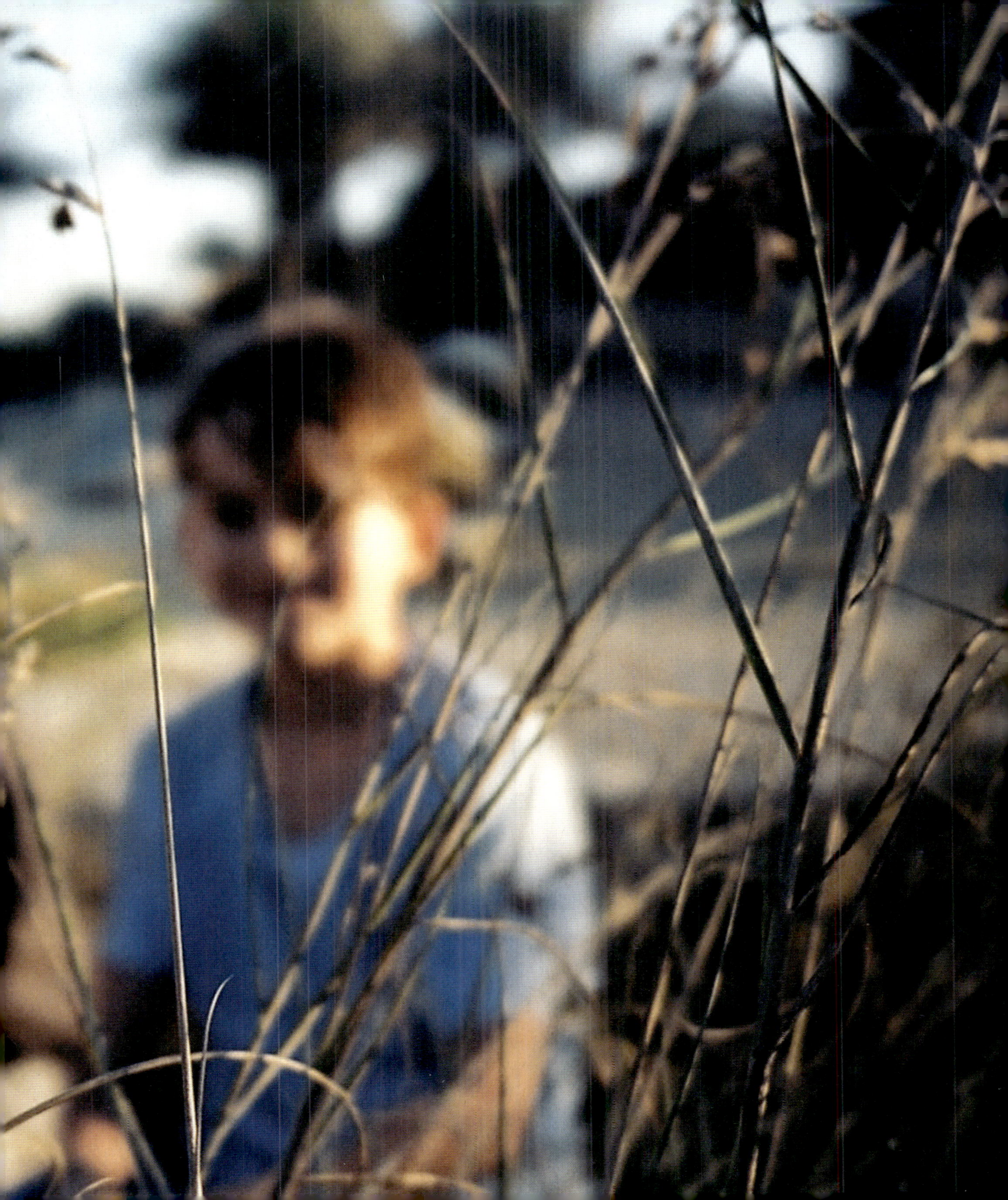

HUMOR

Im Duden wird Humor beschrieben als „die Fähigkeit und Bereitschaft, auf bestimmte Dinge heiter und gelassen zu reagieren". Humor ist sehr individuell und kann Menschen verbinden oder sie auch trennen. Wir können uns auf Kosten anderer amüsieren oder Witze auf eigene Kosten machen. Politik und Religion bieten eine riesige Spielwiese für Komik aller Art. Je ernster ein Thema ist, desto befreiender wirkt Humor. Solange wir in etwas völlig versinken und tief drinstecken, ist es unmöglich, ein wenig Distanz zu schaffen, um den Überblick zu bekommen. Sobald wir aber über etwas lachen können, bemerken wir, dass es unterschiedliche Sichtweisen auf ein Thema gibt, und können besser damit umgehen. Galgenhumor hilft uns sogar dabei, richtig harte Momente im Leben gelassener zu nehmen.
Folgendes Gebet ist für mich ein gutes Beispiel für Humor beim Älterwerden:
„Gott, gib mir die Gelassenheit, die Dinge hinzunehmen, die ich nicht ändern kann, den Mut, die Dinge zu ändern, die ich ändern kann, und die Weisheit, das eine vom anderen zu unterscheiden."

Das eigene Ende im Blick zu haben und den Weg dahin mit Leichtigkeit zu gehen gelingt uns nur, wenn wir Humor kultivieren und in unser Leben einladen. Dass unser Körper älter wird, dass unsere Falten tiefer werden, können wir nicht ändern. Aber wir können uns mutig dafür entscheiden, unser Leben selbst in die Hand zu nehmen und dafür zur sorgen, dass wir Glück und Erfüllung finden. Wir sollten aber nicht glauben, dass wir Glück und Erfüllung darüber finden, dass wir Falten und Alterung bekämpfen. Und in dieser Erkenntnis sollten wir gelassen bleiben!

Inzwischen kann ich sogar über den Tod meiner Mutter Witze machen – so krass das klingt. Aber es tut gut und ich weiß, dass meine Mutter darüber auch lachen könnte. Als sie schwer krebskrank im Bett lag und wusste, dass ihr Ende naht, sagte sie: „Na Ja, an irgendwas muss man ja schließlich sterben."

Humor kann aber auch eine scharfe Waffe sein, und nicht immer sind Menschen dazu bereit, mit Humor auf etwas zu reagieren. Humor einzufordern geht oft nach hinten los. Andererseits kann Humor auch sehr verbindend wirken. Es gibt nichts Schöneres, als sich gemeinsam über etwas schlapp zu lachen! Wie gesund Lachen ist, muss ich an dieser Stelle nicht weiter ausführen, das versteht sich von selbst. Wir sollten öfter nachhelfen und statt Krimis oder Action-Filmen einfach eine gute Komödie anschauen.

Du bist, was du isst: Wenn du deinen Geist mit Freude füllst, strahlst du etwas anderes aus, als wenn du in Kummer oder Angst versinkst.

Je weniger du in deine eigenen Befindlichkeiten verstrickt bist, desto leichter wird es, über dich selbst zu lachen. Versuche dir immer wieder so klar wie möglich zu werden über deine Unzulänglichkeiten und deine Schwächen. In dem Moment, in dem du sie völlig annehmen und darüber lachen kannst, hast du sie gemeistert.

Mach dich nicht auf Kosten anderer lustig. Am Ende zahlst du immer selbst den Preis.

MINDWORK

Es hilft, sich immer wieder auch auf der theoretischen Ebene mit dem Geist zu beschäftigen. Klarheit über Zusammenhänge zu erlangen und Erkenntnisse zu haben ist sehr wertvoll und die wichtigste Voraussetzung dafür, die eigentliche Arbeit anzugehen: nämlich die praktische Ebene der Übung. Yoga zu üben bedeutet, hauptsächlich mit dem Geist zu arbeiten. Yoga bedeutet darüber hinaus natürlich auch, den Körper zu bewegen, und man könnte das körperliche Yoga auch als „Meditation in Bewegung“ [13] bezeichnen. Ich unterscheide zwar meistens zwischen Yoga und Meditation, aber im Endeffekt führen alle Methoden zum gleichen Ergebnis: Sie verändern unseren Geist. Um also gezielt die theoretischen Erkenntnisse verankern zu können und unseren Geist kennenzulernen, müssen wir meditieren. Ich benutze mit Absicht das Wort „müssen“, denn Meditation ist der einzige Weg, sich nachhaltig nach innen auszurichten und den Raum zu entdecken, den unser Geist uns bietet. Wie vorher erwähnt, ist unser Potenzial unendlich und wir alle tragen die Weisheit der Welt und das Mitgefühl der Buddhas in uns. Über die Stille, das Sitzen und die Auseinandersetzung mit der inneren Unruhe kommen wir auf den Weg der Erkenntnis.

Zu meditieren bedeutet, sich auf die eigene innere Mitte hin auszurichten. Dabei sollten wir nicht erwarten, dass wir immer Schönes und Positives erfahren, wenn wir unseren eigenen Geist anschauen. Wir können zwar beglückende Erfahrungen machen, es kann aber genauso gut passieren, dass wir mit eher schwierigen Aspekten konfrontiert werden: unserer Ungeduld, unserer Erwartungshaltung und der damit verbundenen Enttäuschung, wenn das nicht eintritt, was wir erwartet haben. Im Westen wird Meditation oft mit Entspannung gleichgesetzt. Das ist aber nur ein möglicher Zustand. Wir können in der Meditation auch sehr wach und voller Energie sein. Wir können sogar entspannt und gleichzeitig voller Energie sein. Und wir können dabei auch sehr unentspannt sein. Meditation ist in erster Linie ein Kennenlernen des eigenen Geistes – mit allem, was dazugehört.

Wenn wir davon ausgehen, dass wir mit dem Geist arbeiten können wie mit einem Muskel, dann ist klar, dass es nicht reicht, wenn wir nur einmal meditieren (siehe Info-Teil weiter hinten im Buch). Regelmäßige Praxis ist wesentlich wirkungsvoller und auch ziemlich einfach. Wir müssen es nur tun. Meine Empfehlung ist, sich jeden Tag fünf Minuten hinzusetzen und einfach still zu sein. Die im folgenden Kapitel vorgestellten Techniken dienen dazu, den unterschiedlichen Herausforderungen des Lebens zu begegnen, ohne sich hilflos zu fühlen. Wenn wir verstehen, dass zu leben nicht nur Freude, sondern auch Leid bedeutet, und wenn wir diese Tatsache annehmen können, dann sind wir gut gewappnet. Loslassen, Liebe teilen, Leid transformieren und Heilung unterstützen – das sind die vier Säulen, auf die wir unsere Meditationspraxis stellen können.

[13] Jon Kabat-Zinn, „Gesund durch Meditation“, Seite 12

Setze dich jeden Tag fünf Minuten in Ruhe auf ein Kissen oder einen Stuhl. Schließe die Augen und beobachte einfach, was passiert.

Versuche NICHT, Stille zu finden. Meditation ist, das wahrzunehmen, was gerade ist. Wenn das Stille ist, gut!

Löse dich von der Vorstellung, dass eine Meditation gut sein muss. Lass zu, dass es nicht klappt. Auch so lernst du viel über dich und deinen Geist.

Besorge dir eine Meditations-App oder suche dir online ein passendes Angebot, wenn du eine angeleitete Meditation suchst. Manchmal macht das den Einstieg leichter. Du kannst auch Meditationskurse besuchen, zum Beispiel in buddhistischen Zentren.

MEDITATION

UNTERSTÜTZUNG, BEGLEITUNG, VERBINDUNG, HEILUNG

Grundsätzlich können wir immer und überall meditieren. Wenn wir es schaffen, präsent im Hier und Jetzt zu sein, können sogar alltägliche Handlungen Meditation sein. Wenn wir uns der formelleren Meditation im Sitzen zuwenden, brauchen wir eine entsprechende körperliche Haltung. Wir können entweder auf einem Meditationskissen sitzen, auf einem Meditationsbänkchen oder auch auf Yogablöcken, die ich gerne noch mit einer Decke zusätzlich polstere. Wenn wir nicht gut im Schneider- oder Fersensitz sitzen können und deshalb nach einer Weile unruhig werden, ist ein Stuhl eine sehr gute Alternative. Auf der Stuhlkante im aufrechten Sitz, ohne sich anzulehnen: Auch so lässt es sich sehr gut meditieren.

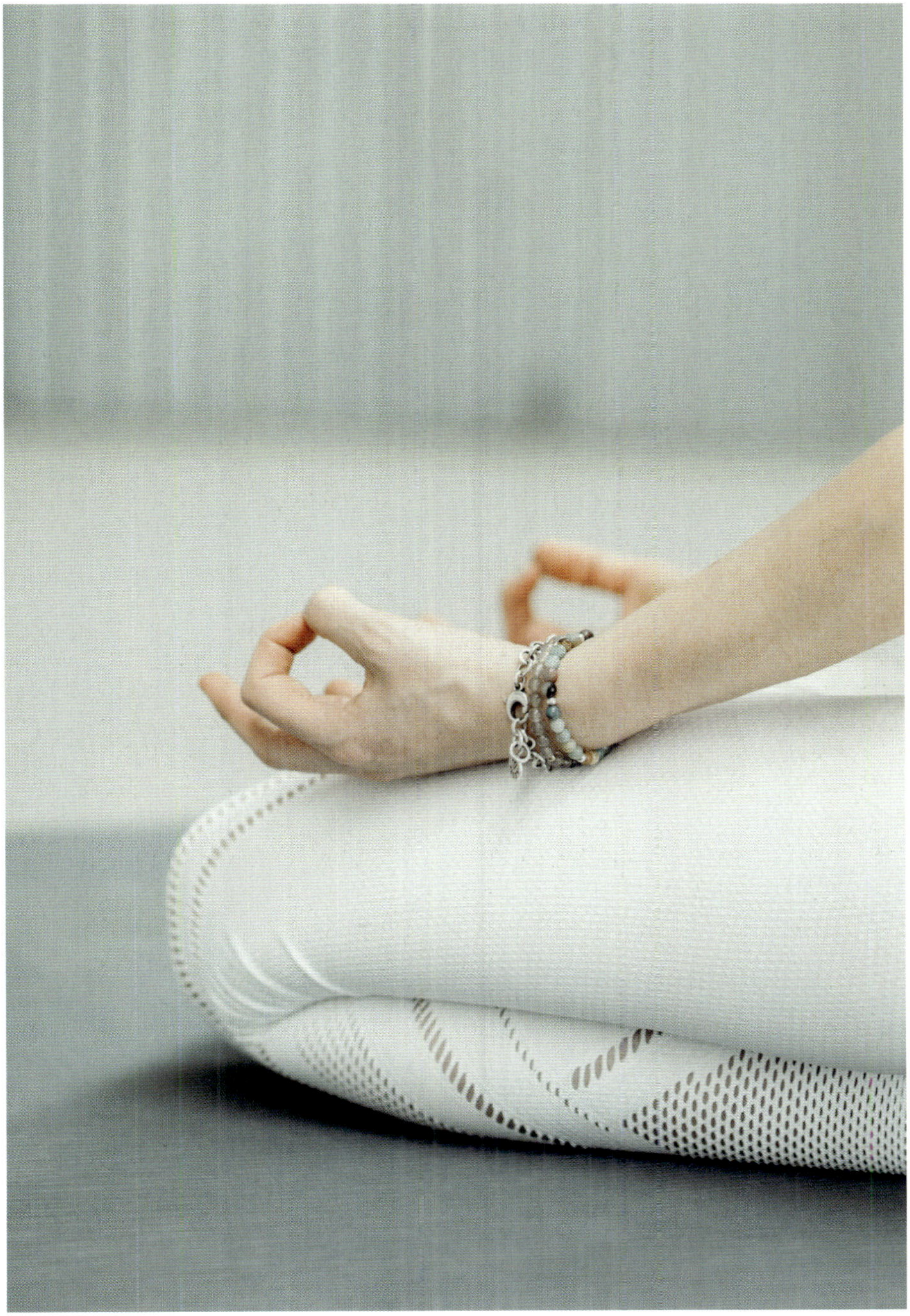

ACHTSAMKEITSMEDITATION
LOSLASSEN LERNEN

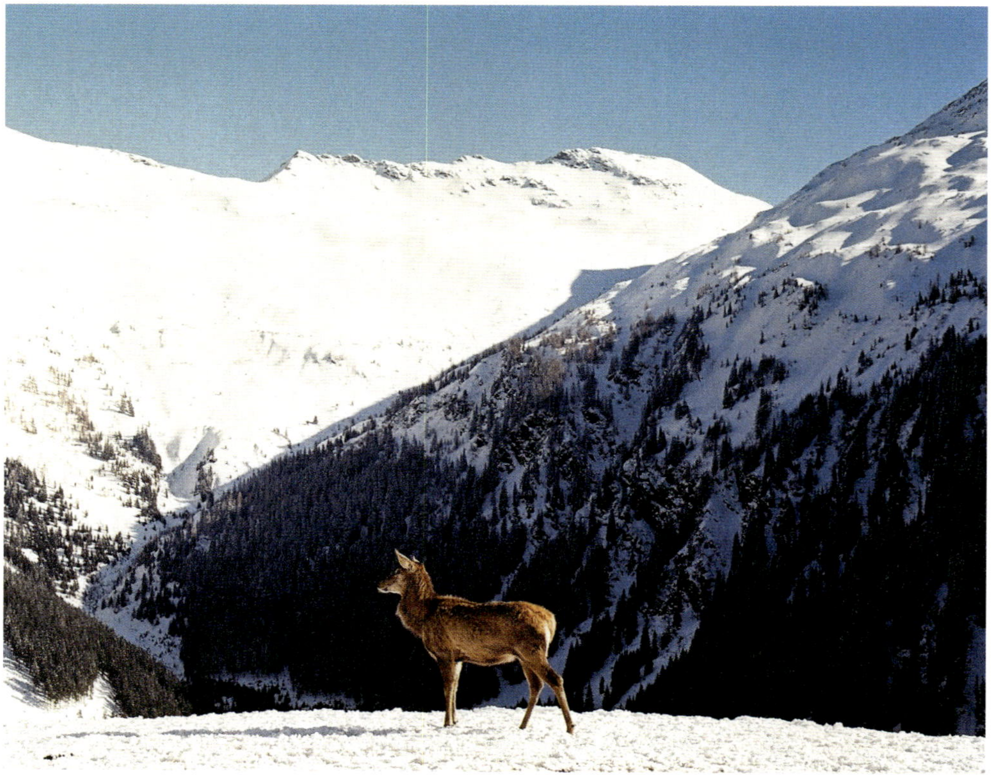

Die Achtsamkeitsmeditation ist die einfachste und wirkungsvollste Basis-Meditation, die wir immer und überall ausführen können. Ähnlich wie der Sonnengruß beinhaltet sie alles, was wir brauchen: Sie bringt uns in unsere Mitte. Das Ziel dieser Meditation ist nicht, leer zu werden, sondern zu üben, wie wir immer wieder Gedanken und Gefühle loslassen können. Wir haben wenig Macht darüber, was wir denken und fühlen, aber wir können lernen, uns nicht damit zu identifizieren. Indem wir wahrnehmen und loslassen, lernen wir uns zu öffnen, weicher zu werden, weiter zu werden. Gleichzeitig gibt uns diese Meditation auch einen Schlüssel zu unserem Zustand, zu dem, was ist. Wir erkennen, was uns gerade beschäftigt, wir lernen, darauf zu reagieren und achtsam mit uns selbst und dadurch auch mit anderen umzugehen.
Ich persönlich lege immer gerne Zettel und Stift neben meinen Meditationsplatz, falls in mir eine Idee auftaucht, die ich gerne verfolgen möchte. Da ich in dieser Meditation ja aber übe, sie loszulassen, schreibe ich sie auf, damit ich sie für jetzt lassen und später damit in Ruhe arbeiten kann. Meine besten Ideen kommen oft während meiner Meditation.

Setze dich aufrecht und bequem auf einen Stuhl oder auf dein Meditationskissen. Schließe die Augen und atme ein und aus. Versuche mit der Aufmerksamkeit bei deinem Atem zu bleiben. Wenn deine Gedanken abschweifen oder Gefühle aufkommen, nimm sie wahr, lass sie wieder los und kehre mit der Aufmerksamkeit zurück zum Atem.

METTA-MEDITATION
LIEBE TEILEN

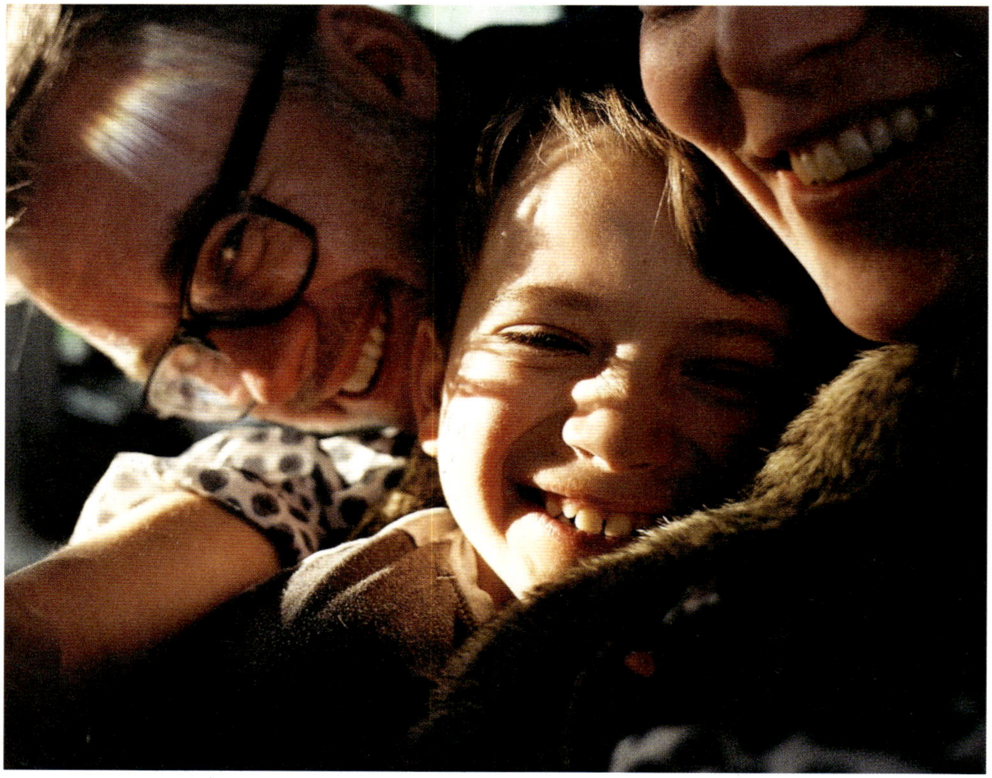

Das Pali-Wort Metta bedeutet „liebende Güte“. Metta-Meditation ist wie ein Gebet, das uns hilft, unsere Wünsche mit anderen zu teilen, um so für alle eine schönere und friedlichere Welt zu erschaffen. Was wir uns selbst wünschen, wünschen wir dabei gleichzeitig auch anderen. Über diese Meditation verbinden wir uns mit den Menschen um uns herum und sogar mit der gesamten Natur. Natürlich verändern wir dadurch nicht unmittelbar die Realität, in der wir leben, aber wir arbeiten an unserer inneren Haltung und lernen, dass das Glück der anderen mit unserem eigenen Glück zusammenhängt. Denn uneingeschränktes Glück ist nur dann möglich, wenn niemand leidet. Wenn alle Menschen auf der Welt diese Meditation üben würden, was für unglaubliche Konsequenzen hätte das?

Sitze entspannt und aufrecht und lasse den Atem frei fließen. Erinnere dich an einen Moment in deinem Leben, in dem du dich von einem anderen Menschen vollkommen geliebt und angenommen gefühlt hast. Du kannst auch einen glücklichen Moment mit einem Haustier oder mit dir allein wählen. Bade innerlich in diesem schönen Gefühl. Wünsche dir mit vollem Herzen: Möge ich glücklich sein, möge es mir gut gehen.

Denke dann an die Menschen, die dir wichtig sind, und wünsche auch ihnen: Möge es euch gut gehen, möget ihr glücklich sein. Dehne das schöne Gefühl aus und lass sie daran teilhaben.

Dann erweitere den Kreis der Menschen, die mit dir Glück erfahren dürfen, und dehne ihn aus auf alle Menschen, denen du im Alltag begegnest. Wünsche ihnen: Möget ihr glücklich sein, möge es euch gut gehen.

Und nimm schließlich alle lebenden Wesen in diesen Kreis auf: Menschen und Tiere, sichtbar und unsichtbar, Freunde und „Feinde“. Wünsche ihnen allen: Möget ihr glücklich sein, möge es euch gut gehen.

TONGLEN
DAS LEID TRANSFORMIEREN

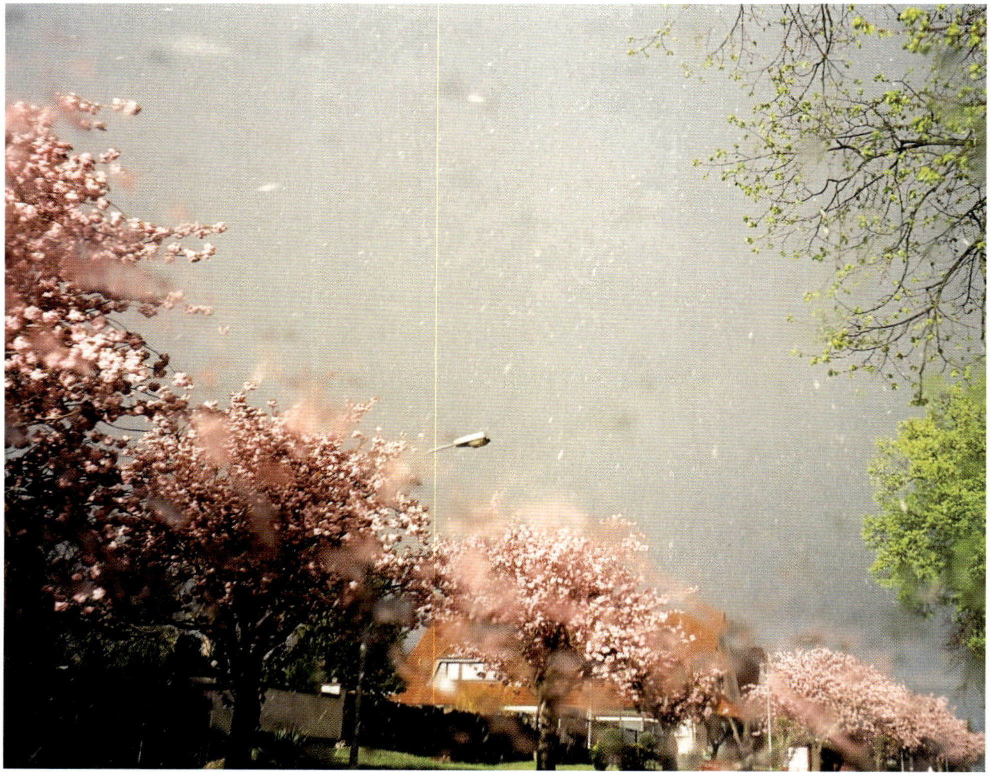

Diese Praxis ist etwas fortgeschrittener und kultiviert unser Mitgefühl für uns selbst und für andere. Das Wort Tonglen kommt aus dem Tibetischen und bedeutet so viel wie „aussenden und aufnehmen". Wir nutzen dabei unsere Kraft und unsere Zuwendung, um negative und schädliche Gefühle umzuwandeln. Es gibt die Praxis des Selbst-Tonglen und auch Tonglen für andere. Selbst-Tonglen bedeutet, dass ich Mitgefühl für mich selbst entwickele, meine Trauer, meine Angst, meine Sorge, meine Wut transformiere und sie auflöse. Tonglen für andere ist die gleiche Praxis, nur mit dem Unterschied, dass wir uns mit dem Leid der anderen verbinden.
Wir selbst sind dabei wie ein Kraftwerk, eine transformierende Kraft, die aus einem festen Element etwas anderes macht, so wie Holz durch Feuer zu Asche verbrennt oder Wasser durch Hitze zu Dampf wird. Unser Geist/Herz ist der Katalysator, der Leid aufnimmt und Glück gibt. Letztendlich teilen wir alle die gleichen Sorgen und wollen das gleiche Glück. Wir wollen Liebe erfahren, angenommen werden, so sein dürfen, wie wir sind. Das verbindet uns mit anderen Menschen, und über die Tonglen-Praxis üben wir, das Mitgefühl zu kultivieren, das wir selbst suchen und auch geben können.

Selbst-Tonglen:
Sitze aufrecht und bequem und lasse den Atem frei fließen. Nimm dein eigenes Leid wahr, deine Trauer, deine Angst, deinen Ärger und deine Wut. Lass gerne auch ein aktuelles Ereignis, das dich herausfordert, in deinem Geist entstehen. Gib ihm in deiner Vorstellung die Form eines Steins, der vor deinem Herzen sitzt. Atme lang und tief ein und aus. Stell dir nun vor, dass sich der Stein in dir durch die Wärme deines Herzens Stück für Stück mit jedem Atemzug langsam auflöst und du ihn als Licht ausatmest, bis er nicht mehr da ist.

Tonglen für andere:
Wenn es Menschen in deinem Umfeld schlecht geht, kannst du diese Praxis auch für sie anwenden. In diesem Fall sitzt in dir nicht dein eigener Stein vor deinem Herzen, sondern die Sorge, Angst, Not oder Krankheit des anderen Menschen, die du mit deiner Herzenswärme und mithilfe deines Atems langsam auflöst.

MEDITATION
HEILUNG UNTERSTÜTZEN

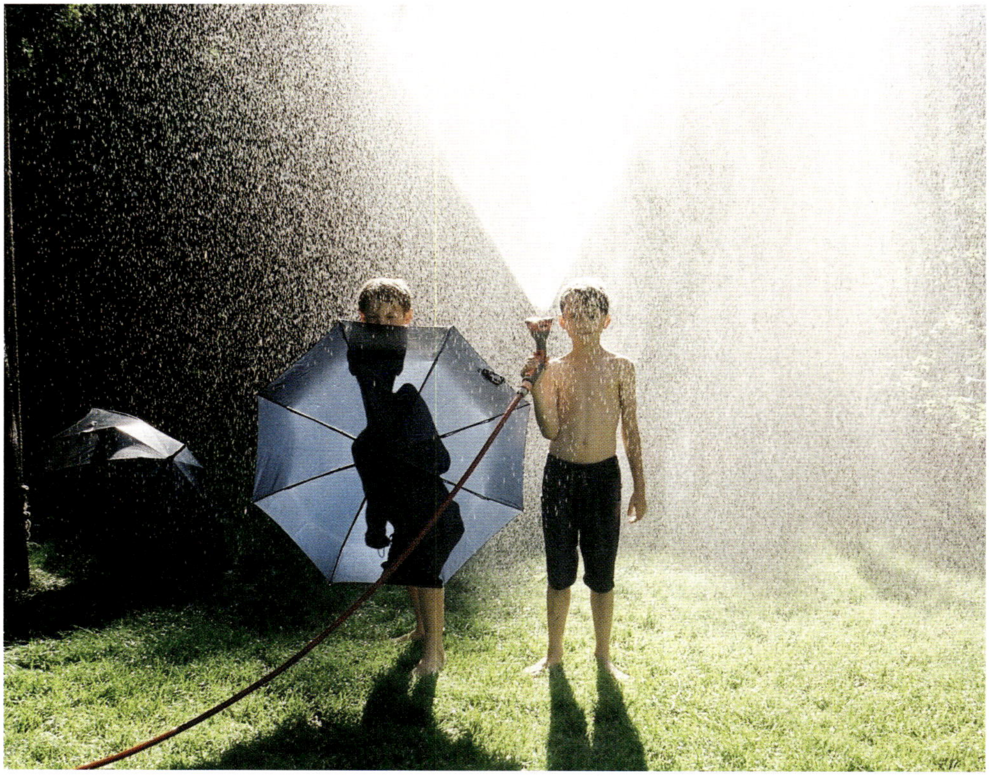

Diese Meditation hilft uns dabei, schädliche Gedanken, Gefühle und auch Krankheiten auszuleiten und sogar präventiv Krankheiten gar nicht erst entstehen zu lassen. Sie ist sehr kraftvoll. Im Buddhismus kennt man verschiedene Buddhas, und einer von ihnen ist der Medizin-Buddha. Er steht für die Kraft der Heilung. Indem wir uns vorstellen, dass dieser Buddha über uns sitzt und die Quelle des heilenden und reinigenden Nektars ist, verbinden wir uns mit seiner Kraft. Wir aktivieren mit dieser Praxis unsere Selbstheilungskräfte oder wünschen anderen Heilung. Jede buddhistische Tradition hat ihre eigenen Bilder und Mantras für diese Meditation. Ich gebe hier eine vereinfachte Version wieder – ohne das Bild des Buddha über dem Kopf –, die aber die wichtigsten Elemente der traditionellen Meditation enthält. Wer sich den Buddha über dem Kopf vorstellen möchte, kann das gerne tun!

Setz Dich aufrecht und bequem auf dein Kissen oder einen Stuhl und schließe die Augen. Stell dir vor, dass über dir aus einer Quelle reiner, klarer Nektar in deine Kopfkrone fließt. Der Nektar verteilt sich überall in deinem Körper. Er durchdringt jedes Körperteil bis in jede einzelne Zelle und füllt dich vollkommen aus. Alle Krankheiten oder sogar das Potenzial einer Krankheit lösen sich aus den Zellen in den Nektar, der langsam aus deinem Körper in den Boden unter dir abfließt und alles mitnimmt, was krankmacht oder krankmachen könnte. Dann lässt du wieder Nektar über deine Kopfkrone in deinen Körper fließen und dich vollkommen ausfüllen. Dieses Mal löst der Nektar alle schädlichen Gedanken aus deinem Geist, deinem Körper und deinen Zellen und nimmt sie mit, wenn er deinen Körper wieder verlässt und abfließt.
Zum Schluss fließt noch einmal klarer, reiner, lichtdurchfluteter Nektar über deine Kopfkrone in deinen Körper und füllt alle Lücken auf, die entstanden sein könnten, sodass du jetzt vollständig, rein und klar bist.
Dieses Mal löst sich der Nektar in deinem Körper in Licht auf und du strahlst dieses Licht aus deinem Herzen heraus und erleuchtest damit alle lebenden Wesen.

Wenn du anderen Menschen Heilung wünschst, stelle dir einfach vor, sie würden von dem Nektar durchdrungen, und meditiere für sie.

PRANAYAMA

Unser Atem ist ein starkes Werkzeug, mit dem wir unseren Körper und unseren Geist direkt beeinflussen können. Indem wir mit dem Atem arbeiten, erhöhen wir den Sauerstoffgehalt in unserem Blut und bringen so Energie in den Körper. Dadurch können wir klarer denken, besser verstehen, bewusster sein und sorgen so für einen wachen Geist. Dieser schafft wiederum eine gute und achtsame Wahrnehmung unseres Körpers, und somit schließt sich der Kreis des Pranayama. Zu einer umfassenden Yogapraxis gehört die Arbeit mit Körper, Geist und Atem. So können wir auf allen Ebenen ansetzen, um uns zu entwickeln, zu wachsen und uns mit uns selbst und als ein Teil des Ganzen wohlzufühlen. Natürlich gibt es unzählige Pranayama-Techniken und viele Möglichkeiten, sich in dieses Thema einzuarbeiten. Ich möchte hier die drei für mich wichtigsten vorstellen.

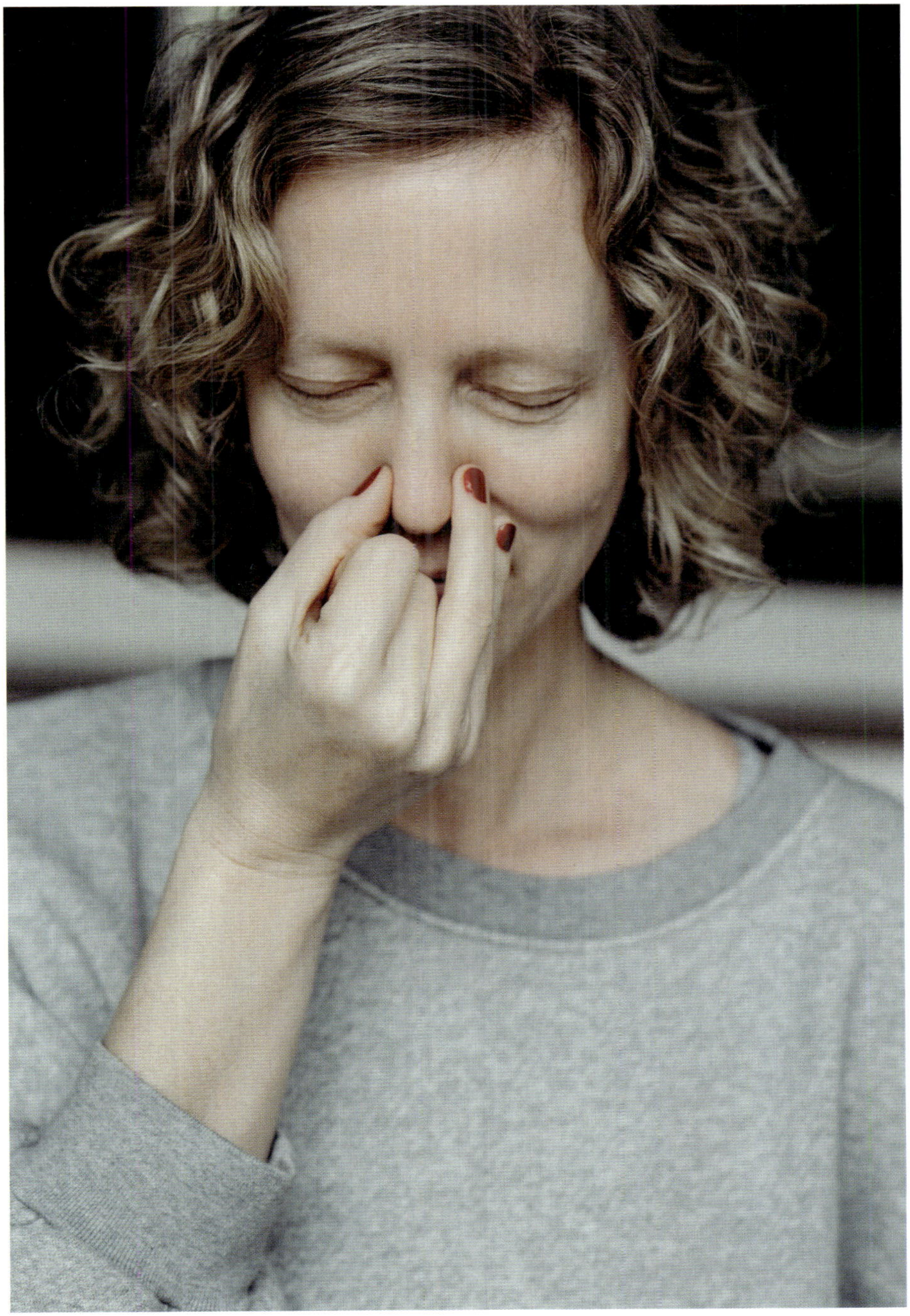

NADI SHODHANA

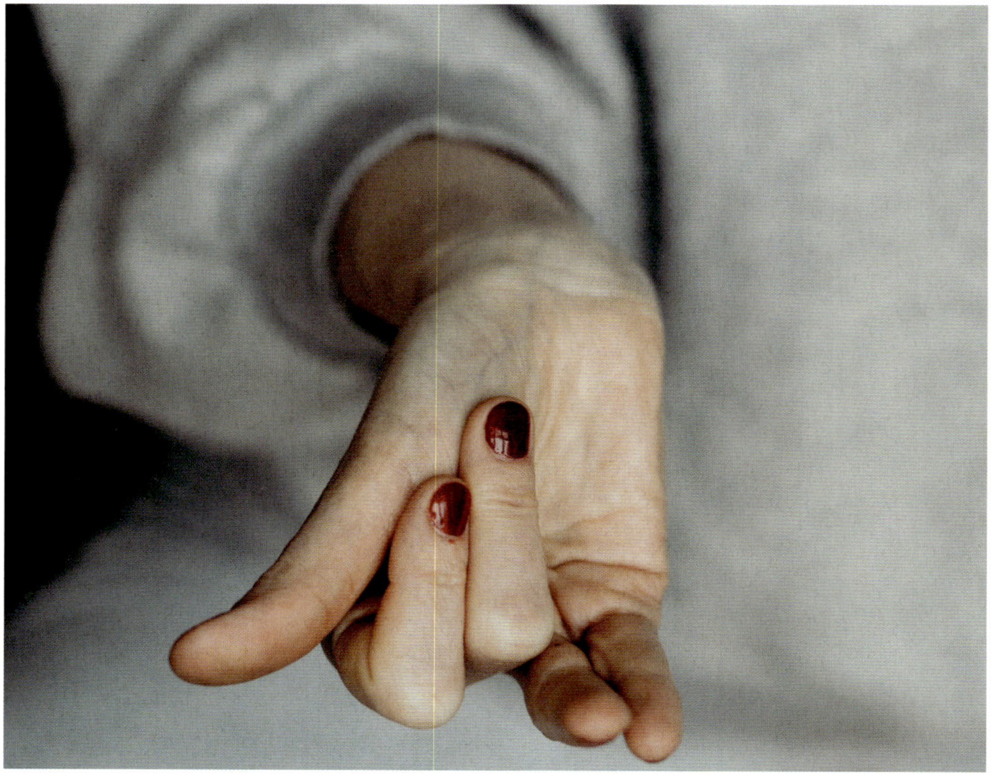

Diese Atemtechnik wird auch Anuloma Viloma Pranayama oder Wechselatmung genannt.

Sie kann uns entweder energetisieren, beruhigen oder in Balance bringen. Sie arbeitet mit den zwei Haupt-Energiekanälen in unserem Körper, die Nadis genannt werden. Dabei unterscheiden wir zwischen der auf der rechten Seite entspringenden Pingala-Nadi und der auf der linken Seite entspringenden Ida-Nadi. Pingala steht für Sonne, für Energie und das männliche Prinzip und regt den Sympathikus an. Ida ist der Energiekanal für Mond-Energie, das weibliche Prinzip, ist regenerierend und mit dem Parasympathikus verbunden.

Wenn wir also mehr Energie in unser Leben bringen wollen, atmen wir rechts ein, links aus. Wenn wir mehr Ruhe brauchen, dann atmen wir umgekehrt. Wenn wir uns innerlich ausgleichen wollen, dann wechseln wir beide Seiten ab.

Sitze aufrecht und bequem. Halte deine rechte Hand vor dich und drehe die Handfläche zu dir. Klappe deinen Zeige- und Mittelfinger auf deinen Daumenballen hinunter, sodass du aus Daumen und Ringfinger plus kleinem Finger eine Zange bilden kannst. Lege diese sanft auf deine Nasenflügel: den Daumen auf den rechten Nasenflügel, Ringfinger und kleinen Finger auf den linken. Nutze diese Zange, um bei der Einatmung ein Nasenloch sanft zu verschließen, damit du gezielt durch das andere einatmen kannst, dann wechsele den Verschluss und atme durch das andere Nasenloch aus. Wiederhole, so oft du magst.

Rechts ein, links aus: energetisierend
Links ein, rechts aus: beruhigend
Abwechselnd ein und aus: ausgleichend

DREI-STUFEN-ATMUNG

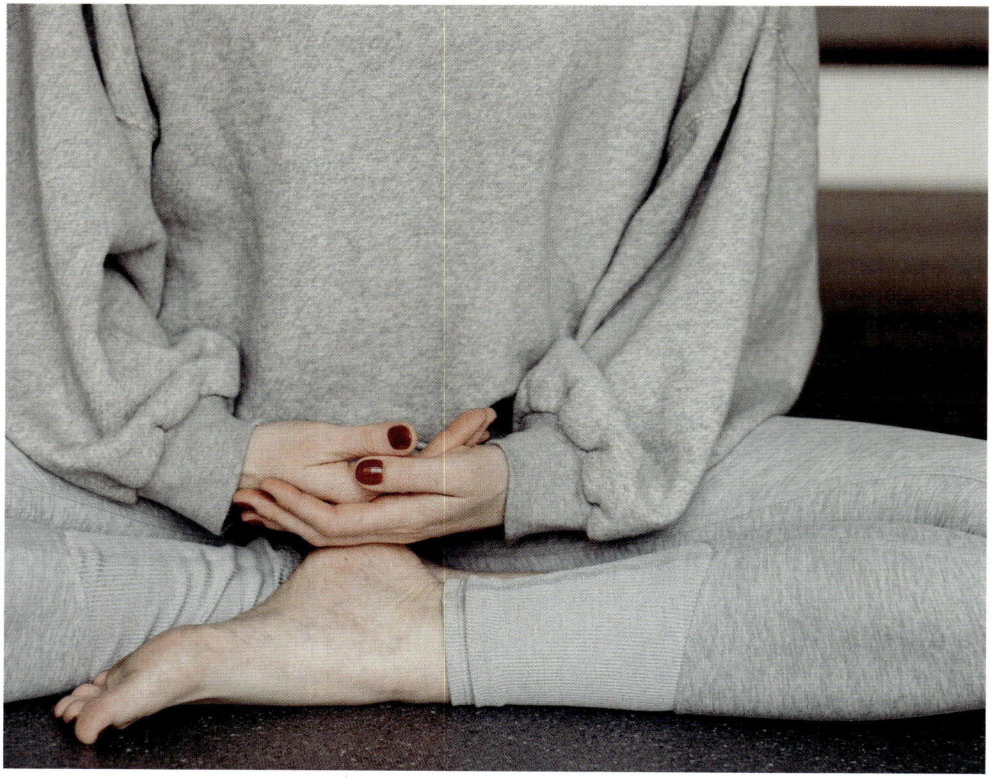

Diese Atemtechnik hilft uns, unseren inneren Atemraum zu spüren und zu erweitern, um so unser volles Atempotenzial auszuschöpfen. Wir teilen dafür in der Vorstellung unseren Oberkörper in drei verschiedene Räume ein: den unteren Bauch, den Rippen-Raum und den Raum unter den Schlüsselbeinen. In alle drei Bereiche unseres Oberkörpers können wir gezielt ein- und ausatmen. So üben wir zunächst, die Atmung zu lenken und die Unterschiede zwischen diesen drei Bereichen festzustellen. Später verbinden wir die drei Räume zu drei Phasen einer Einatmung.
Bei der Bauchatmung dehnt sich das Zwerchfell aus und komprimiert die inneren Organe, sodass sich der Bauch nach vorne wölbt. Sie nutzt die volle Lungenkapazität und ist relativ langsam, ein Zeichen von Entspannung und Ruhe.
Die Brustatmung dehnt die Rippenbögen in alle Richtungen aus. Sie ist flacher als die Bauchatmung und entsteht eher, wenn wir angespannt sind. Die Schlüsselbeinatmung füllt die Lungenspitzen. Sie entsteht als Ausdruck höchster Anspannung. Je kürzer und flacher wir atmen, desto gestresster und angespannter sind wir. Ziel der Drei-Stufen-Atmung ist es, Anspannung zu lösen innere Weite zu schaffen und uns zu entspannen.

Lege dich auf den Boden oder setze dich bequem und aufrecht hin. Lege deine Hände weich auf deinen unteren Bauch und atme so unter deine Hände ein und aus, dass sie sich mit der Bauchbewegung heben und senken. Wiederhole das einige Atemrunden. Dann ziehe deine Rippen mit der Einatmung etwas auseinander und dehne deinen Brustkorb in alle Richtungen aus. Verringere mit der Ausatmung das Volumen im Oberkörper bewusst und deutlich. Wiederhole auch das mehrmals.
Dann atme unter deine Schlüsselbeine und beobachte, wie sie sich auseinander und wieder zueinander bewegen. Wiederhole auch diese Bewegung. Dann beginne, eine Einatmung zunächst in den unteren Bauch zu führen, dehne sie in den Rippen-Raum aus und beende sie unter deinen Schlüsselbeinen. Lass von hier aus den Atem ganz lange und langsam vollständig ausströmen. Teile dir den Atem dafür gut ein. Es braucht etwas Übung, um diese Atmung gut steuern zu können.

SAMAVRITTI

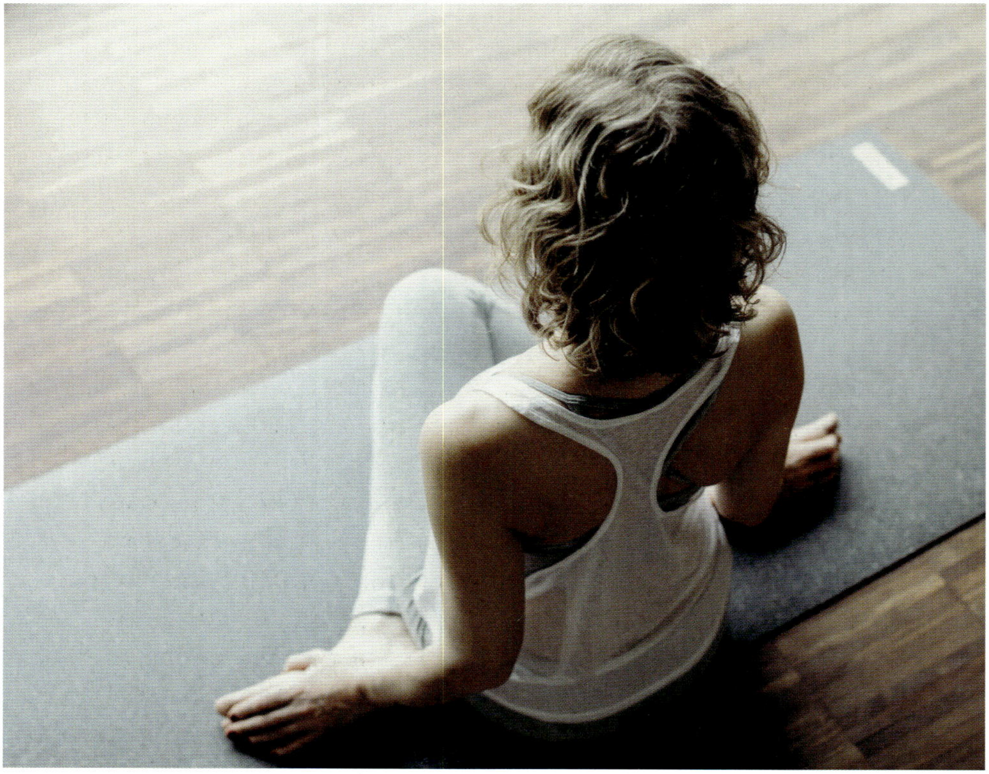

Diese Pranayama-Übung ist mein persönlicher Favorit. Ziel von Samavritti ist es, den Geist zu beruhigen, Klarheit und Stille herzustellen. Wir arbeiten nicht nur mit der Ein- und der Ausatmung, sondern legen unsere Wahrnehmung auch auf die Pausen dazwischen bzw. das Anhalten des Atems in diesen Pausen, was „Kumbhaka“ genannt wird. Die Pausen sind ein Teil der Atmung, den wir normalerweise gar nicht wahrnehmen. In diesem Pranayama besteht die Atmung aus vier Teilen: der Einatmung, der Pause danach, der Ausatmung und der Pause danach. Wir atmen so, dass alle vier Teile der Atmung gleich lang werden.

Setze dich aufrecht und bequem hin. Atme tief bis zu deinem Beckenboden ein und lang über die Kopfkrone aus. Wiederhole dies für einige Atemrunden. Dann beginne, die Atemzüge zu takten, indem du während der Einatmung bis vier zählst und während der Ausatmung auch. Finde einen gleichmäßigen Rhythmus. Dann beginne nach der Einatmung die kleine Pause vor der Ausatmung zu verlängern. Mache das Gleiche nach der Ausatmung. Dehne die beiden Pausen Atemzug für Atemzug immer weiter aus, bis du auch hier auf vier zählen kannst. Dann atme: auf vier ein, halte den Atem auf vier, atme auf vier aus, halte den Atem wieder auf vier. Sorge dafür, dass deine Kehle in der Pause nicht eng wird. Wiederhole diesen Takt, so lange und so oft du möchtest. Entspanne dich am Ende in deinen normalen Atem und lasse los.

ANTI-AGE-
VERSUS
PRO-AGE-HALTUNG

Wer sein jüngeres Ich mit seinem jetzigen Ich vergleicht, kann sich entweder auf die Defizite oder auf die Errungenschaften konzentrieren. Defizite sind sicherlich in der äußeren Form zu finden, am Körper und im Gesicht. Die Errungenschaften finden wir im Geist, in unserer Lebenserfahrung und unserer Weisheit. Wenn wir uns neu aufstellen wollen und im Älterwerden neue Qualitäten für uns entwickeln und entdecken wollen, hilft es, wenn wir uns mit unseren Glaubenssätzen auseinandersetzen und ihnen etwas gegenüberstellen, was uns inspiriert und zum Handeln bringt. Die Anti-Age-Haltung ist die zurzeit gängigere Haltung, in der das Altern auf den problematischen Aspekt reduziert wird. Die Pro-Age-Haltung beleuchtet eine dem Alter zugewandte Sichtweise, die die positiven Aspekte herausarbeitet. Hier also noch einmal abschließend und zusammenfassend eine Übersicht über die gängige individuelle oder gesellschaftliche Sichtweise auf das Älterwerden einerseits und andererseits eine Möglichkeit, wie wir stattdessen mit diesem Thema umgehen können:

ANTI-AGE-HALTUNG	PRO-AGE-HALTUNG
Alt zu werden bedeutet, dass alles zu Ende ist.	Alt zu werden bedeutet, Erfahrung und Weisheit anzusammeln.
Es gibt nur eine Wahrheit: Alt zu werden ist schlimm.	Die Wahrheit ist eine Frage der Perspektive. Es gibt unterschiedliche Sichtweisen.
Nur wenn ich gegen das Älterwerden ankämpfe und entsprechende Maßnahmen ergreife, kann ich etwas erreichen.	Mein Bewusstsein erschafft meine Realität. Meine gelebten Jahre sind meine Trophäen. Wenn ich für etwas bin anstatt dagegen, lebe ich konsruktiver.
Wertvolle Mitglieder der Gesellschaft müssen jung und belastbar sein.	Werte können sehr unterschiedlich sein. Reife und Weisheit sind ein wertvoller Beitrag zur Gesellschaft.
Ich muss mir meinen Platz in der Gesellschaft erkämpfen, sonst werde ich unsichtbar.	Durch meine innere Erfüllung und Freude entsteht mein Platz in der Gesellschaft von ganz allein.
Die Anerkennung der anderen ist für mein Glück ausschlaggebend.	Mein Schlüssel zum Glück ist meine Selbstachtung und Selbstakzeptanz.
Ich bin nur schön, wenn ich jung bin. Wenn ich alt werde, werde ich hässlich.	Es gibt verschiedene Arten von Schönheit. Jugend und Alter sind auf ihre Weise unterschiedlich schön. Innere Schönheit ist altersunabhängig.
Um im Alter besser auszusehen, muss ich hart an mir arbeiten.	Indem ich mir meine Zeit besser einteile, habe ich mehr Zeit, um mich liebevoll um mich selbst zu kümmern.
Frauen altern schlechter als Männer.	Wenn Falten gut aussehen können, gibt es keinen Unterschied zwischen Männern und Frauen.
Körper und Geist haben insofern etwas miteinander zu tun, als dass es mir schlecht geht, wenn es mit meinem Körper bergab geht.	Das Altern ist ein unabwendbarer Prozess. Über meinen Geist kann ich meinen Körper positiv beeinflussen.
Krankheit und Verfall sind ein unabwendbarer Prozess im Älterwerden.	Bis ins hohe Alter hat mein Körper die Fähigkeit zur Selbstheilung.
Zu sterben bedeutet zu scheitern, denn der Tod ist endgültig.	Mein wahres Selbst, mein Geist, stirbt nicht.
Der Tod muss unbedingt verhindert und verdrängt werden.	Ein ganzheitliches Leben bezieht den Tod mit ein.
Für Veränderungen ist es im Alter zu spät.	Das Wesen des Lebens ist Veränderung. Alles verändert sich. Auch ich kann jeden Tag bewusst damit anfangen.

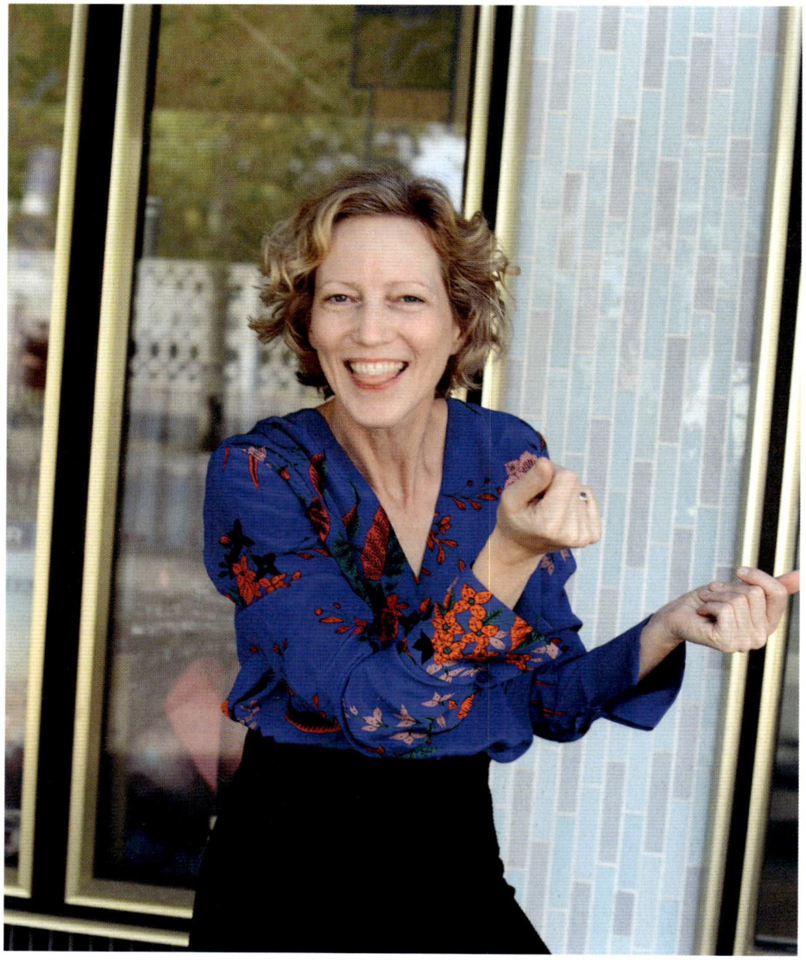

HUMOR IST,

RAUM ZU SCHAFFEN,

WO KEINER IST.

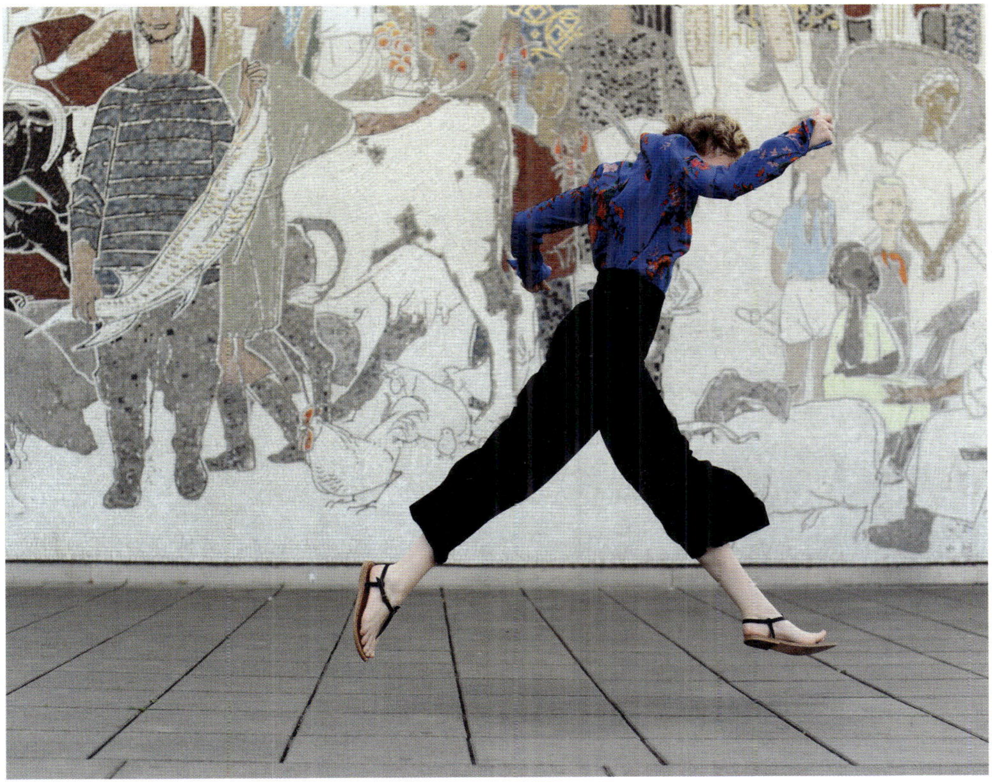

KAPITEL 3

INFO

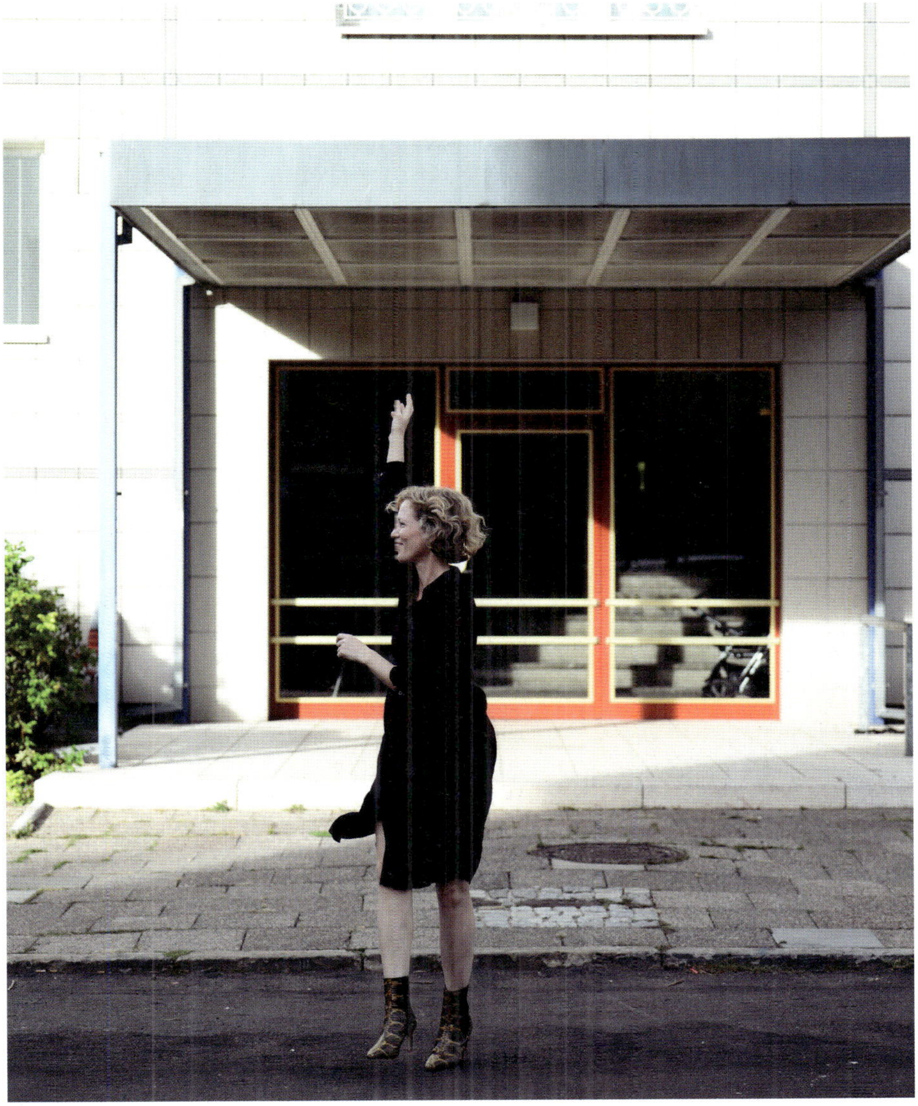

ALTERN AUF DER BIOLOGISCHEN EBENE

Wenn wir jung sind – insbesondere in unserer Wachstums- und Entwicklungsphase – läuft unsere Zellteilung auf Hochtouren. Bei jeder Zellteilung wird der Chromosomensatz in unseren Zellen verdoppelt. Die Enden der Chromosomenfäden sind die Telomere, die wie eine Schutzkappe der DNA wirken. Sie werden im Laufe unseres Lebens immer kürzer und dünner und irgendwann beginnen sie zu verkleben. Dann stellt die Zelle ihre Teilung ein und beginnt zu altern.[14] Die Telomere verhindern so, dass bei der Zellteilung ein wichtiger DNA-Teil verloren gehen könnte und dadurch ein genetischer Schaden entsteht. Je kürzer also die Telomere sind, desto weniger Zellteilung findet statt und desto älter wird der Organismus. Unter Dauerstress geht dieser Prozess deutlich schneller vor sich. Umgekehrt begünstigt konsequente Stressreduktion – zum Beispiel durch Yoga und Meditation – die Ausschüttung des Enzyms Telomerase, das die Telomere wieder länger werden lässt, so unsere Zellteilung anregt und dadurch der Alterung entgegenwirkt.[15] Wie oft sich Zellen noch teilen können, wird also nicht nur durch die Länge der Telomere, sondern durch ein Zusammenspiel aus beidem bestimmt: Die Telomerlänge und die Menge an Telomerase sind entscheidend.[16]

Außerdem ist es wichtig, für Stressausgleich zu sorgen, weil durch chronischen Stress unser Adrenalin- und Kortisolspiegel im Körper dauerhaft ansteigt. Dadurch ist unser sympathisches Nervensystem permanent überreizt und als Folge werden unsere Haut dünner, unsere Knochen schwächer und unser zellulärer Fettstoffwechsel beeinträchtigt. Daraus ergibt sich wiederum, dass unser Muskelgewebe abgebaut und durch Fett und Flüssigkeit ersetzt wird. Außerdem kann das Tumorwachstum begünstigt werden. Durch Stress altern wir.

Der Sympathikus, der zur Leistungssteigerung in Notsituationen dient, sollte immer wieder durch seinen Gegenspieler, den Parasympathikus, ausgeglichen werden. Entspannung, Ruhe und Schlaf sind die Gegenmittel, die unsere Gesundheit nachhaltig fördern und unsere Selbstheilungskräfte aktivieren.

Es ist deshalb von Vorteil, gerade im Alter dafür zu sorgen, dass wir Gelassenheit kultivieren und Stress reduzieren. Man wird es uns ansehen und unser Körper und unsere Gesundheit werden es uns danken.

---

[14] James Kingsland, „Die Hirnforschung auf Buddhas Spuren", Seite 59, TedTalk Elizabeth Blackburn – The science of cells that never get old https://www.youtube.com/watch?v=2wseM6wWd74 (Stand 20.5.2019)
[15] James Kingsland, „Die Hirnforschung auf Buddhas Spuren", Seite 60
[16] Vgl. dazu: Prof. Dr. Elizabeth Blackburn, „Die Entschlüsselung des Alterns", TedTalk Elizabeth Blackburn – The science of cells that never get old www.youtube.com/watch?v=2wseM6wWd74 (Stand: 01.07.2019)

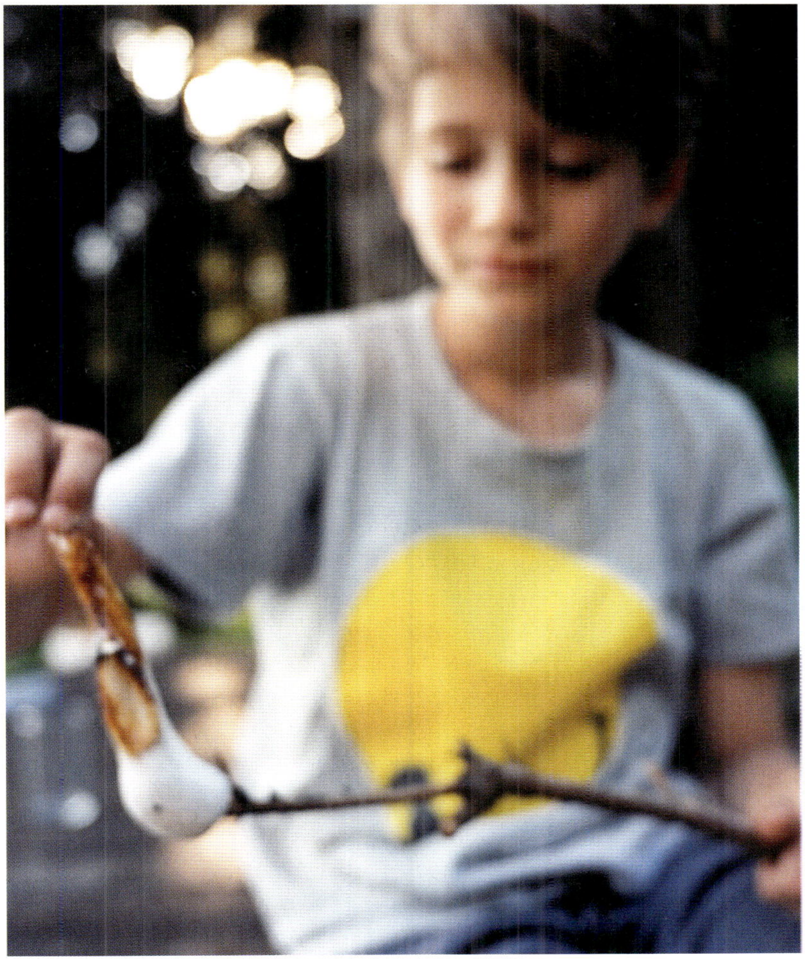

WEG DER ERFAHRUNG

Yoga ist der Weg der Erfahrung, der nur durch Übung zurückgelegt werden kann. Yoga zu üben bedeutet, den Geist von äußeren Einflüssen unabhängig zu machen, einen stabilen inneren Frieden zu finden und zu halten und so auch zu einer Einheit mit sich selbst und der Welt zu finden. Das ist das eigentliche Ziel des Yoga. So gesehen ist Yoga Meditation und Meditation ist Yoga.

Eine der grundlegenden Schriften für alle Yogasysteme sind die Yogasutren des Patanjali. Einer der bekanntesten und meist zitierten Lehrsprüche daraus ist das zweite Yogasutra: yoga citta-vrtti-nirodhah – Yoga ist jener innere Zustand, in dem die seelisch-geistigen Vorgänge zur Ruhe kommen[17].
Die Kernthese des Yoga – und auch des Buddhismus – ist, dass wir perfekte und erleuchtete Wesen sind. Wir alle haben die Buddha-Natur. Buddha bedeutet „der Erwachte, der Wissende". Wir haben nur leider mit unserem Alltagsbewusstsein kaum Zugang zu diesem Wissen und unserem Potenzial. Also brauchen wir Methoden, Techniken und Wege, diese innere Fähigkeit freizulegen. Wie zu Beginn des Buches schon erwähnt, gibt es mentale und körperliche Übungen, die wir praktizieren können, um uns zu entwickeln und zu lernen, über unsere unmittelbaren und ich-zentrierten Bedürfnisse hinauszuschauen und entsprechend zu handeln. Die Yogasutren beschreiben den Weg dahin – wie ein Wegweiser, der uns mit dem Ziel, aber auch den Methoden zum Erreichen dieses Zieles vertraut macht.

Das Wort „Yoga" heißt wörtlich übersetzt „Joch" und bedeutet im übertragenen Sinne „zusammenbringen, verbinden". So wie Ochsen im Joch miteinander und mit dem Wagen verbunden werden, verbinden wir in der Praxis des Yoga unseren Geist mit unserem Körper und unser Selbst mit dem höheren Selbst, das wir auch „Gott" nennen können. Es wird also dabei nicht nur die Einheit mit sich selbst, sondern mit allem angestrebt. Wenn unser Geist die Führung übernimmt und wir Klarheit und Achtsamkeit üben, dann folgt unser Leben einem anderen Weg, als wenn wir die Dinge einfach laufen lassen und andere Menschen oder die Umstände dafür verantwortlich machen.

„Den Dingen geht der Geist voran; der Geist entscheidet:
Kommt aus getrübtem Geist dein Wort und dein Betragen,
so folgt dir Unheil wie dem Zugtier der Wagen.
Den Dingen geht der Geist voran; der Geist entscheidet:
Entspringen reinem Geist dein Wort und deine Taten,
folgt das Glück dir nach, unfehlbar wie ein Schatten."

Aus dem Dhammapada – einer Anthologie mit Aussprüchen des Buddha

Yoga hat also zunächst nichts mit körperlichen Ertüchtigungen zu tun. Es gibt sogar Yogatraditionen, die den Körper als Hindernis auf dem Weg zur Erleuchtung ansehen und daher gar nicht auf die Idee kämen, über den Körper den Geist beeinflussen zu wollen.

Die körperliche Hatha-Yoga-Disziplin, die wir heute vorrangig kennen, basiert auf der tantrischen Philosophie, die den Körper hingegen als Mittel und Werkzeug ansieht, den Weg zur Erleuchtung zu gehen. So entstanden im Lauf der Jahrhunderte die Yogastellungen, um unseren Körper auf die Meditation vorzubereiten. Wer ohne Schmerzen sitzen kann, der kann den Geist beruhigen. Wer den Geist beruhigt, kann sich mit der Kraft seines Bewusstseins verbinden. Die tantrischen Yogis gehen davon aus, dass wir ein Ausdruck der göttlichen Energie und Weisheit sind und dass das Yoga dazu dient, diese Energie freizulegen. Die Antwort liegt also in uns, wir müssen sie nur finden.

Heute wird Yoga im Westen oft auf die körperliche Ebene reduziert. Wenn Menschen von Yoga sprechen, meinen sie in der Regel: Yogaübungen, sprich Asanas, wie z. B. den nach unten schauenden Hund, die Kobra oder auch den Kopfstand. Von dieser Ebene aus betrachtet bedeutet Yoga zu machen, dass wir uns Zeit für uns selbst nehmen, uns mit unserem Körper verbinden, dass wir uns recken und strecken, unsere Muskeln mithilfe der Schwerkraft stärken und auf diesem Weg einen Zugang zu unserem inneren Energiesystem finden. Das eigentliche Ziel der körperlichen Yogaübungen ist aber, entspannt in der Meditation sitzen zu können: aufrecht, mit geradem Rücken, entspannten Hüften und Knien.

Jeder, der mit Yoga anfängt – aus welchem Grund auch immer –, kennt das Glücksgefühl, das nach einer Yogastunde plötzlich da ist und zumindest eine Weile anhält. Und wenn uns Yoga etwas länger im Leben begleitet, wundern wir uns vielleicht, warum wir uns irgendwann besser ernähren, sensibler uns selbst und anderen gegenüber werden und uns einfach insgesamt besser fühlen. Yoga wirkt, das ist klar und inzwischen auch nach westlichen Standards wissenschaftlich bewiesen.

---

[17] Bettina Bäumer (Hrsg.), „Patanjali – Die Wurzeln des Yoga", Seite 21

„YOGA IST EINE INNERE PRAXIS.
DER REST IST NUR ZIRKUS.“

K. PATTABHI JOIS

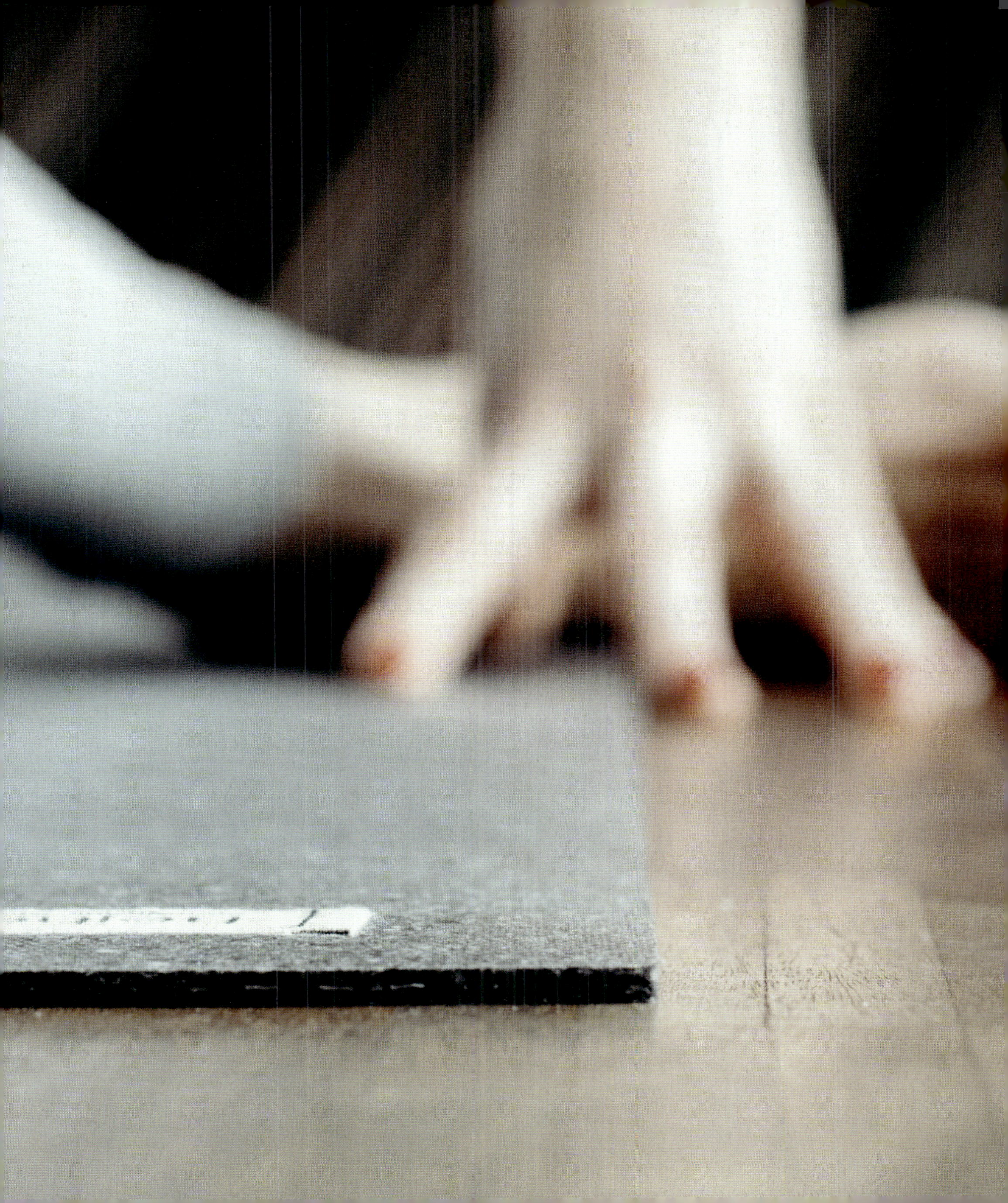

WIE YOGA UND MEDITATION WIRKEN

Viele Menschen kommen während ihrer körperlichen Yogapraxis innerlich zur Ruhe, weil sie in diesem Moment durch die Koordination von Atem und Bewegung unabgelenkt und präsent sind. Wenn eine Bewegung durch den Atem angeführt wird, wird unser Blick automatisch nach innen gelenkt. Nur wenn wir den Atem wahrnehmen, können wir mit ihm arbeiten. Unser westliches Wertesystem belohnt Aktivität. Es gilt: Tun statt sein. Nichts zu tun und einfach still zu sitzen fällt vielen Menschen sehr schwer. Deshalb ist das körperliche Yoga für viele Menschen Meditation in Bewegung und hilft uns außerdem dabei, den Körper für den Meditationssitz zu öffnen.

Meditation heißt auf der ganz praktischen Ebene, sich einfach still hinzusetzen. Wir können die Augen schließen oder sie offen lassen. Wir kommen also zumindest äußerlich zur Ruhe und setzen uns dem Sturm in unserem Inneren aus. Der weiter vorn bereits verwendete Begriff „Affengeist" (monkey mind) trifft diesen Zustand sehr gut. Unser Geist hüpft ruhelos von Ast zu Ast. Jeder Gedanke und jedes Gefühl führen zu einem neuen Gedanken, der wieder zu einem neuen Gedanken oder Gefühl führt. Der Strom reißt nicht ab, wir springen ständig zwischen der Vergangenheit und der Zukunft hin und her. Wir erinnern uns an etwas, wir denken darüber nach, was wir noch erledigen müssen, und fühlen uns dabei so und so ... Wenn wir es schaffen, zwischen diesen Gedanken eine kleine Pause entstehen zu lassen, und wenn wir es schaffen, diese Pause zu verlängern, dann finden wir kleine Inseln der Ruhe und kurze Momente der Stille. Das ist der süße Geschmack der Meditation.

Es gibt ein Bild, das für Meditierende eine gute Grundlage bildet: Der Geist ist wie der Himmel – klar und unendlich. Unsere Gedanken und Gefühle sind wie Wolken, die den Himmel teilweise verdunkeln und die dann vorüberziehen. Das Bild zeigt, dass wir unsere Gedanken und Gefühle neutral beobachten können, ohne von ihnen eingenommen zu werden. Wir beobachten sozusagen unseren eigenen Geist. Diese Fähigkeit wird „Metakognition" genannt. Sie sorgt dafür, dass wir uns nicht mehr an unsere Gedanken und Gefühle klammern[18], sondern einen gewissen Abstand dazu entwickeln.

Mir selbst kommen beim Meditieren oft gute Ideen, weil ich meinen inneren Raum öffne und nicht abgelenkt bin. Meistens liegen, wie schon erwähnt, ein Zettel und ein Stift neben mir, damit ich kurz notieren kann, was da so angeschwebt kommt, um dann wieder in Ruhe weiterzumeditieren.

---

[18] James Kingsland, „Die Hirnforschung auf Buddhas Spuren", Seite 232

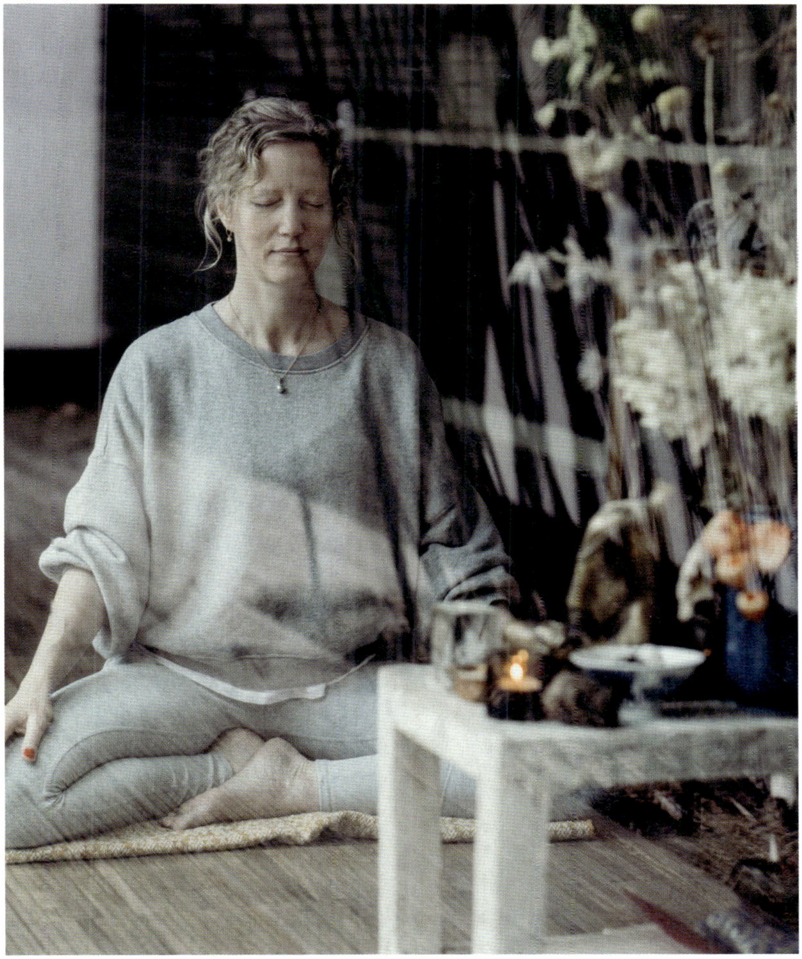

WARUM YOGA UND MEDITATION WIRKEN

Dass der Zustand unsere Geistes Auswirkungen auf unseren Körper hat, bezweifelt wohl niemand mehr. Wenn wir uns zum Beispiel auf etwas extrem freuen, wenn wir aufgeregt oder frisch verliebt sind, schlägt unser Herz schneller, wir essen weniger, wir sind wacher und präsenter, unsere Hände sind eventuell feucht. Auch bei negativem Stress reagiert unser Körper mit ähnlichen Symptomen: Unser Immunsystem wird heruntergefahren, um alle Energie auf eine mögliche Flucht oder einen Kampf zu fokussieren. Das sympathische Nervensystem wird aktiviert und wir schütten Stresshormone aus, selbst wenn wir uns den Stress nur vorstellen. Dauerhafter Stress führt dazu, dass wir uns nicht regenerieren können und unsere Gesundheit angegriffen wird. Je nach persönlicher Schwachstelle erwischt es uns dann irgendwann auf der körperlichen Ebene und wir werden krank. Zum Thema Auswirkungen von Stress auf den Körper gibt es unzählige Studien und Untersuchungen.[19] Wenn Stress also unser Gehirn und unsere Zellen verändern kann, zu Krankheiten und Depressionen führt und uns sogar altern lässt, dann sollten wir uns unbedingt mit dem Gegenmittel beschäftigen.

Seit Tausenden von Jahren meditieren Menschen. Doch erst in jüngster Zeit sind Wissenschaftler Beweisen auf der Spur, was in unserem Gehirn passiert, wenn wir meditieren, und warum Meditation wirkt.[20] Dabei gibt es drei Methoden, sich diesem Thema anzunähern.

Entweder wird empirisch gearbeitet: Gruppen von Meditierenden und Nicht-Meditierenden wurden untersucht und miteinander verglichen. Es geht hierbei darum zu erforschen, ob, wie und mit welchen Konsequenzen Yoga und Meditation auf die allgemeine Lebensführung und das individuelle Wohlbefinden wirken.[21] Es zeigte sich, dass sowohl Yoga als auch Meditation einen positiven Einfluss auf unser Stresslevel und unser Stressmanagement haben und sich die Entzündungswerte im Körper und damit die Gefahr, krank zu werden, reduzieren. Bei Suchtpatienten wurde darüber hinaus eine niedrigere Rückfallquote festgestellt, wenn sie meditierten.[22]

Als weitere Herangehensweise gibt es bildgebende Verfahren, mit deren Hilfe man direkt in die Gehirne von Meditierenden schauen kann. Hier wurden die Gehirnareale identifiziert, die in der Meditation aktiv sind, und es wurde auch dazu geforscht, ob und inwiefern sich das Gehirn verändert, wenn Menschen über einen längeren Zeitraum regelmäßig meditieren. Dazu wurden Meditations-Anfänger und erfahrene Meditierende, wie z. B. buddhistische Mönche, gescannt.[23] Dabei wurde entdeckt, dass sich die Gehirne von geübten Meditierenden von ungeübten unterscheiden und dass es relativ schnell geht, bis das Gehirn eines Meditations-Anfängers eine Veränderung in seiner Struktur zeigt.

Als dritte Methode werden die Körperfunktionen von Probanden während der Meditation und bei längerer regelmäßiger Meditationspraxis untersucht: Atemfrequenz, Herzschlag, Blutdruck, Muskeltonus, elektromagnetische Gehirnwellen.[24] Auch auf dieser Ebene wurde die Vermutung bestätigt, das Yoga und Meditation sich positiv auf unseren gesamten Organismus und damit auf unser Wohlbefinden auswirken.

Bei allen genannten Forschungsmethoden kam man zu dem einhelligen Ergebnis, dass Yoga und Meditation wirken und dass diese Wirkungen nachweisbar sind. Wer sich ernsthaft mit Meditation beschäftigt, also regelmäßig meditiert, wird subjektiv einen Nutzen feststellen. Alle objektiven Erkenntnisse deuten darauf hin, dass der Parasympathikus während der Meditation die Regie übernimmt und den Körper in einen entspannten Ruhemodus versetzt. Meditation und Resilienz[25] stehen in einem direkten Zusammenhang. Wer meditiert, ist besser in der Lage, mit Stress und herausfordernden Gefühlen umzugehen. Gehirnbereiche, die für die Selbstregulation (präfrontaler Kortex) zuständig sind, und Gehirnbereiche, die für Emotion und Empathie zuständig sind (Amygdala), werden durch Meditation aktiviert und trainiert, wodurch sich unsere Gehirnstruktur verändert[26]. So können wir bessere Entscheidungen treffen, weil wir uns selbst darin unterstützen, nicht nur aus Impulsen heraus zu handeln und unsere Erfahrungen positiv zu verwerten

---

[19] Siehe z. B. „Wie Stress krank macht" von Alexandra Rigos in GEO kompakt Nr. 40; www.phil-fak.uni-duesseldorf.de/fileadmin/Redaktion/Institute/Sozialwissenschaften/EF/Lehre/SoSe_2015/Kroll/Wie_Stress_krank_machen_kann_Alexandra_Rigos_GEOkompakt.pdf (Stand zu diesem und allen folgenden Links: 15.05.2019)

[20] James Kingsland, „Die Hirnforschung auf Buddhas Spurten", Seite 232

[21] Siehe dazu die beiden Artikel „Yoga and meditation improve brain function and energy levels" aus der School of Public Health Systems der University of Waterloo, September 2017; https://uwaterloo.ca/public-health-and-health-systems/news/yoga-and-meditation-improve-brain-function-and-energy-levels, und "Examining the Acute Effects of Hatha Yoga and Mindfulness Meditation on Executive Function and Mood" aus der Zeitschrift "Mindfulness" Ausgabe 8, August 2017; https://link.springer.com/article/10.1007/s12671-016-0661-2

[22] Siehe dazu den Artikel „Yoga and meditation improve mind-body health and stress resilience" in Science Daily vom 22. August 2017; www.sciencedaily.com/releases/2017/08/170822104855.htm

[23] James Kingsland, „Die Hirnforschung auf Buddhas Spuren", Seite 174 ff.

[24] Siehe dazu den Artikel der Harvard Medical School vom 18. November 2015 „Now and Zen: How mindfulness can change your brain and improve your health"; https://hms.harvard.edu/news-events/multimedia/now-zen

[25] Ebenda

[26] Siehe dazu www.resilienz.at/resilienz-und-meditieren oder auch www.harvardbusinessmanager.de/blogs/wie-achtsamkeit-und-meditation-ihr-gehirn-veraendern-kann-a-1016687.html

TRAINING UND NEUROPLASTIZITÄT

Mit seinem Geist zu üben bedeutet, das Gehirn zu trainieren und entsprechende Nervenbahnen so zu verschalten, dass sie zu „Datenautobahnen" werden. Das ist z. B. das Geheimnis eines Klaviervirtuosen, der als kleiner Klavierschüler angefangen hat. Jede Art von geistigem und körperlichem Training funktioniert so, ob wir laufen oder sprechen lernen, ob wir komplexe Zusammenhänge studieren, Profitänzer werden oder Meister der Meditation. Unser Gehirn kann mit allem Möglichen gefüttert und in alle Richtungen ausgebaut werden und es hat die erstaunliche Fähigkeit, Gelerntes zu strukturieren und notfalls zu restrukturieren. Es passt ganze Gehirnareale einer veränderten Nutzung an, wenn nötig. Es ist also formbar.

Eine Film-Editoren-Kollegin von mir hatte nach 25 Jahren am Schnittcomputer große Probleme mit ihrem rechten Handgelenk. Sie stand schließlich vor der Frage, ob sie sich einen neuen Beruf würde suchen müssen. Dann kam sie auf die Idee, die Maus mit der linken Hand zu bedienen und die rechte Hand für die Tastatur zu benutzen. Sie brauchte ca. drei Monate, bis sie mit der linken Hand genauso schnell war wie mit der rechten.

Neuroplastizität, also die Fähigkeit des Gehirns, sich anzupassen, ist eine erstaunliche Fähigkeit, von der wir täglich profitieren. Alle Lernerfolge, aber auch alle Gewohnheiten beruhen darauf, dass wir unser Gehirn gewissermaßen programmieren. Entweder werden entsprechende Verbindungen angelegt oder bestehende Verbindungen ausgebaut. Wie auf einer Datenautobahn werden die Nervenverbindungen dann dicker und entwickeln eine Isolationsschicht, die den elektromagnetischen Fluss unserer Handlungsimpulse noch schneller fließen lässt. Je mehr wir also üben, desto geschickter werden wir in dem, was wir üben.

Selbst wenn Sinnesorgane ausfallen, ist unser Gehirn in der Lage, diesen Ausfall durch andere Verbindungen zu kompensieren und so Sensorik oder Motorik anders aufzunehmen oder anzusteuern. Wir können sogar körperliche Tätigkeiten mental simulieren und entwickeln dabei fast dieselben Fähigkeiten, wie wenn wir die Tätigkeit physisch geübt hätten[27]. Bis zu einem gewissen Grad können wir also selbst bestimmen, in welche Richtung wir unser Gehirn formen, indem wir es trainieren wie einen Muskel. Wenden wir unsere Aufmerksamkeit Dingen zu, die für uns negativ sind, hinterlässt dies einen entsprechenden Eindruck in unserem Gehirn. Wenn wir uns auf das Positive fokussieren, trainieren wir eher diese Art zu denken und zu sein. Wir sind in der Lage, unser eigenes „Mindset" zu gestalten[28]. Dieses Wissen ist extrem wertvoll, weil wir uns nicht damit zufriedengeben müssen, dass wir eben nun mal so sind, wie wir sind. Wir können uns verändern und wir haben in es in der Hand, wie und wohin unsere mentale Reise geht[29]. Dazu müssen wir allerdings bereit sein, wirklich die Verantwortung für unser Leben zu übernehmen. Nur wenn wir erkennen, dass wir selbst die Regie in unserem Leben führen, sind wir in der Lage, effektiv Veränderungen zu bewirken. Es hilft sehr, unsere Denkmuster zu erkennen, um sie zu verändern. Wir können entweder anders handeln, um uns anders zu fühlen, oder umgekehrt. Über das Handeln beeinflussen wir unsere Gefühle und damit auch unsere Realität. Uns selbst innerlich zu beschimpfen und abzuwerten, wenn wir einen Fehler gemacht haben, ist zum Beispiel nicht sehr förderlich. Wir können uns stattdessen dazu motivieren, es beim nächsten Mal besser zu machen. Übrigens ist nicht zu handeln auch eine gute Option, solange wir uns bewusst dazu entscheiden. Manchmal ist es besser abzuwarten, um den richtigen Moment für eine Veränderung abzupassen. Es gibt also zwei Wege, unsere Realität zu gestalten. In Bezug auf unser Älterwerden ist das das „Zaubermittel"!

---

[27] Norman Doidge, „Neustart im Kopf", Seite 204

[28] James Kingsland, „Die Hirnforschung auf Buddhas Spuren", Seite 36

[29] Siehe dazu den Artikel „Positive Neuroplastizität: Wir tun einfach mal so, bis es dann wirklich so ist" vom 5. Januar 2018, https://gedankenwelt.de/positive-neuroplastizitaet-wir-tun-einfach-mal-so-bis-es-dann-wirklich-so-ist/, lexikon.stangl.eu/1166/neuroplastizitaet/

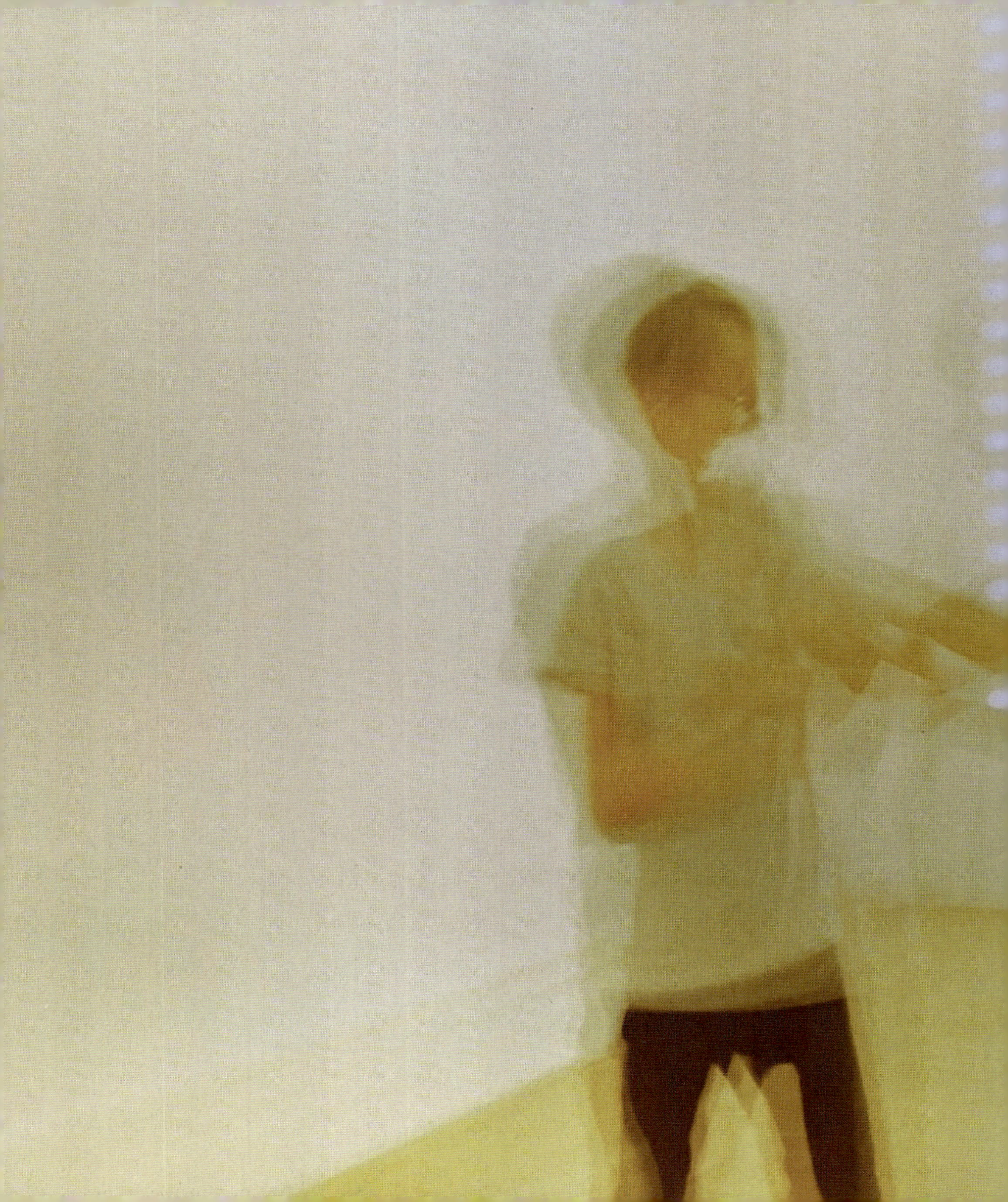

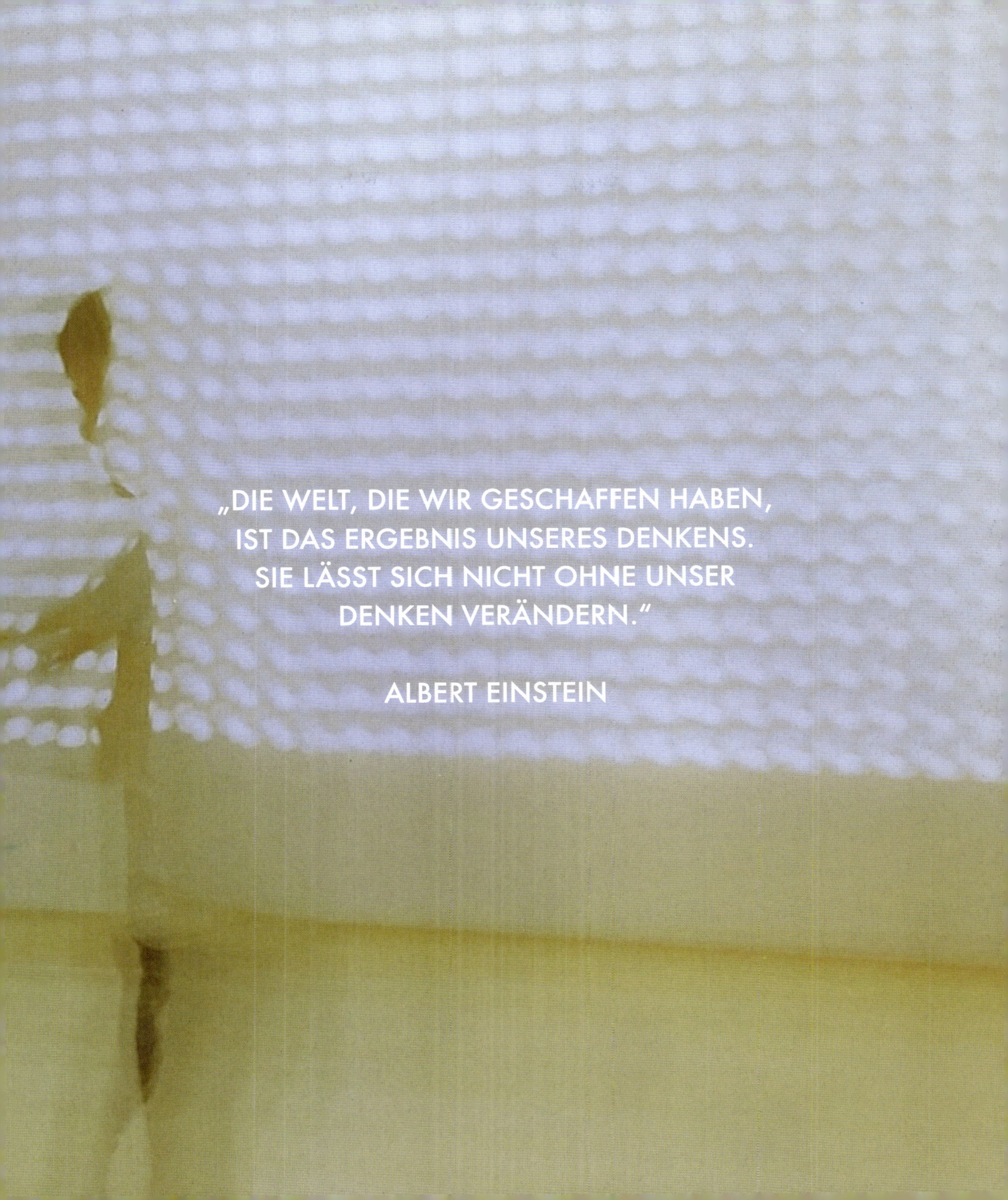

„DIE WELT, DIE WIR GESCHAFFEN HABEN,
IST DAS ERGEBNIS UNSERES DENKENS.
SIE LÄSST SICH NICHT OHNE UNSER
DENKEN VERÄNDERN."

ALBERT EINSTEIN

WIRKUNG VON MEDITATION AUF SOZIALER EBENE

Meditation hat viele Ebenen, auf denen sie wirken kann: Wir haben einen individuellen Nutzen davon, regelmäßig zu meditieren, was wiederum unser Handeln verändert und damit Einfluss hat auf unser direktes Umfeld. Wir werden weniger impulsiv, gelassener, humorvoller, nehmen Dinge weniger persönlich, um nur einige mögliche Konsequenzen zu nennen.

Es liegt also auf der Hand, dass wir dadurch auch unsere Mitmenschen inspirieren oder zumindest weniger Konflikte mit ihnen erleben. Wir werden angenehmer im Umgang und gleichzeitig psychisch stabiler. Jeder Mensch, der meditiert, kann und wird einen positiven Einfluss auf seine Umwelt haben. So kann gemeinsames Meditieren in jeder Art von Gruppen wie Kitas, Schulen, Universitäten oder sogar im Arbeitsumfeld ein ganz anders Miteinander schaffen. Wer schon in größeren Gruppen meditiert hat, kennt vermutlich das Gefühl von Kraft und Einheit, die Stille, Ruhe und Verbindung, die dann entstehen können.

Es gibt inzwischen in Firmen Yoga- und Meditationsgruppen, und auch in Schulen und Universitäten wird meditiert. Polizisten und sogar Soldaten meditieren. Die innere Quelle der Ruhe und Kraft anzuzapfen ist für eine Gemeinschaft sehr förderlich. Statistiken belegen, dass Schulen, in denen Kinder regelmäßig meditieren, weniger Probleme mit Gewalt oder Mobbing haben[30] und dass insgesamt die Aggressivität dort sinkt.[31]

Der Aufbau einer anteilnehmenden Gesellschaft ist keine Utopie, sondern die Voraussetzung, um als Gemeinschaft existieren zu können[32], und Yoga und Meditation sind wichtige Schlüssel dafür. Unser individueller Nutzen, den wir aus der Arbeit mit unserem Geist ziehen, ist also auch ein allgemeiner. Und ich denke, dies wird uns, je älter und reifer wir werden, zunehmend in einem größeren Zusammenhang bewusst. Es ist sehr wahrscheinlich, dass die Welt ein wesentlich friedlicherer Ort wäre, wenn alle Menschen achtsamer mit sich selbst und damit auch mit anderen umgehen würden.

---

[30] Siehe dazu die Website des Center for Wellness and Achievement in Education, www.cwae.org
[31] Siehe dazu das „Mindful Moment Program" der Holistic Life Foundation, hlfinc.org/programs-services/mindful-moment-program-2/
[32] James Kingsland, „Die Hirnforschung auf Buddhas Spuren", Seite 203

MIDLIFECRISIS UND DEPRESSION

In der einen oder anderen Form ereilt uns die Midlifecrisis wohl alle früher oder später. Den einen streift sie nur leicht, der andere wird vielleicht tatsächlich mit einer heftigen Krisenzeit konfrontiert. Und vermutlich kann der Übergang von einer Midlifecrisis zu einer Depression fließend sein. Erstere wird eventuell belächelt, obwohl sie manchmal schwerwiegende Folgen hat. Ganze Familien wurden schon gesprengt, weil Partner in ihrer Lebensmitte Panik bekamen und alles noch einmal neu sortieren mussten. Die Angst, etwas nicht gelebt zu haben, und davor, dass der Zug endgültig abgefahren sein könnte, verursacht unkontrollierbare Gefühle. Wir ziehen Bilanz und entdecken oft etwas, das uns nicht gefällt. Unsere Realität stimmt dann nicht mehr mit dem überein, was wir uns erträumt hatten, als wir jung waren. Wenn dazu das Gefühl kommt, nichts mehr ändern zu können für die Lebensphase, die uns noch bleibt, dann kann diese Krise auch in einer Depression münden.

Wer das Gefühl hat, ohne Hilfe nicht mehr zu einem positiven Lebensgefühl zurückzufinden, und depressive Symptome hat[33], sollte unbedingt einen Arzt aufsuchen. Depressionen haben übrigens oft organische Ursachen und ein Arzt ist in der Lage dazu, die richtige Diagnose zu stellen und entsprechend Hilfe zu leisten oder zu organisieren. Eine regelmäßige Meditationspraxis kann auch bei Depressionen unterstützend wirken[34], allerdings vorwiegend als begleitende Maßnahme zu einer Therapie oder ärztlichen Behandlung.

Sollten wir hingegen in eine waschechte Midlifecrisis geraten, ist es nie zu spät, an den Umständen und den Symptomen zu arbeiten. Hier kann Coaching eine gute Methode sein, um herauszuarbeiten, welche Werte, Wünsche, Sehnsüchte und Potenziale in uns schlummern, die wir entdecken und in konkrete Handlungen und Ergebnisse umsetzen können. Eventuell reicht es schon aus, manche Dinge im Leben etwas zu modifizieren und zu verändern, anstatt plötzlich alles ändern zu wollen und dabei gar zu radikal vorzugehen.

Selbst eine Midlifecrisis bietet uns die Chance eines neuen Ansatzes für das, was vor uns liegt. Krisen können der Wendepunkt auf unserer Lebenslinie sein.

---

[33] Siehe dazu die Informationsseite „Frühe Anzeichen und erste Symptome einer Depression" auf der Website der „Neurologen und Psychiater im Netz", www.neurologen-und-psychiater-im-netz.org/psychiatrie-psychosomatik-psychotherapie/stoerungen-erkrankungen/depressionen/fruehsymptome/
[34] James Kingsland, „Die Hirnforschung auf Buddhas Spuren", Seite 149

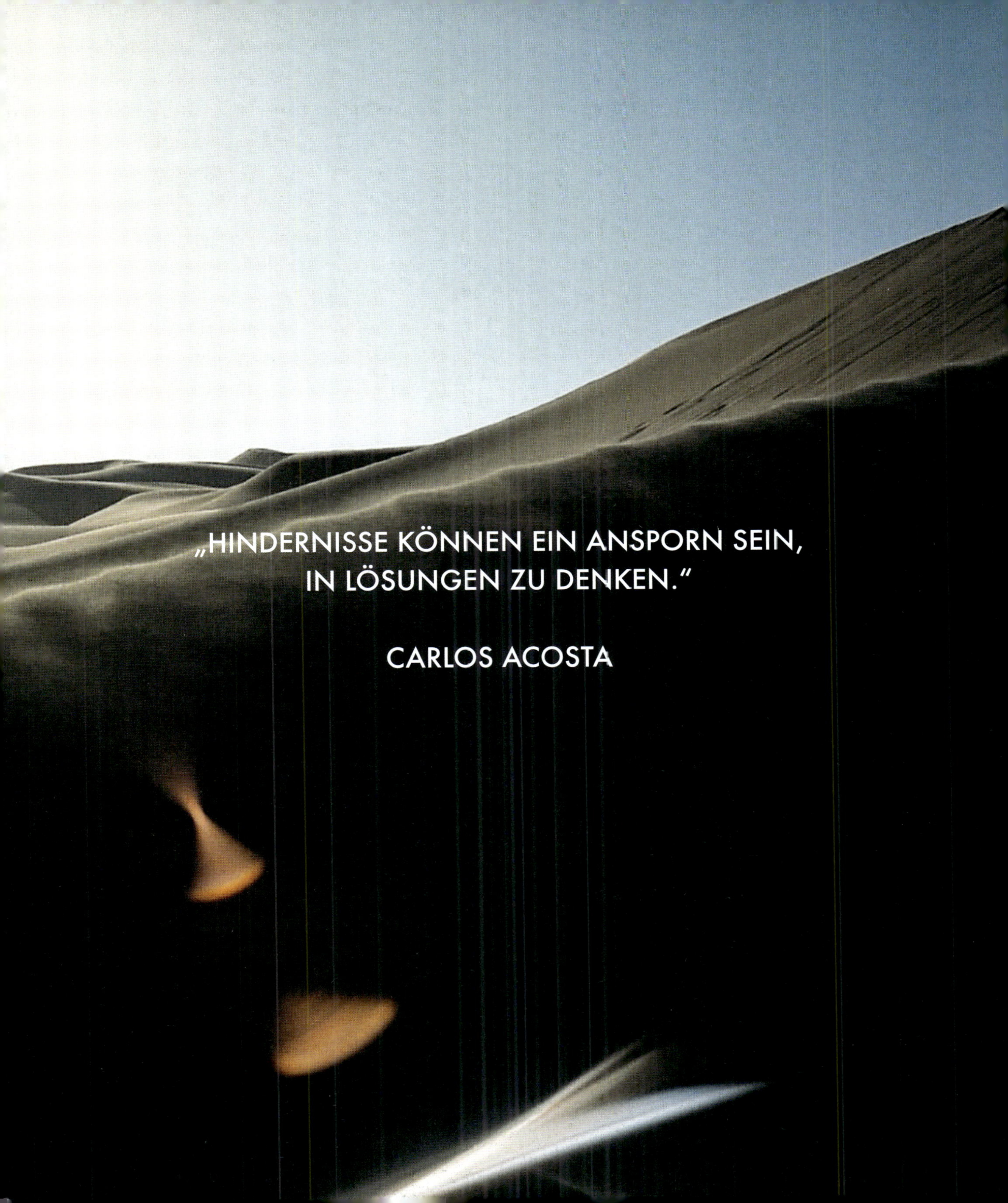

„HINDERNISSE KÖNNEN EIN ANSPORN SEIN,
IN LÖSUNGEN ZU DENKEN."

CARLOS ACOSTA

PERSÖNLICHE ERFAHRUNG

Mein Weg zum Yoga und zum Buddhismus war die Suche nach etwas, das mich auch dann trägt, wenn alle äußeren Umstände versagen. Als ein ziemlich umtriebiger Mensch bin ich bis heute in ständiger Auseinandersetzung mit den Fragen: Wie viel muss ich tun, was kann ich lassen und wie finde ich die richtige Balance? Die Erkenntnis, dass meine Zeit irgendwann definitiv abläuft, löst bei mir beides aus: Ich nehme vieles nicht mehr so ernst und kann gelassener sein, gleichzeitig kann ich aber auch kaum noch etwas auf später verschieben, weil ich nicht weiß, wie viel Zeit mir noch bleibt. Abzuwägen, präsent zu sein, achtsam, klar – das sind die Aufgaben, die ich mir täglich aufs Neue stelle. Was für mich zählt, ist, wie ich die Zeit gut und sinnvoll ausfülle und wie bewusst ich mit dem kostbarsten Gut umgehe, das ich habe.

Unser großes Geschenk einer menschlichen Existenz gibt uns die Möglichkeit und Freiheit, Entscheidungen zu treffen. Wir sind dabei natürlich immer abhängig von unseren Lebensumständen: ob wir viel Geld haben oder wenig, ob wir gesund sind oder krank, um nur ein paar eindeutige Faktoren zu nennen. Wir haben aber immer einen Entscheidungsspielraum, der uns eine gewisse Handlungsfreiheit gibt.
Ich kenne Menschen mit objektiv schweren Schicksalen, die eine unglaubliche Lebensfreude ausstrahlen, und ich kenne Menschen, die eigentlich alle Möglichkeiten haben und wenig daraus machen. Es liegt in unserer Hand, den Weg zu wählen, den wir gehen wollen. Und oft ist der einfachste Weg nicht unbedingt der Weg, der uns am meisten erfüllt. Wir sind es so sehr gewohnt, in unserer Komfortzone zu leben, dass wir uns freiwillig nur selten mit Dingen konfrontieren, die uns sehr unangenehm sind oder die uns extrem herausfordern. Wenn wir aber den Mut aufbringen, weiter zu gehen, als uns manchmal lieb ist, öffnen sich für uns neue Räume, ganz neue Handlungshorizonte und das Gefühl von Fülle und Erfolg im Sinne von Entwicklung. Uns nicht zu verschließen vor dem, was schmerzlich und schwer ist, und diese Gefühle zuzulassen, ist die Voraussetzung dafür, Mitgefühl für andere zu entwickeln und in eine tiefe Verbindung einzutauchen. Angst vor Vergänglichkeit und Tod schützt uns nicht davor, davon berührt zu werden. Wir werden im Laufe unseres Älterwerdens immer häufiger damit konfrontiert. Alle, die vor uns krank werden oder sterben, sind wie wir, sie sind nur einen Schritt weiter auf dem Weg.

Ich habe meine Mutter in den Jahren ihrer Krebserkrankung sehr intensiv begleitet. Zusammen mit meiner Schwester, meinem Mann, meiner Tante und meinem Vater waren wir ein sehr gutes Team. Wir haben meine Mutter viel und oft besucht, während sie im Krankenhaus war, und wir haben sie nach Hause geholt, als klar war, dass ihr im Krankenhaus nicht mehr geholfen werden konnte. Die Palliativpflege haben wir mit einem ambulanten Pflegedienst koordiniert. So konnten wir mir ihr den letzten Weg gehen, letzte Briefe schreiben, miteinander sprechen, meditieren und dabei sein, als sie ihren letzten Atemzug tat. Diese Erfahrung hat mein Leben verändert. Ich habe

mich auf diesen Moment lange vorbereitet. Alles, was ich bisher zum Thema Sterben und Tod gelernt hatte, half mir, mit dieser Situation umzugehen und sie als Teil dessen anzuerkennen, was wir Leben nennen.
Drei Wochen später bin ich völlig unerwartet schwanger geworden. Mein Mann und ich hatten uns seit vielen Jahren ein Kind gewünscht, und erst durch Erfahrung des Todes waren wir offensichtlich bereit für neues Leben. So konnte das traurigste Erlebnis in meinem Leben gleichzeitig den Weg bereiten für das freudvollste, was mir je passiert ist: die Geburt unseres Sohnes.

Für mich ist die wichtigste Erkenntnis, dass wir nicht allein sind. Wir alle haben das gleiche Grundbedürfnis: Wir wollen geliebt und anerkannt werden, wir wollen Teil einer Gemeinschaft sein. Je nach individuellen Werten kann sich das sehr unterschiedlich gestalten. Letztlich haben wir jedoch alle die gleichen Sorgen, Ängste und Nöte, die uns miteinander verbinden. Wir sind soziale Wesen und wir sollten lernen zu verstehen, dass das individuelle Glück nur dann erfüllbar ist, wenn wir es nicht über das Glück und die Bedürfnisse anderer Menschen oder der Natur stellen.
Mich als Teil eines Ganzen zu betrachten ist für mich sehr hilfreich. Es gibt mir das Gefühl, dass alles, was ich tue, relevant ist. Gleichzeitig macht es mich aber auch verantwortlich für die Konsequenzen meiner Handlungen. Ich mache Fehler, aber ich verzeihe sie mir inzwischen. Und auch wenn ich mit Situationen konfrontiert werde, die ich als sehr herausfordernd empfinde, versuche ich wenigstens für meine Reaktion noch den Raum offenzuhalten, den ich vertreten kann.

Ich finde, wir sollten klarer und konsequenter werden mit unseren Entscheidungen und mit allem, was wir wirklich wollen. Wir sollten uns von dem lösen, was wir nicht brauchen, was einen schlechten Einfluss auf uns ausübt, uns kleinhält und verunsichert. Wir haben keine Zeit zu verlieren. Wenn wir erkennen, dass alles, was wir brauchen, in uns selbst liegt, dann brauchen wir „nur noch" die Schichten freizulegen, die diese innere Quelle in uns verdecken.

Älter zu werden, gesund zu bleiben, flexibel und offen im Geist zu sein – das sehe ich als ein großes Geschenk an. Ein Geschenk des Lebens an uns selbst, aber auch ein Geschenk von uns an die Gesellschaft, der wir als Vorbilder zur Inspiration dienen können. Natürlich können wir die Augen nicht vor den Herausforderungen des Alterns verschließen und so tun, als wären mit der richtigen Einstellung alle Probleme gelöst. Aber wenn wir uns darum bemühen, einen guten Zugang zu diesem Thema zu finden, können wir auf eine gute Art älter werden.
Stark, liebevoll, gelassen, selbstbewusst, zugewandt und mitfühlend. Das sind die Qualitäten, mit denen wir die Prozesse unsers eigenen Älterwerdens begleiten können, sodass wir mit Stil und in Würde selbstbewusst unseren Weg gehen.

YOGA IST

KEINE STELLUNG,

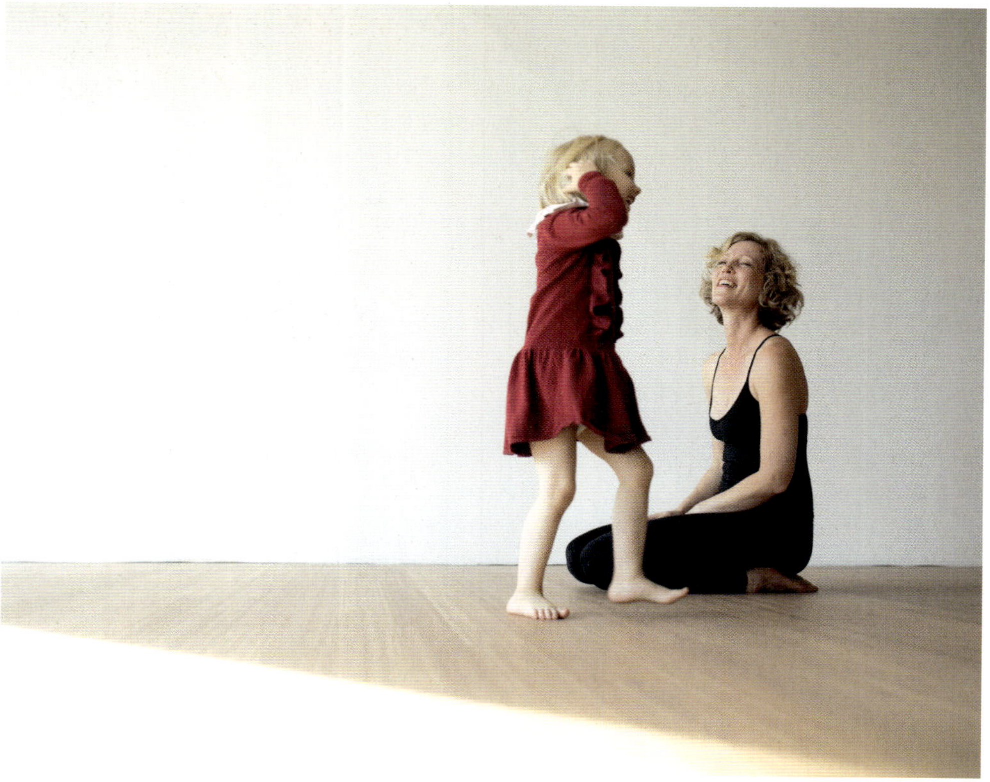

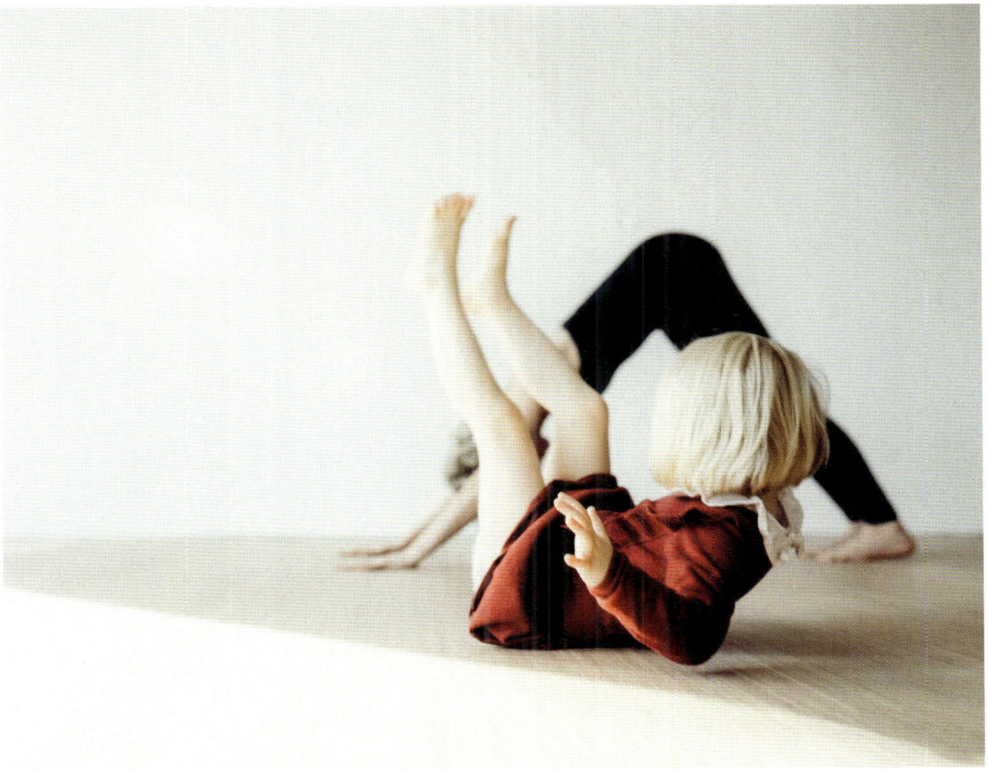

YOGA IST

EINE INNERE HALTUNG.

AUTORIN ELENA LUSTIG

Bereits Anfang der 90er Jahre kam Elena Lustig das erste Mal mit Yoga in Berührung und begann regelmäßig zu praktizieren – zuerst als körperlicher Ausgleich zu ihrer Arbeit als Film-Editorin, aber schon bald nahm Yoga immer mehr Raum in ihrem Leben ein. Durch einen Traum über den Tod ihrer Mutter begann sie, sich intensiv mit Vergänglichkeit und Tod auseinanderzusetzen, und landete 1999 in ihrem ersten buddhistischen Retreat über bewusstes Sterben.
Heute verbindet sie in ihrem Leben die buddhistischen Weisheiten mit den Lehren des Yoga und der Meditation. Verrückte Yogastellungen sind ihr inzwischen nicht mehr wichtig. Vielmehr gibt sie ihren Schülern Methoden mit, die ihnen helfen, sich selbst wahrzunehmen, ihre Grenzen zu erkennen, sie langsam zu erweitern und den Weg des Yoga zu genießen. Alle Menschen haben Einschränkungen und Bedenken, die sie daran hindern, sich frei zu entfalten, und sie glauben, eine Norm erfüllen zu müssen, die letztendlich aus ihrem eigenen Geist entsteht. ProAgeYoga® ist Elenas Weg, mit dieser inneren Haltung zu arbeiten, ihre Erfahrungen weiterzugeben, zu inspirieren und Menschen dabei zu unterstützen, das Gute in sich zu erkennen und authentisch, erfüllt und frei zu leben.

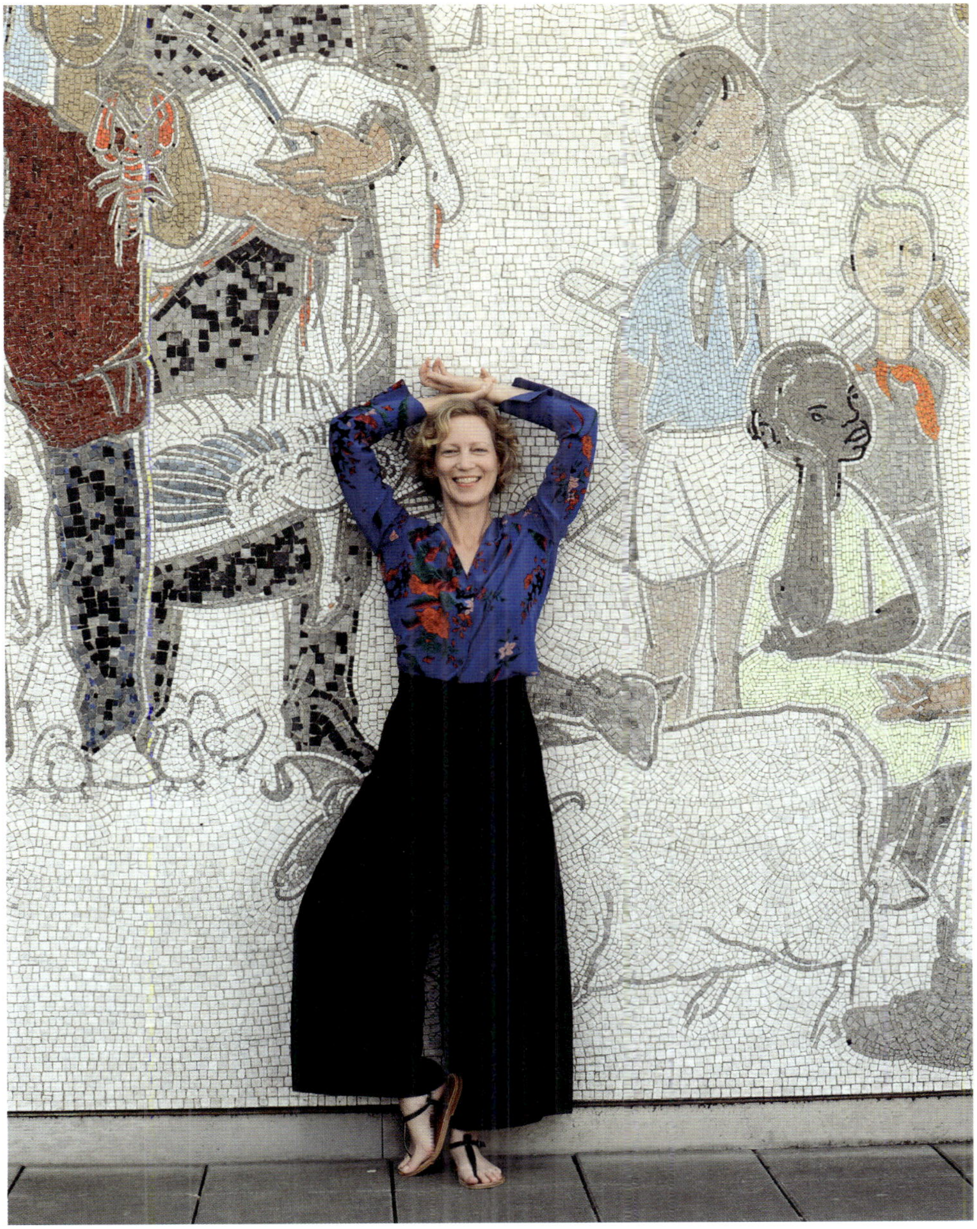

MEHR VON UND MIT ELENA LUSTIG

Elena Lustig hat zu diesem Buch ein Online-Programm entwickelt. Sowohl auf körperlicher als auch auf mentaler Ebene bietet ProAgeYoga® ein ganzheitliches Coaching-Webinar an, das folgende Aspekte beinhaltet: Körper, Geist, Mindset, Gesundheit, Ernährung, Schönheit.
Du erhältst Zugang zu speziellen Yoga-Klassen, Meditationen und Pranayamas, entwickelst einen persönlichen Pro-Age-Plan, wirst von Elena live gecoacht – und vieles mehr. So kannst du dein Leben nachhaltig verändern, dich neu aufstellen, fokussieren und deine wertvolle Zeit optimal nutzen.

Wenn du selbstbewusst älter werden möchtest, gesund und erfüllt leben möchtest und dabei auch noch gut aussehen möchtest, ist das Pro-Age-Yoga-Online-Programm genau das Richtige für dich.

Außerdem bietet Elena Lustig Workshops, Retreats, Seminare und Vorträge an. Ihre aktuellen Veranstaltungen und mehr Informationen zu ihrem Pro-Age-Yoga- und Online-Programm findest du hier:

www.proageyoga.de

PRO AGE YOGA

BY ELENA LUSTIG

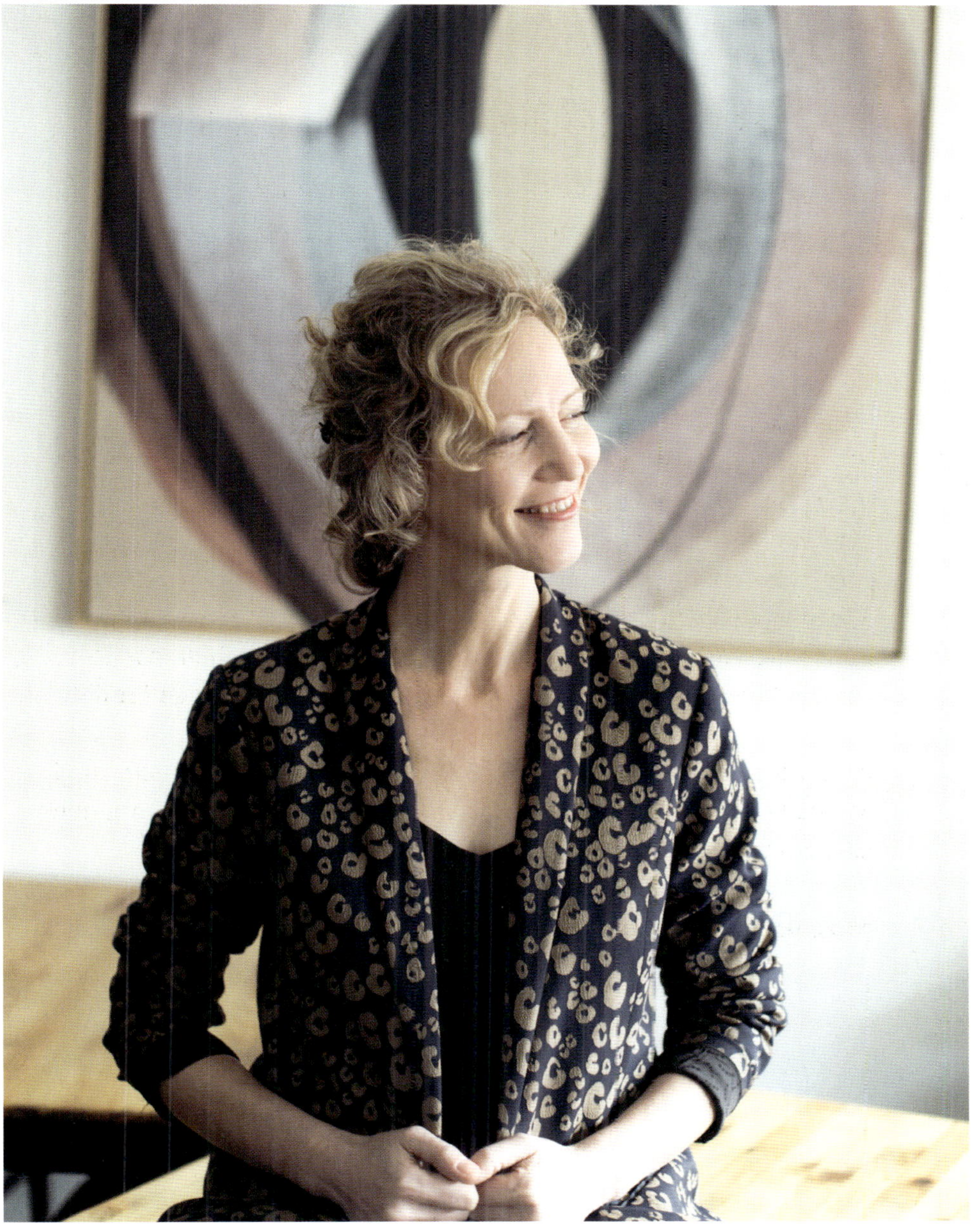

DANK

Für das Mitdenken, das Zuhören, die tollen Fotos und das gute und konstruktive Feedback danke ich sehr: Meinem Mann Franz Lustig, seinem klaren Geist, seinem großartigen Auge und seiner Liebe. Ohne seine Inspiration und Unterstützung wäre dieses Buch nicht entstanden.
Meiner Schwester Anina Krishnan, der besten Schwester der Welt, danke ich einfach für alles.
Ihr seid mein Halt, mein Kern, meine wichtigsten Verbündeten und zum Glück auch meine liebevollsten Kritiker.

Meinem Sohn Ziggy bin ich sehr dankbar dafür, dass er in mein Leben gekommen ist und mich dadurch für immer verwandelt hat. Und ich danke ihm dafür, dass er mich immer wieder staunen lässt, mich inspiriert und mich manchmal alt fühlen lässt.

Meiner Mutter danke ich dafür, dass sie mich geboren, aufgezogen und geliebt hat und dafür, dass sie mit mir zusammen ihren langen letzten Weg gegangen ist. Ich vermisse sie immer noch. Und meinem Vater danke ich für seine bedingungslose Liebe und unsere tiefen Gespräche!

Wim Wenders danke ich dafür, dass er mir etwas von seiner kostbaren Zeit geschenkt hat, um das Vorwort für Pro Age Yoga zu schreiben. Seine Arbeit, seine Kreativität, seine Bereitschaft, Dinge immer wieder neu zu denken, zu sehen und auszudrücken, sind einfach einzigartig. Er ist für mich ein großes Vorbild, auch in Bezug auf das Älterwerden.
Ohne Donata Wenders wäre mein Leben anders. Ich danke ihr für ihre kluge, warmherzige, weibliche Weisheit, für ihr gutes Auge, ihre Inspiration auf allen Ebenen und ihre Unterstützung!
Beiden danke für ihre Freundschaft!

Danke an Dr. med. Meike Manthey, Fachärztin für Neurochirurgie und Radiologie, für die medizinische Beratung und das Mitdenken!

Susanne Klein, meiner Lektorin, bin ich für so viel mehr dankbar als für ihre großartige Arbeit an meinem Manuskript!

Danke an Uli und Michi Beck, Bettina Steingass, Chiara Schoras, Elena von Martens, Petra Tödt, Jutta Schwarz, Julia und Heinz Siepmann, Sofia de Romarate und Sam Brown für die guten Gespräche über das Leben und über den Tod.

Sabine und Christof Imdahl vom Chiemgauhof: Danke für die vielen Retreats, die guten Gespräche und dafür, dass ich mich im Chiemgauhof immer mehr wie zu Hause fühle!

Danke an Kamphausen und Theseus dafür, dass ich nun schon mein zweites Buch dort veröffentlichen darf!

Philipp Strohm und YogaMeHome danke ich für die gute Zusammenarbeit und Unterstützung!

Danke Christina Metzler und Yoga@Lobe für die schöne Foto-Location.

Dafür, dass sie ermutigende Mentorinnen sind, danke ich: Sabine Jänicke, Alexandra Schwarz-Schilling und Christin Colli.

Danke für ihren Support: Antje Wewer – Journalistin, Nicole Schumann vom Pappa e Ciccia.

Danke an Daniela Mellis vom Treat Beauty Loft für Hautpflege, Bettina Behringer von beeathletica für Yogakleidung und Julia Nusshart von Jai Jewellery für die Malas.

Danke auch an meine buddhistische Sangha im Dharma Mati Berlin, meine Inspirations-Tankstelle. Dort lerne ich so unglaublich viel, theoretisch und praktisch.

Durch meine Yogalehrer hat sich mein Leben verändert und ich trage sie immer voller Dankbarkeit in mir.

Und zuletzt noch ein großes Danke an alle meine Schüler. Von ihnen lerne ich unentwegt.

LITERATUREMPFEHLUNGEN

Bäumer, Bettina (Hrsg.): Patanjali – Die Wurzeln des Yoga, O. W. Barth Verlag 2010

Blackburn, Prof. Dr. Elizabeth: Die Entschlüsselung des Alterns, Mosaik Verlag, München 2017

Chödron, Pema: Beginne, wo du bist, Aurum Verlag, Bielefeld 2003

Chödrön, Pema: Wenn alles zusammenbricht, Goldmann Verlag, München 2001

Doidge, Norman: Neustart im Kopf, Campus Verlag, Frankfurt 2017

Golman, Daniel und Davidson, Richard J.: Altered Traits, Penguin, New York 2017

Harari, Yuval Noah: Homo Deus, Verlag C. H. Beck, München 2017

Hawley, Jack (Hrsg.): Bhagavad Gita – Der Gesang Gottes, Goldmann Verlag, München 2002

Kabat-Zinn, Jon: Gesund durch Meditation, Droemer Knaur Verlag, München 2013

Kabat-Zinn, Jon, Davidson, Richard, Houshmand, Zara et al.: Die heilende Kraft der Meditation, Arbor Verlag, Freiburg 2012

Kempton, Sally: Meditation for the Love of it, Sounds True, Boulder, Colorado, 2011

Kingsland, James: Die Hirnforschung auf Buddhas Spuren, Beltz Verlag, Weinheim 2017

Kornfield, Jack: Das weise Herz, Goldmann Arkana, München 2008

Lustig, Elena und Söhnlein, Annette: Innen.Außen, Theseus Verlag, Bielefeld 2016

Northrup, Christiane: Frauenkörper – Frauenweisheit, ZS Verlag, München 2017

Northrup, Christiane: Die Weisheit der Wechseljahre, ZS Verlag, München 2016

Samuel, Julia: Grief Works, Penguin Random House, London 2017

Suzuki, Shunryu: Zen-Geist – Anfänger-Geist, Theseus Verlag, Bielefeld 2016

Ware, Bronnie: 5 Dinge, die Sterbende am meisten bereuen, Goldmann Verlag, München 2015

BILDNACHWEISE

Cover: Maria Schiffer

Backcover: Anne Smith

Maria Schiffer, Seiten: 78, 112, 113, 206 207, 209, 233, 235.

Anne Smith, Seiten: 17, 65, 85, 87, 89, 91, 92, 93, 94, 95, 97, 98, 99, 100, 101, 103, 104, 105, 106, 107, 109, 110, 111, 115, 187, 197, 198, 200, 202, 215, 217, 230, 231, 240 Portrait von Martina Davidson.

Franz Lustig, Seiten: 9, 13, 23, 30/31, 37, 38/39, 49, 56/57, 61, 70/71, 77, 83, 126/127, 132/133, 137, 140/141, 145, 147, 151, 152/153, 159, 163, 164/165, 169, 170, 175, 176/177, 188, 190, 192, 194, 211, 222/223, 226/227.

Cadmo Quintero, Seiten: 52/53, 240 Portrait von Franz Lustig.

Axel Jansen: Seite 240 Portrait von Donia Hamdami.

Simon Franz: Seite 240 Portrait von Stephen Paris.

CREDITS

Danke an mein Team! Ihr seid so unglaublich toll.
Ohne euch hätte Pro Age Yoga niemals ein Gesicht bekommen!

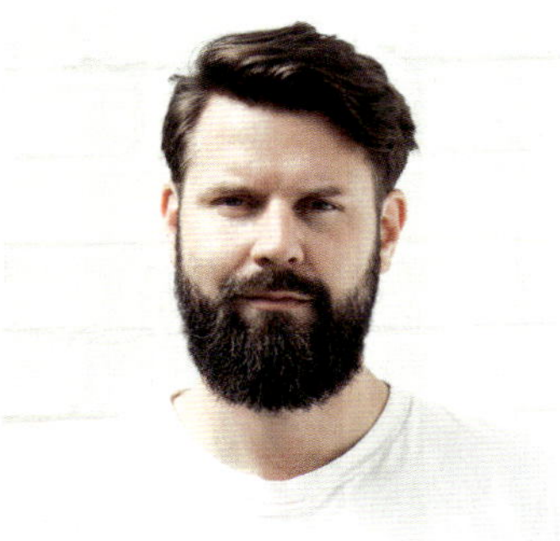

Design: Stephen Paris
stephen-paris.com

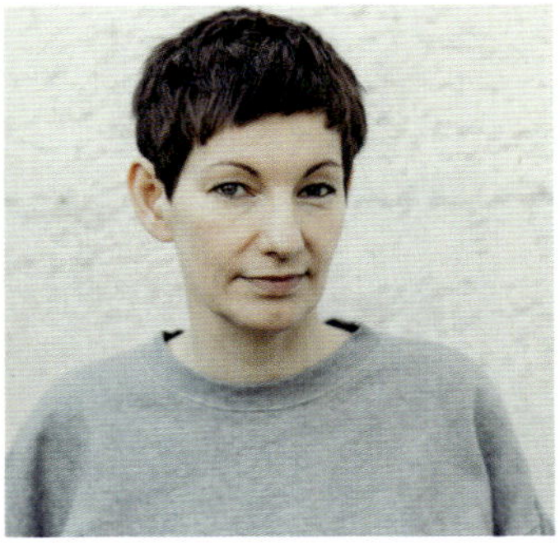

Fotos: Anne Smith
annesmith.de

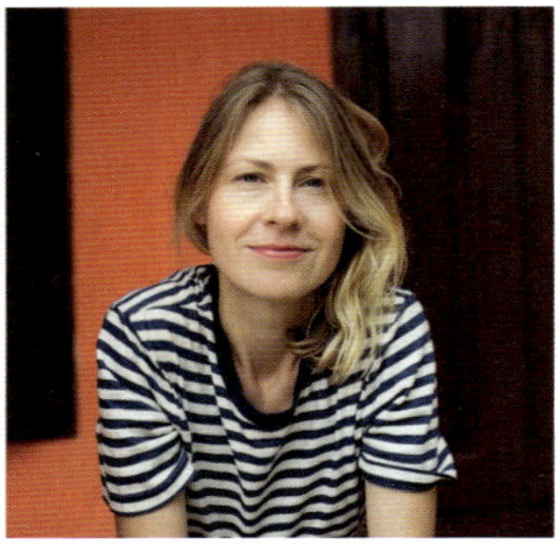

Fotos: Maria Schiffer
mariaschiffer.com

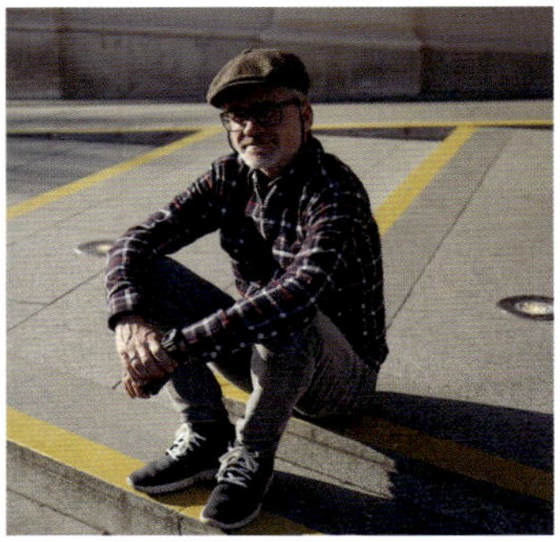

Fotos: Franz Lustig
franzlustig.com

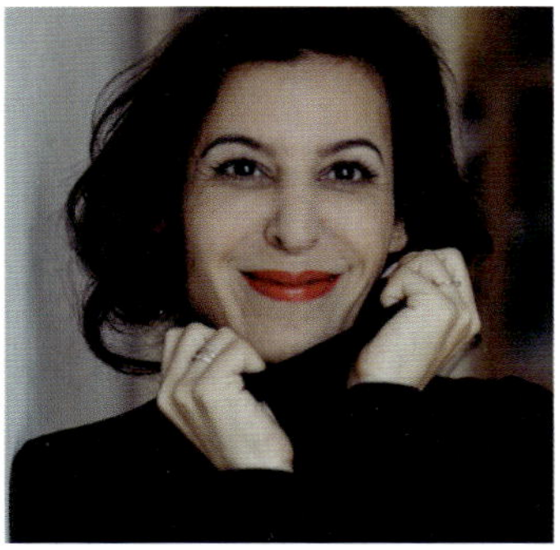

Makeup: Martina Davidson
martinadavidson.com

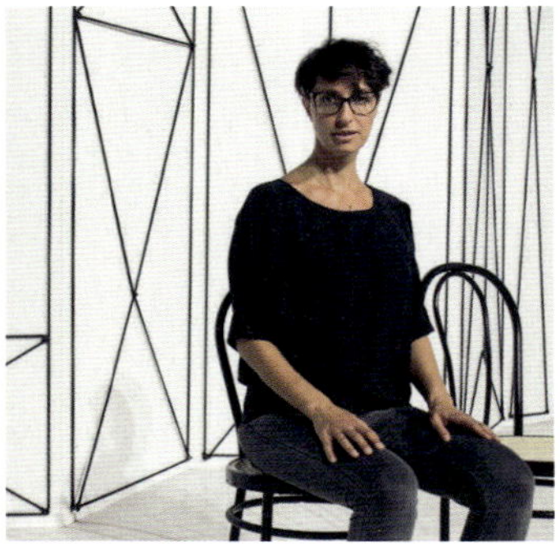

Design Thinking:
Donia Hamdami